Raimund Schmid

12

Wege zu guter Pflege

WG, zu Hause, im Heim
oder Tagespflege?
Alle Betreuungsmodelle
im Praxistest

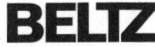

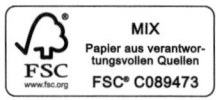

Dieses Buch ist erhältlich als
ISBN 978-3-407-86532-8 Print
ISBN 978-3-407-86565-6 E-Book (EPUB)

1. Auflage 2019

© 2019 im Beltz Verlag
in der Verlagsgruppe Beltz • Weinheim Basel
Werderstraße 10, 69469 Weinheim
Alle Rechte vorbehalten

Lektorat: Katharina Theml, Büro Z, Wiesbaden
Einbandgestaltung/Umschlaggestaltung: Vietmeier Design, München
Bildnachweis: Maskot/Getty Images
Herstellung: Sonja Frank
Satz: Publikations Atelier, Dreieich

Gesamtherstellung: Beltz Grafische Betriebe, Bad Langensalza
Printed in Germany

Weitere Informationen zu unseren Autor_innen finden Sie unter:
www.beltz.de

Inhalt

Teil 2
Zwölf Pflegemodelle in der Praxis

Teil 3
Was dringend geschehen muss

Was Sie von diesem Buch erwarten dürfen

Es hat viel zu lange gedauert, aber jetzt scheint das Thema Pflege auch hierzulande angekommen zu sein: in den Medien, bei den Politikern und in der Gesellschaft. Es ist inzwischen zu einem nicht mehr wegzudenkenden Debattenthema geworden. Nicht nur in fast allen Talkrunden, sondern auch bei den Parteien im Deutschen Bundestag und sogar im »Tatort« mit Sabine Postel als Kommissarin oder in Spielfilmen – wie »Tod auf Raten« – mit Veronica Ferres. Wenn auch nicht positiv besetzt, so ist die Pflege heute endlich zu einem wichtigen gesellschaftlichen Thema mit reichlich Zündstoff geworden.

Das war wirklich »lange Zeit anders«, bestätigt Dr. Ralf Suhr, Vorstandsvorsitzender des Zentrums für Qualität in der Pflege (ZQP), einer gemeinnützigen Stiftung mit Sitz in Berlin: »Vor zehn Jahren fristete das Thema noch ein Nischendasein. Die meisten Menschen machten einen Bogen drum herum. Heute ist Pflege allgegenwärtig. Etwas drei Viertel der Menschen in Deutschland sind betroffen – direkt oder indirekt.«[1]

Tatsächlich: Wer sich in seiner eigenen Familie oder im Umfeld von nahen Angehörigen umschaut, wird heute in irgendeiner Weise mit dem Thema Pflege konfrontiert. Das sind zumeist die eigenen Eltern oder Großeltern, Geschwister, nahe Verwandte oder auch Nachbarn beziehungsweise enge Freunde. Rund 3,5 Millionen Menschen werden in Deutschland bis Ende 2019 als pflegebedürftig eingestuft sein. Bis 2035 sollen es dann nach Berechnungen des Deutschen Instituts für Wirtschaft bereits vier Millionen sein. Und die Zahl der Angehörigen, die sich um diese zu pflegenden

Familienmitglieder kümmern oder zumindest in ihre Betreuung involviert sind, ist noch einmal um einige Millionen größer. Pflegebedürftigkeit ist heute also nicht nur ein abstraktes und politisches Thema in der Öffentlichkeit und in den Medien, sondern betrifft sehr viele Menschen und drückt ihrem Alltag ihren Stempel auf. Das kann gerade bei den 1,7 Millionen Demenzkranken schnell zu einer Überforderung führen: »Viele sagen angesichts einer Demenz, dass sie gerne etwas ändern würden, aber nicht wissen, welches Betreuungsmodell für sie infrage kommt«, stellt Joelle Wörtche, die die Online-Plattform www.demenzmagazin.de ins Leben gerufen hat, immer wieder fest. »Hinzu kommt der Stress: Denn ist die Diagnose Demenz erst einmal gestellt, fühlen sich viele Familien unter Druck und können sich nicht gut über die für sie beste Lösung informieren.«[2]

Dass die Demenz bereits weite Teile der Gesellschaft direkt oder indirekt erfasst hat, zeigt eine weitere Erkenntnis der Stiftung Zentrum für Qualität in der Pflege. Nach deren Erkenntnissen geben 61 Prozent der Bevölkerung an, mindestens einen Menschen mit Demenz persönlich zu kennen oder gekannt zu haben. Doch jeder Zweite glaubt, eher schlecht dafür gewappnet zu sein, um einem dementiell Erkrankten zu helfen, wenn diese Unterstützung notwendig wird. Und 44 Prozent wären sogar bereit, mehr über den Umgang und die Kommunikation sowie über die möglichst beste Versorgung von Dementen zu erfahren.[3]

Das hat auch viel mit Ängsten zu tun. Eine repräsentative Befragung des sozialwissenschaftlichen Umfragezentrums (SUZ) Duisburg bei 2 000 Personen im Alter von 50 bis 80 Jahren hat folgende erschreckende Ergebnisse zutage gefördert: So stimmen

- 86 Prozent der Befragten der These (voll und ganz) zu, dass die Pflege zu Hause für viele pflegende Angehörige eine psychische und körperliche Belastung darstellt.
- 73 Prozent der Annahme zu, dass ein Pflegeheim, das wirklich gut ist, viel zu teuer ist.

- 50 Prozent der Aussage zu, sich über die Pflegebedürftigkeit im Alter (große) Sorgen zu machen.[4]

In der Folge schaffen es viele nicht, eine gute oder sogar die beste Pflege für ihre Angehörigen im Alter zu finden. Und das ist auf ganz viele Gründe zurückzuführen:

- Trotz aller Angebote fühlen sich nach Daten des Zentrums für Qualität in der Pflege 44 Prozent der Befragten nicht wirklich gut über ihre Ansprüche als Pflegende informiert.
- Die Angebotspalette von Pflegediensten und Pflegeeinrichtungen hinkt dem eigentlichen Bedarf hinterher. In manchen Bereichen wie bei der Kurzzeit- oder Tagespflege herrscht akuter Mangel, manche Angebote wie die Nachtpflege muss man mit der Lupe suchen.
- Ob ein Pflegeangebot gut und ausreichend mit Personal bestückt ist, kann von Pflegebedürftigen wie deren Angehörigen kaum beurteilt werden. Aufgrund des gravierenden Personalmangels – es fehlen mindestens 35 000 Stellen – ist die Zahl der Pflegekräfte zum Beispiel in deutschen Krankenhäusern 2017 im Vergleich zu 2016 trotz eines voll finanzierten Pflegestellenförderprogramms lediglich um 3 400 auf jetzt 328 500 Vollzeitkräfte minimal angewachsen. In den rund 26 500 Pflegeheimen und -diensten sind laut Pflege-Report des Wissenschaftlichen Instituts der AOK (WIdO) 2018 etwa eine Million Mitarbeiter beschäftigt. Für eine gute Pflege reicht dies aufgrund des demografischen Tsunamis hierzulande jedoch nicht aus, egal wo die Pflege auch stattfindet.
- Die Eigenbelastungen, die für die Pflege selbst aufgebracht werden müssen, sind für immer mehr Menschen zumindest auf Dauer nicht zu stemmen. Da ist es dann ganz besonders wichtig, dass sämtliche finanziellen Unterstützungsleistungen auch genutzt werden. Dies ist aber häufig aus Unkenntnis nicht der Fall. Auf manche Pflegeangebote, die finanziell durchaus

zu schultern wären, müssen Pflegebedürftige wie Angehörige deshalb mitunter verzichten.

● Und auch die Politik hinkt ständig hinterher, weil sie immer wieder von der Realität eingeholt wird. Die gesetzlichen Pfeiler, die mit Einführung der Pflegeversicherung im Jahr 1995 bis hin zur 2018 gestarteten neuen »Konzertierten Aktion Pflege« gesetzt worden sind, reichen immer noch nicht aus.

Auch wenn die Politik nun erstmals den Ernst der Lage erkannt zu haben scheint, wird uns das Pflegedesaster in Deutschland noch sehr lange beschäftigen. Mindestens weitere zehn Jahre lang, das mutmaßt selbst Familienministerin Franziska Giffey: »Ich hoffe, junge Menschen sagen in zehn Jahren: Das ist ein cooler Job – spannende Aufgaben, gutes Einkommen, faire Arbeitsbedingungen und die Zeit, sich wirklich Menschen zu widmen. Und ich hoffe, ältere Menschen sagen in zehn Jahren: Ich habe ein gutes Gefühl, wenn ich an die Zeit denke, in der Pflege nötig wird. Weil ich weiß, dass Menschen sich gut um mich kümmern. Wenn das gelingt, haben wir wirklich viel geschafft.«[5]

Bis dahin ist es aber noch ein langer Weg. Zudem bestehen erhebliche Zweifel, dass der Weg – so wie er bei uns gegangen wird – auch irgendwann zum Ziel führen wird. Da stellt sich dann doch die Frage: Hätte man das alles nicht schon vor zehn Jahren schaffen können? Dann wäre den Pflegebedürftigen mit ihren Angehörigen und allen Pflegefachleuten vieles erspart geblieben. Stattdessen beklagen wir heute zu Recht den politischen Kollateralschaden, den die letzten Bundesregierungen mit ihren niemals ernsthaft verfolgten Pflegestrategien angerichtet haben. Über dieses Versagen hätte auch das Bundesverfassungsgericht befinden sollen, das aber eine entsprechende Verfassungsbeschwerde gegen den »Pflegenotstand« nicht zur Entscheidung angenommen hatte. Die vom Sozialverband VdK Ende 2014 eingereichte Verfassungsbeschwerde gilt als unzulässig, da die Verletzung einer grundrechtlichen Schutzpflicht durch grundgesetzwidriges Unterlassen des Gesetzgebers sowie die eigene und gegenwärtige Betroffenheit der Beschwerdeführer juristisch nicht hinreichend begründet werden konnte. Diese Beurteilung verwundert schon, weil nach den jüngsten Daten aus dem DAK-Pflegereport 2018 nur 7 Prozent der Bürger glauben, dass die Pflege in der Politik einen angemessenen Stellenwert hat. Drei Jahre zuvor waren davon noch 45 Prozent überzeugt.

Mit den vielfältigen Auswirkungen dieses Kollateralschadens müssen die Pflegebedürftigen, deren Angehörige sowie die Pflegekräfte nun erst einmal weiterleben. Das führt dazu, dass eine gute Pflege für das Alter oft ein Wunschtraum bleibt, zumal sich viele immer wieder im Pflegedschungel verirren. Und dennoch ist auch heute schon eine gute Pflege im Alter möglich. Wie man dazu kommen kann und was man dafür tun muss, wird in diesem Buch beschrieben.

- Das Buch nimmt eine aktuelle Bestandsaufnahme zur Pflegemisere in Deutschland vor: kurz und kompakt und dennoch mit vielen Fakten und Daten (Kapitel 1).
- Das Buch bereitet die zwölf wichtigsten Fakten über Pflege – von der Pflegebegutachtung und den Pflegegraden über relevante Themen aus dem Pflegealltag bis hin zu den Pflegekosten – verständlich auf. So können Sie sich als Leser bequem die Themen heraussuchen, die Ihnen derzeit unter den Nägeln brennen, und daraus die gerade benötigten Informationen – kurz, kompakt, verständlich und nach einem einheitlichen Muster aufbereitet – ziehen. Das ist die erste Möglichkeit, wie Sie zu einer guten Pflege kommen können (Kapitel 2).
- Anschließend stelle ich Ihnen zwölf der heute gängigsten Praxismodelle aus der Pflege vor. Diese Betreuungsformen werden nicht theoretisch abgehandelt, sondern anhand von erlebten Erfahrungen anschaulich beschrieben. Die zwölf Reportagen bieten daher ein breites Spektrum. Der Bogen spannt sich über völlig unterschiedlich konzipierte Pflegeheime oder Wohnstifte, ambulante Pflegedienste, Pflege durch Angehörige oder ost-

europäische Kräfte, Pflege-WGs, Tagespflege bis hin zur psychiatrischen Pflege und richtet den Blick auch in ein demenzsensibles Krankenhaus. So kann sich jeder einen Eindruck über den Alltag und die Vor- oder Nachteile einer Einrichtung oder eines Pflegedienstes verschaffen, der die eigene Entscheidungsfindung für oder gegen ein Pflegemodell erleichtern wird (Teil 2).

- Eine Reihe ganz konkreter Tipps, wie Sie Ihre Mobilität und geistige Fitness sowohl präventiv als auch im Pflegealltag selbst oder unter Anleitung trainieren können, gibt es in Kapitel 3.
- Ich nehme aber auch die Politik in die Pflicht und zeige konkrete Wege auf, was rasch passieren muss, damit wir aus dem Pflegedesaster nicht in die bereits vielfach vorausgesagte Pflegekatastrophe schliddern. Erste politische Schritte in diese Richtung sind 2018 und 2019 erfolgt und werden im Buch bereits berücksichtigt. Doch auch zukunftsweisende Themen werden nicht ausgespart. Zum Beispiel, ob Pflegeroboter ein Zukunftsmodell sein können. Oder wie die Verantwortlichkeiten in der Pflege qualifiziert und professionalisiert werden können. Bleibt zu hoffen, dass nun auch die Politik diese Wege endlich ernsthaft beschreitet (Kapitel 4).
- Am Ende werden viele weiterführende seriöse Informationsquellen – insbesondere Links und Publikationen – aufgelistet, die Antworten auf noch weiter gehende drängende Fragen geben. Schauen Sie sich die Portale an und nutzen Sie deren Expertise. Es ist oftmals ein langer und steiniger Weg, zur richtigen Information zu gelangen. Wenn gute Informationen aber zu einer besseren Pflege führen, lohnt es sich, sich auch einmal durch breit angelegte Info-Portale zur Pflege zu klicken (Kapitel 5).
- Und ganz zum Schluss gibt es noch ein paar Tipps, was Sie für sich selbst tun können, um möglichst spät Pflege in Anspruch nehmen zu müssen. Denn die Pflegebedürftigkeit oder der Gang ins Pflegeheim können durch eigene Aktivitäten durchaus lange hinausgezögert oder mitunter auch ganz vermieden

werden. Dazu kann auch die persönliche Checkliste beitragen, die das Wichtigste für pflegende Angehörige auf den Punkt bringt (Kapitel 6). Machen Sie sich also auf den Weg!

So bleibt zu hoffen, dass dieser umfassende Pflege-Navi, der mit diesem einzigartigen Mix tief in die tägliche Praxis der Pflege eindringt, viele Informationslücken schließen kann. Dies insbesondere auch deshalb, weil ab 2019 im Pflegesektor noch mehr Neuerungen greifen werden als in den Jahren zuvor. Dennoch müssen noch weit mehr politische Akzente gesetzt und diejenigen politischen Kräfte endlich aufgerüttelt werden, die für das große Pflegeloch verantwortlich sind, in das so viele Betroffene mit ihren Angehörigen hineingerutscht sind. Noch besser wäre es allerdings, wenn das Buch dazu beitragen könnte, dass Angehörige erst gar nicht in ein solch großes Loch fallen, wenn sie plötzlich oder auch schleichend mit dem Thema Pflege oder Demenz konfrontiert werden. Mit der Suche nach einer guten Pflege im Alter sollten Sie daher frühzeitig beginnen – am besten jetzt.

TEIL 1

Alles Wissenswerte rund um die Pflege

Kapitel 1

Der Faktencheck zur Pflegemisere in Deutschland

Seit vielen Jahren – zum Teil bereits seit Jahrzehnten – spielt sich beim Thema Pflege im Alter immer wieder das gleiche triste Schauspiel ab, dem pflegebedürftige Menschen mitsamt ihren Angehörigen ausgesetzt sind. Dieses Schauspiel umfasst so viele Themen, dass diese gar nicht alle im Einführungsteil eines solchen Ratgebers berücksichtigt oder näher beleuchtet werden können. So werden einige Themen wie die Pflege als Renditemodell, Kriminalität bei Abrechnungen oder Betrug im Pflegealltag, Pflege mit besonderer Ausrichtung etwa auf Migranten oder Behinderte und besonders gefährdete Menschen in beschützenden Einrichtungen nur am Rande erwähnt. Dafür stehen aber andere, für Pflegebedürftige und deren Angehörige besonders versorgungsrelevante Themen im Fokus, die in diesem Buch Berücksichtigung finden.

Pflegebedürftigkeit – ein Millionenfass ohne Boden

Heute hat das Thema Pflegebedürftigkeit eine solch große Bedeutung, wie es vor zehn Jahren – trotz der damals schon vorhandenen Prognosen – nicht erwartet worden war. Der Mitte 2018 erschienene AOK Pflege-Report 2018 listet die relevanten Daten auf und zeigt überaus interessante Entwicklungstrends, die im Folgenden kurz und kompakt zusammengefasst werden:

- Die Zahl der Pflegebedürftigen wächst rasant aufgrund der fortschreitenden Alterungsprozesse: Im Jahr 2002 waren erst 2,9 Prozent der Bundesbürger pflegebedürftig, 2017 bereits 4,3 Prozent. Das heißt, die Zahl der Pflegebedürftigen ist noch einmal um die Hälte angewachsen. Dies alles hat nun dazu geführt, dass Mitte des Jahres 2017 über 3,1 Millionen Menschen in Deutschland als pflegebedürftig anerkannt sind. Das ist eine neue Rekordmarke, die voraussichtlich bis 2020 bereits bei 3,4 oder 3,5 Millionen liegen wird.

- **Mit dem Alter nimmt die Zahl der Pflegebedürftigen deutlich zu:** Während bei den 60- bis 65-Jährigen lediglich 2,8 Prozent pflegebedürftig sind, sind es bei den 75- bis 79-Jährigen bereits elf und bei den 80- bis 84-Jährigen schon fast 22 Prozent. Doch in der nächsten Altersstufe (85- bis 89-Jährige) verdoppelt sich mit einem Mal der Anteil der Pflegebedürftigen auf über 40 Prozent. Und bei den über 90-Jährigen gelten sogar 62 Prozent – die eindeutige Mehrheit in dieser Altersgruppe – als pflegebedürftig. Interessant ist hier die Aufteilung über die Geschlechter: Bei den über 90-jährigen Männern ist jeder Zweite pflegebedürftig, bei den Frauen sind es zwei von drei (65,5 Prozent).

- **Die Pflege zu Hause ist der Standard:** Fast drei Viertel aller Pflegebedürftigen (74,2 Prozent) werden in den eigenen vier Wänden – zu zwei Dritteln ausschließlich von Angehörigen und zu einem Drittel von Angehörigen und Pflegediensten zusammen – betreut. Folglich wird nur jeder vierte Pflegebedürftige (25,8 Prozent) im Heim versorgt. Das war mehr als zehn Jahre zuvor noch ganz anders. Im Jahr 2005 lag noch fast jeder dritte Pflegebedürftige (30,7 Prozent) in einem Pflegebett im Heim. Deren Anteil ist somit in zehn Jahren um 16,2 Prozent geschrumpft. Der Versorgungsgrad ist aber regional höchst unterschiedlich: So liegen in Brandenburg nur gut 20 Prozent aller Pflegebedürftigen in Pflegeheimbetten, in Schleswig-Holstein dagegen 36 Prozent und damit mehr als jeder Dritte.

- **Die Versorgungsstrukturen der Langzeitpflege haben sich drastisch gewandelt:** 26 400 ambulante und stationäre Pflegedienste stehen nach aktuellem Stand bundesweit zur Verfügung. Zehn Jahre zuvor waren es knapp ein Fünftel (18,6 Prozent) weniger. Dabei ist die Zahl der Pflegedienste von 11 000 auf 13 000 (16,5 Prozent) weniger stark angestiegen als die Zahl der Pflegeheime. Die Zahl dieser Einrichtungen wuchs von 10 300 auf 13 400 an (29,5 Prozent). Kein Wunder, dass dabei auch die Zahl der verfügbaren Betten innerhalb der vergangenen zehn Jahre um 19 Prozent gestiegen ist. Die meisten Pflegeheime bieten heute Dauerpflege an, ein Sechstel von ihnen Tagespflege und ein knappes Fünftel Kurzzeitpflegeplätze.

Doch auch innerhalb der Struktur der Pflegeheime gab es gewaltige Veränderungen: Der Anteil der Heime bis 50 Plätze (32,6 Prozent) und mit mehr als 150 Plätzen ist gesunken. Dagegen gibt es heute deutlich mehr Häuser mit einer Bettenanzahl zwischen 51 und 100 (44 Prozent).

Und noch eine interessante Statistik: Die Mehrzahl der ambulanten Dienste (68 Prozent) wird durch private Anbieter betrieben. 31 Prozent durch freigemeinnützige Träger und nur 1,4 Prozent durch die öffentliche Hand. Dabei hat sich der Marktanteil seit 2005 immer stärker zu den Diensten in privater Trägerschaft verschoben.

Und dennoch fällt es Betroffenen wie Angehörigen immer schwerer, das passende Pflegeangebot zu finden. Viele sind zudem kaum über die vielfältigen Möglichkeiten und Alternativen, die heute über das Pflegeheim und die Pflege zu Hause hinaus für pflegebedürftige Menschen zur Verfügung stehen, informiert. Diese Informationslücke wird in diesem Buch aufgegriffen, indem Praxisbeispiele wie Pflege-WGs, Tagespflege, andere Modelle von Pflege- und Wohnheimen und Einrichtungen mit besonderer Ausrichtung auf pflegebedürftige Menschen (demenzsensible Krankenhäuser oder die psychiatrische Pflege) vorgestellt werden. Dabei richtet sich der Fokus ausschließlich auf Einrichtungen und Wohnformen mit pflegeintensiver Betreuung und nicht auf Wohnmodelle, bei denen die Pflege eine eher untergeordnete oder noch keine Rolle spielt (wie etwa in Senioren-WGs, dem betreuten Wohnen oder Mehrgenerationenhäusern). Denn die Pflegebedürftigkeit ist die ganz große Herausforderung, der sich heute und in Zukunft immer mehr Angehörige stellen müssen.

Flickenteppich Pflegeberatung

Die Daten, die das Zentrum für Qualität in der Pflege (ZQP) zur Pflegeberatung liefert, sind erschreckend: 58 Prozent der pflegenden Angehörigen geben an, dass sie noch nie eine Pflegeberatung genutzt oder einen Anspruch darauf haben. Einen kostenfreien Pflegekurs haben sogar nur acht Prozent absolviert. Was draus folgt, kann dann auch nicht weiter verwundern:

- Ein Drittel der pflegenden Angehörigen fühlt sich über die Ansprüche des von ihnen umsorgten Pflegebedürftigen nicht sehr gut informiert
- Über 40 Prozent wissen über die Leistungen, die ihnen selbst zustehen, nicht richtig Bescheid. Fast drei Viertel haben keine präventive Beratung zur Aufrechterhaltung ihrer Gesundheit erhalten.
- Ein Viertel der pflegenden Angehörigen weiß nicht einmal, wie Leistungen aus der Pflegeversicherung beantragt werden können.[6]

In Zeiten, in denen ein Pflegebedürftiger und seine Angehörigen einen gesetzlichen Anspruch auf Beratungen durch die Pflegekasse oder die von ihnen beauftragten Pflegedienste (durch halbjährliche Beratungsbesuche!) haben, ist das ein höchst ernüchternder Befund.

Dabei ist das Thema nicht neu. Schon 2014 stellte der damalige Pflegebeauftragte der Bundesregierung Karl-Josef Laumann (CDU) nüchtern fest: »Pflegeeinrichtungen ... stehen noch zu sehr am Rande der Gesellschaft, und das meine ich nicht räumlich. Krankenhäuser sind hoch akzeptiert, jeder war mal drinnen, jeder weiß, wo sie stehen. Aber fragen Sie mal Leute, ob sie das nächstgelegene Pflegeheim kennen. Die meisten sagen: Nein.«[7]

Um an diesem Punkt anzusetzen und die Transparenz vor Ort zu erhöhen, sollen nach den Bestimmungen in den jüngsten Pflegestärkungsgesetzen II und III die Kommunen bei der Pflegeberatung künftig eine weit größere Rolle als bislang spielen. In 60 Modellkommunen soll die Pflegeberatung erprobt werden. Doch auch hier hakt es bei der Umsetzung, weil sich die Beratungsinstanzen bei der Pflege – wie etwa die Pflegekassen – erst einmal abstimmen und selbst beraten müssen. Eine strukturierte und auf die Betroffenen ausgerichtete Pflegeberatung wird also noch weiter auf sich warten lassen. Bleibt nur zu hoffen, dass die gebündelten Informationen in diesem Buch und die Hinweise auf qualitativ gute Quellen und Anlaufstellen insbesondere für pflegende Angehörige in der Zwischenzeit dieses Informationsdesaster auffangen können.

Die neuen Pflegegrade – zwiespältige Bilanz für Pflegebedürftige

Eigentlich lag es auf der Hand, dass mit den neuen Pflegegraden für die Pflegebedürftigen und deren Angehörige vieles besser werden würde. Das ist nach dem Wechsel von bisher drei Pflegestufen in nunmehr fünf Pflegegrade zum Teil auch der Fall. Denn bei der Begutachtung hat ein Paradigmenwechsel stattgefunden, weil jetzt – im Gegensatz zur Zeit vor 2017 – verstärkt kognitive und psychische Beeinträchtigungen für die Beurteilung des Pflegegrades relevant geworden sind. Davon sollte vor allem die zunehmende Anzahl demenzkranker Menschen profitieren, die bisher nicht so recht in die Bewertungskriterien des Medizinischen Dienstes der Krankenkassen (MDK) hineingepasst haben. Der Zufriedenheitsgrad mit den neuen Begutachtungen ist daher recht hoch.

Bis 2017 mussten Pflegebedürftige im Pflegeheim zudem umso mehr zuzahlen, je höher ihre Pflegestufe war. Das ist jetzt nicht mehr so. Ab Pflegegrad 2 fällt die Zuzahlung je nach Pflegeeinrichtung zwar immer noch unterschiedlich aus, weil die eine Einrichtung teurere, eine andere Einrichtung geringere Preise hat. Der Zuschuss von der Pflegeversicherung erfolgt aber immer in gleicher Höhe, egal ob Pflegegrad 2, 3, 4 oder 5 gilt. Mit dem Wechsel zu den Pflegegraden ist seit 2017 der Schwarze Peter auf die Pflegeversicherung übergegangen. Denn bei Pflegegrad 2 muss sie lediglich 770 € auszahlen, bei Pflegegrad 5 hingegen schon 2 005 €.

Da verwundert es kaum, dass sich der MDK bei seinen Begutachtungen mit dem Pflegegrad 4 oder 5 sehr schwertut. Es ist eben ein Unterschied, ob pro Monat 1 263 € für Pflegegrad 3 oder 2 005 € für Pflegegrad 5 gezahlt werden müssen. Allein in einem Monat macht dieser Unterschied bereits 742 € aus, im Jahr summiert sich das Ganze auf 8 900 € und in drei Jahren auf 26 700 €. Da kann also eine Menge Geld gespart werden, wenn der Pflegegrad um eine – oder wie in diesem Beispiel – um zwei Pflegegrade gedrückt werden kann.

Im Jahr 2016 wurden nach Daten des AOK Pflege-Reports 2018 noch 10,9 Prozent aller Pflegebedürftigen die höchste Pflegestufe 3 zuerkannt, 2015 waren es sogar noch 11,4 Prozent. Im ersten Halbjahr 2017 sind dagegen nur noch 7,6 Prozent aller Begutachtungen der jetzt höchstmögliche Pflegegrad 5 zuerkannt worden.[8] Vom Medizinischen Dienst des Spitzenverbandes Bund der Krankenkassen (MDS) sieht die Auswertung des gesamten Jahres 2017 für 1 605 000 Gutachten wie folgt aus: Pflegegrad 1: 17,2 Prozent, Pflegegrad 2: 29,4 Prozent, Pflegegrad 3: 22,2 Prozent, Pflegegrad 4: 12,7 Prozent und – jetzt kommt's – Pflegegrad 5: 5,7 Prozent. Darin sind aber auch die Pflegebedürftigen enthalten, die nach der formalen Überleitung 2017 ohne neue Begutachtung nach Aktenlage einfach in das neue Pflegegradsystem übertragen worden sind. Bei den 304 000 Versicherten, die ab 2017 nach dem neuen System neu begutachtet worden sind, sind noch sechs Prozent in Pflegegrad 4 und sage und schreibe nur noch zwei Prozent in Pflegegrad 5 eingruppiert worden.[9]

Dieser abgesunkene Pflegegradmix schlägt nun mehr und mehr durch, weil mit jedem verstorbenen schwerer pflegebedürftigen Heimbewohner häufig ein Bewohner nachfolgt, der nicht eine vergleichbar hohe Pflegeeinstufung vorweisen kann. Und das wirkt sich nicht nur auf die Zuschüsse von der Pflegeversicherung aus, sondern auch auf die Personalbemessung und damit auch auf die Personaldecke im Pflegeheim. Denn je höher der Pflegegrad ausfällt, desto höher ist auch der anteilige Personalschlüssel.[10] Dann kann es in einem größeren Pflegeheim schon um ein paar Stellen und damit richtig an die Substanz gehen.

Die besseren Pflegeschlüssel, die gerade bei der stationären Pflege durchgeboxt werden konnten, sind also mit den niedrigeren Einstufungen der Pflegebedürftigkeit zum Teil wieder ausgehebelt worden. Erschwerend kommt hinzu, dass Pflegebedürftige und ihre Angehörigen zum großen Teil das neue Begutachtungssystem noch nicht verstanden haben und zum Teil fassungslos die Begutachtungsergebnisse schlucken müssen. Hier ist die entsprechende Information und Transparenz sträflich vernachlässigt worden. Die neuen Pflegegrade müssen also sehr differenziert gesehen werden und sind kein Anlass, in Jubelstürme auszubrechen. Was Sie als Betroffener oder als Angehörige dabei insbesondere beachten sollten, um möglichst keine großen Enttäuschungen erleben zu müssen, können Sie ab Seite 57 und in den Praxisbeispielen nachlesen.

Die Pflegekostenspirale dreht sich weiter

Kaum eine Versicherung wirft so viele Fragen auf wie die Pflege-versicherung. Das hat mit fehlendem Wissen in breiten Schichten der Bevölkerung zu tun. Denn viele Menschen befassen sich erst dann mit dem Thema, wenn sie mit der Pflege direkt oder indirekt konfrontiert werden. Das führt zu vielen Missverständnissen:

Missverständnis Nummer 1: Die Pflegeversicherung ist keine Voll-kaskoversicherung, sondern deckt nur einen Teil der Kosten ab. Es sind fast immer Zuzahlungen nötig.

Missverständnis Nummer 2: Von Jahr zu Jahr werden zwar im-mer mehr Gelder aus der Pflegeversicherung an Pflegebedürftige ausbezahlt. 2001 waren es insgesamt 16 Milliarden €, 2009 bereits 19,3 Milliarden und 2017 schon 35,5 Milliarden €. Das sind ge-waltige Summen, die aber nicht dafür sorgen, dass der Einzelne selbst weniger Eigenleistungen zu tragen hat. Wenn ein in einem Pflegeheim betreuter dementer Patient bis 2017 gut 1 300 € von der Pflegeversicherung erhalten hat, ist diese Summe ab 2017 und danach auf rund 1 700 € erhöht worden. Da aber viele Heime ab 2017 und danach ihre Pflegekostentarife zum Teil um bis zu 20 Prozent erhöht haben, bleibt von diesen zusätzlichen Mitteln aus der Pfle-geversicherung nur wenig übrig. Die Zuzahlungen fallen weiter in ähnlicher Höhe an, zumal sich die Kostenspirale auch 2018 und 2019 weiter nach oben dreht. Im Bundesdurchschnitt lag die Zuzah-lung im Pflegeheim im Jahr 2017 bei 1 830 €. 2020 wird es nur noch wenige Pflegeheime geben, in denen ein Eigenanteil von unter 2 000 € anfallen wird. Kein Wunder, dass heute nach den Daten des DAK-Pflegereports 2018 bereits 35 Prozent der Empfänger von Pflegeleistungen ergänzende Hilfen erhalten.

Missverständnis Nummer 3: Die Eigenanteile, die jeder Einzelne für die Pflege im Heim zuschießen muss, werden oft sehr beschönigend und damit verfälschend dargestellt. So hat die Bundesregierung im Juli 2018 als Antwort auf eine Anfrage der Linksfraktion im Bundestag bekannt gegeben, dass der Eigenanteil im Schnitt bei 602,13 € gelegen hat. Dabei handelt es sich aber nur um den reinen Eigenanteil für die eigentlichen pflegerischen Leistungen in Heimen (sogenannter einrichtungseinheitlicher Eigenanteil). Hinzu kommen dann aber noch die Kosten für Unterkunft und Verpflegung und die anteiligen Investitionskosten, die ebenfalls in den Pflegetarif mit einfließen und ausschließlich vom Pflegebedürftigen allein bezahlt werden müssen. Das sind in der Summe im Schnitt noch einmal gut 1 200 € und damit ein höherer Betrag als die reinen – vom Heimbewohner selbst zu tragenden – pflegerischen Kosten. In der Summe kommen so die 1 830 € zustande, die heute im Schnitt als Eigenanteil veranschlagt werden.

Im Pflegereport 2017 der Barmer wird der insgesamt zu entrichtende Betrag für Heimbewohner (inklusive Entgelte für Unterkunft und Verpflegung sowie Investitionskosten) zwar nur mit 1 691 € veranschlagt. Allerdings ist die Streubreite enorm: Für ein Viertel der Einrichtungen liegt er unter 1 286 €, bei einem weiteren Viertel aber dagegen bereits bei über 2 053 €. In 121 Wohn- und Pflegeheimen in Deutschland müssen die Bewohner sogar jeden Monat über 3 000 € auf den Tisch legen.[11]

Missverständnis Nummer 4: Bei der Leistung der Eigenanteile, die die Pflege betreffen, gelten nicht für alle die gleichen Regelungen. Vielmehr gibt es bundesweit eklatante Unterschiede. In Thüringen lag der einrichtungseinheitliche Eigenanteil zum Stichtag 1. April 2018 bei 237 €, in Schleswig-Holstein bei 355 €, in Bayern bei 760 € und in Berlin sogar bei 872,50 €. Der Unterschied kann damit im Extremfall allein für den pflegerischen Anteil bei 635 € liegen. Erklärt werden diese Diskrepanzen mit dem unterschiedlichen Lohnniveau von Region zu Region und mit den sich ebenfalls unterscheidenden Pflegepersonalschlüsseln. So ist in einem Pflegeheim in Berlin eine Vollkraft im Schnitt für 3,9 Bewohner mit Pflegegrad 2 zuständig, in Schleswig-Holstein dagegen für 5,4 Bewohner.[12] Diese Unterschiede schlagen sich dann im Pflegesatz nieder.

Deshalb wird es auch aus finanziellen Gründen immer wichtiger werden, für sich – je nach Alter, Wohnort und familiären Verhältnissen – die richtige Entscheidung zu treffen. Das gilt insbesondere für die 8,6 Millionen Rentner, die 2016 eine Altersrente von weniger als 800 € monatlich erhalten haben.[13]

Warum der Pflege-TÜV in die Irre führt

Sicherlich ist der Qualitätsstandard in der Pflege in der Fläche heute weit besser als noch vor 20 Jahren. Dennoch liegt noch vieles im Argen. Nach einer repräsentativen Umfrage des Meinungsforschungsinstituts Emnid im Auftrag der Bertelsmann Stiftung fürchtet die Hälfte der Deutschen, nicht das richtige Pflegeheim zu finden, weil wichtige Informationen zur Auswahl fehlen, um die Qualität einer Einrichtung auch nur annähernd beurteilen zu können. So ist zum Beispiel die Zahl der Antipsychotika-Verordnungen, der Dekubitus-Fälle (Liegedruckgeschwür durch Wundliegen) und der Krankenhauseinweisungen viel zu hoch, bemängelt das Wissenschaftliche Institut der AOK.[14] Grundlage hierfür waren Abrechnungsdaten von AOK-versicherten Pflegebedürftigen aus 5 600 Pflegeheimen. So wird zum Beispiel jeder fünfte Pflegeheimbewohner innerhalb eines Quartals in ein Krankenhaus eingeliefert, wobei 40 Prozent dieser Einweisungen als potenziell vermeidbar gelten. 32 pro 100 Bewohner sind das im Schnitt während eines Jahres. In fünf Prozent der Heime ist die Einweisungsrate aber doppelt so hoch (63 Fälle pro 100 Bewohner). Hier klaffen somit eklatante Qualitätsunterschiede, die unnötig sind, hohe Kosten verursachen und Stress bei allen Beteiligten auslösen.

Dekubitus-Fälle treten im Schnitt bei 8,5 von 100 Heimbewohnern auf. Doch in einem Viertel aller Heime kommen diese zwölfmal oder sogar noch häufiger vor. Auch das ist trotz aller zu berücksichtigenden Unterschiede bei den Risikoprofilen von Heimbewohnern durchaus ein Qualitätskriterium, weil Liegedruckgeschwüre bei angemessener Pflege in den meisten Fällen verhindert werden können.

Ähnliche erschreckende Qualitätsdefizite hat auch der Medizinische Dienst des GKV-Spitzenverbandes (MDS) zutage gefördert. Zwar gibt es auch durchaus Lichtblicke, wenn zum Beispiel die Heime heute in 92 Prozent aller Fälle (2010: 71 Prozent) Kriterien zur Sturzprophylaxe erfüllen. Die besorgniserregendsten Befunde des MDS-Berichtes, in den 26 000 Qualitätsprüfungen in Pflegeheimen und bei Pflegediensten mit 175 000 pflegebedürftigen Menschen eingeflossen sind, sehen dagegen wie folgt aus.[15]

- Die Schmerzerfassung, die in die Zuständigkeit der Pflege fällt, erfolgt nach wie vor nicht systematisch. Bei 18 Prozent der Betroffenen erfolgte überhaupt keine Schmerzeinschätzung, so dass auch die Medikamentengaben nicht wie erforderlich angepasst werden konnten.
- Bei 76 Prozent der Pflegebedürftigen ist die Wundversorgung nicht nach dem aktuellen Wissensstand erfolgt. Das ist schlechter als im Jahr 2013 (79 Prozent). Mangelhaft sind vor allem die Druckentlastung und die dafür erforderlichen hygienischen Maßnahmen.
- Der Anteil der Bewohner, bei denen freiheitseinschränkende Maßnahmen wie Bettgitter oder Gurte eingesetzt werden mussten, liegt zwar nur noch bei neun Prozent (2013: 12,5 Prozent), ist aber immer noch deutlich zu hoch. Denn gute Einrichtungen kommen heute laut MDS ohne freiheitseinschränkende Maßnahmen aus, indem sie zum Beispiel spezielle Bodenmatratzen oder Sensormatten zum Schutz benutzen.

»Schlechte Qualität soll sich, anders als es bei den Pflegenoten möglich war, nicht mehr verstecken können«, gibt Gernot Kiefer,

Vorstand beim GKV-Spitzenverband, die Devise vor.[16] Der sogenannte Pflege-TÜV gilt seit 2009 und verteilt fast ausschließlich
Noten zwischen 1,2 und 1,8. Damit ist er kaum aussagefähig und
für Pflegebedürftige und ihre Angehörigen weitgehend wertlos.
Eugen Brysch, Vorstand der Deutschen Stiftung Patientenschutz,
sieht im Pflege-TÜV mit der Gesamtnote Eins gar ein »Instrument
der Volksverdummung«.[17] Damit würden Missstände unter den
Teppich gekehrt, weil bei 77 Kriterien zum Beispiel Mängel in der
medizinischen Pflege mit einem gut lesbaren Speiseplan ausgeglichen werden könnten. Oder – noch grotesker – eine schlechte
Medikamentenversorgung durch schöne Karnevalsfeiern. So lässt
sich mangelnde Qualität glattbügeln.

Diese guten Noten bilden aber keineswegs die Realität ab. Laut
Erhebungen der Bertelsmann Stiftung finden zwar die Hälfte der
Pflegebedürftigen die Qualität in den Heimen gut oder sehr gut,
37 Prozent aber eher schlecht. Knapp drei Viertel der Menschen,
die schon einmal auf der Suche nach einem Heim waren, sehen die
Personalausstattung eher als dürftig an. Werden für solche Werte
und Leistungen in der Schule Noten mit einer Eins vor dem Kom-
ma vergeben?

Damit soll nun aber Schluss sein. Ab jetzt soll ein von den
Kostenträgern und Heimen gemeinsam verabschiedetes neues
Qualitätsbegutachtungssystem greifen, das deutlich stärker die
pflegerische Arbeit und die Lebensqualität in den Fokus rücken
soll. Zum Beispiel die Entwicklung des Gewichts, mit der Rück-
schlüsse auf die häufig unzureichende Flüssigkeitsaufnahme gezogen werden können. Oder die Erhaltung oder Verbesserung der
Mobilität sowie Maßnahmen gegen das Wundliegen, immer noch
ein brennendes Problem, wie die aktuellen Daten untermauern. Ein
Qualitätskriterium wird es künftig auch sein, ob in einer Einrichtung vorgelesen wird oder ob ein Garten zur Verfügung steht, der
auch tatsächlich genutzt wird. All das soll schließlich – allerdings
frühestens ab Herbst 2019 oder 2020 – in eine Bewertung mittels
Symbolen und Punkten münden, die in folgende Kategorien unter-

teilt werden könnte: weit über dem Durchschnitt, etwas über dem Durchschnitt, nah am Durchschnitt, etwas unter Durchschnitt, weit unter Durchschnitt.

Obwohl bereits einige Pilotprojekte für neue Qualitätsmaßstäbe – wie etwa von der Uni Bremen oder der Bertelsmann Stiftung – vorliegen, hinkt die Politik schon wieder hinterher. Bereits Ende 2017 hätte ein neues System eingeführt werden sollen. Ein weiteres Paradebeispiel dafür, warum wir so tief in der Pflegemisere stecken. Pflegebedürftige und ihre Angehörigen werden also erst einmal weiter damit leben müssen, die Qualität von Anbietern von Pflegeleistungen oder -diensten nicht richtig beurteilen zu können. Doch auch hier kann dieses Buch wichtige Impulse geben, die für die eigene Entscheidungsfindung hilfreich sind.

Pflegende Angehörige im Abseits

Haben Sie gewusst, dass in Deutschland genau die Hälfte der 3,3 Millionen Pflegebedürftigen allein und ausschließlich von deren Angehörigen betreut werden? Oder war Ihnen bewusst, dass ein weiteres Viertel der hierzulande zu pflegenden Personen von ambulanten Pflegediensten und Angehörigen zusammen versorgt werden? Wahrscheinlich nicht. Ganz sicher war Ihnen aber nicht klar, welch gewaltige finanzielle Dimension diese pflegerische Unterstützung durch Angehörige mittlerweile erreicht hat. Martin Litsch, Vorstandsvorsitzender des AOK-Bundesverbandes, macht hierfür – bezogen auf das Jahr 2016 – folgende Rechnung auf: »Multipliziert man die Pflegezeit von Angehörigen mit dem Mindestlohn, liege die Wertschöpfung bei 37 Milliarden Euro. Das ist mehr Geld als die gesamten Einnahmen der sozialen Pflegeversicherung, die lagen im selben Jahr bei 32 Milliarden Euro.«[18]

Da kann es rasch passieren, dass der eine oder andere Angehörige plötzlich in einen Zweitberuf hineinschliddert, wenn er durch die Pflege von Angehörigen stark beansprucht wird. Und neuerdings sind auch zunehmend Männer betroffen. Von den insgesamt rund fünf Millionen pflegenden Angehörigen in Deutschland sind heute rund ein Drittel Männer, behauptet Irmgard Menger vom Deutschen Pflegerat.[19] Ein durchaus überraschender Befund, den Erna Dosch, Sozialgerontologin und Lehrbeauftragte an der Universität Vechta, in ihrer Doktorarbeit *Wie Männer pflegen* ermittelt haben will. Überwiegend handelt es sich dabei um Männer im Rentenalter, die sich jedoch vor allem um den Ehepartner und weniger um die eigenen Eltern oder Schwiegereltern kümmern.[20]

Doch diese aufopferungsvolle Arbeit von Angehörigen wird nicht immer gewürdigt, hat das Zentrum für Qualität in der Pflege (ZQP) in einer Befragung von 1060 pflegenden Angehörigen zwischen 40 und 85 Jahren herausgefunden: Etwa die Hälfte der pflegenden Angehörigen empfindet, dass ihr Engagement von den Pflegebedürftigen nur bedingt geschätzt wird. Viele pflegende Angehörige haben mit belastenden Gefühlen zu kämpfen. Über ein Drittel der Befragten (36 Prozent) fühlt sich häufig niedergeschlagen, 29 Prozent sind häufig verärgert. Und 25 Prozent hätten den Pflegebedürftigen bereits vor Wut schütteln können.

Das kann man durchaus nachvollziehen, wie auch Mitarbeiter von Senioren-Beratungsstellen immer wieder bestätigen. Dort tauchen immer häufiger Angehörige auf, die mit ihren Nerven völlig am Ende sind und dann in Tränen ausbrechen, wenn sie über ihre mitunter kaum mehr auszuhaltende Belastungssituation zu Hause berichten. Diese ergeben sich häufig aus solchen Konstellationen: »Warum soll der eine Sohn die Mutter pflegen und der andere tut gar nichts? Gibt es ohnehin schon Streitereien in der Familie, werden sich diese in der Pflegesituation wahrscheinlich noch verschärfen.«[21]

Dabei haben viele Menschen »überhaupt keine Vorstellung, was auf sie zukommt, wenn sie die Pflege übernehmen«, stellt Gabriele Tammen-Parr von der diakonischen Beratungsstelle »Pflege in Not« immer wieder fest.[22] Nach den Erfahrungen der Sozialpädagogin, die eine Selbsthilfegruppe für pflegende Angehörige leitet, hätten sich sehr viele Angehörige die Pflege gar nicht zugetraut, wenn sie vorher gewusst hätten, was auf sie zukommt. Kein Wunder, dass sich nach den Daten des Barmer-Pflegereports 2018 der Gesundheitszustand von Pflegenden im Vergleich zu nicht pflegenden Personen zwischen 2012 und 2017 deutlich verschlechtert hat.

Sicher haben sie nicht erwartet, dass sie häufig 24 Stunden am Tag einsatz- oder zumindest verlässlich rufbereit sein müssen. Doch der Generationenvertrag funktioniert so heute nicht mehr. Davon ist Prof. Constanze Giese, Dekanin des Fachbereichs Pflege an der Katholischen Stiftungshochschule München, überzeugt: »Generationenvertrag für die Pflege kann heute bedeuten, dass Sie sich im Alltag kümmern, aber dass das auch entsprechend anerkannt, vergütet und unterstützt werden muss. Und das ist, was fehlt.«[23]

Zwar sind zuletzt die Rentenansprüche für geleistete Pflegezeiten – zumindest ab Pflegegrad 2 für mindestens zehn Stunden Pflege zu Hause – verbessert worden. Aber das reicht längst nicht aus. Die Fallbeispiele in diesem Buch über die pflegenden Angehörigen bestätigen dies nachhaltig.

Die neue Altersepidemie – Einsamkeit

Alle reden plötzlich über das neue Massenphänomen Einsamkeit. Besonders Angehörige von pflegebedürftigen Menschen stellen sich zunehmend die Frage, was sie gegen die Vereinsamung tun können und ob Einsamkeit sogar krank macht. Im Pflegeheim wird dies weniger als Problem gesehen. Nur 30 Prozent der 50- bis 80-Jährigen glauben, dass ein Umzug in ein Pflegeheim zu Vereinsamung und Isolation führt.[24] 70 Prozent sehen darin eher die Chance für neue Kontaktmöglichkeiten und Angebote. Dagegen glauben nur 49 Prozent der Befragten, dass die Pflege zu Hause noch genug Anregungen bietet, wenn die geistigen Fähigkeiten nachlassen.

Von einer »Epidemie der Einsamkeit« spricht daher Otto Wulff, Vorsitzender der Senioren-Union. Der Psychiater Manfred Spitzer warnt in seinem 2018 erschienenen Buch *Einsamkeit – die unerkannte Krankheit* davor, dass Einsamkeit ansteckend sei und sich wie eine Epidemie ausbreite. Sie sei inzwischen sogar »die Todesursache Nummer eins in den westlichen Ländern«.[25] Auch wenn es keine Altersgruppe gibt, in der sich Menschen nicht einsam fühlen, so ist das Problem bei den älteren Menschen dennoch am drängendsten, hat die Bochumer Psychologie-Professorin Maike Luhmann herausgefunden: Besonders seien »ältere, kranke Menschen betroffen, die kaum noch ihr Haus verlassen könnten«.[26]

Zwei Drittel der Deutschen sehen in der zunehmenden Vereinsamung nach Daten des Deutschlandtrends von Infratest Dimap im März 2018 ein großes oder sehr großes Problem.[27] Bereits jeder Fünfte über 85 Jahren klagt tatsächlich über Einsamkeit: Dafür sind viele Faktoren verantwortlich: ein zunehmend schrumpfender Freundeskreis, sinkende Mobilität, zunehmende gesundheitliche Einschränkungen, vermehrt depressive Stimmungen oder auch eine gefühlte Vernachlässigung durch Kinder oder Enkel.

Auch in den USA scheint eine Einsamkeitswelle auf die Bevölkerung zuzurollen. Rund 200 000 Senioren führten höchstens einmal im Monat ein Gespräch mit einem Freund oder Verwandten. Mehr Single-Haushalte, höhere Scheidungsraten und ein stärkerer Fokus auf soziale Medien werden dafür verantwortlich gemacht. Mit fatalen Folgen gerade im hohen Alter. So nehmen sich nach Angaben des Mediziners und Suizidexperten Reinhard Lindner pro Jahr unter 100 000 Menschen zwölf das Leben. Bei Männern über 80 ist die Selbstmordrate fünfmal höher. Besonders gefährdet sind Hochbetagte, die vereinsamt oder alkoholabhängig sind und die keine verlässlichen Personen um sich haben, die sich ihrer Sorgen annehmen.[28]

Vereinsamung kann aber auch zu Schmerzuständen führen und tatsächlich krank machen. So hat der Münchner Neurobiologe Karl-Heinz Ladwig herausgefunden, dass bei »schwerwiegenden Gefühlen von Einsamkeit Hirnregionen im limbischen System – also dort, wo die Gefühle verarbeitet werden – aufleuchten, die auch für Schmerzen zuständig sind«.[29] Diese stressähnlichen Gefühle wirken sich dann auch auf den Körper aus, erläutert Ladwig: »Sie gehen einher mit einer höheren Diabetes-Häufigkeit, Herz-Kreislauf-Erkrankungen, aber auch mit kognitiven Leistungseinschränkungen, also dementen Entwicklungen.«[30]

Der Demenzprozess gerade von Pflegebedürftigen kann damit noch weiter beschleunigt werden. In England hat diese Entwicklung bereits Alarmreaktionen ausgelöst. Und zwar an höchster politischer Stelle. Denn auf der Insel hatte eine Regierungskommission herausgefunden, dass sich mehr als neun Millionen Menschen isoliert fühlen und damit auch häufig einsam leben. Spektakulär war deshalb in diesem Zusammenhang Anfang 2018 die Ernennung von Tracey Crouch zur Ministerin für Einsamkeit. Das hat auch hierzulande für Aufsehen gesorgt. So heißt es im bis 2020 gültigen Koalitionsvertrag: »Angesichts einer zunehmend individualisierten, mobilen und digitalen Gesellschaft werden wir Strategien und Konzepte entwickeln, die Einsamkeit in allen Altersgruppen vorbeugen und Vereinsamung bekämpfen.«[31]

Doch was kann das – auf pflegebedürftige Menschen in Deutschland heruntergebrochen – bedeuten? Wie kann Einsamkeit im hohen Alter überwunden werden? Zum Beispiel durch Berührungen, sagt Ute Repschläger, Vorstandsvorsitzende des Bundesverbands selbstständiger Physiotherapeuten: »Wir merken das besonders in der Betreuung älterer Menschen, zum Beispiel bei Hausbesuchen oder auch im Altersheim. Wenn wir sie berühren, blühen sie auf.«[32]

Auch körperliche Beschäftigungen wie die Betreuung eines Haustieres, Töpfern oder Tanzen können die Einsamkeit überwinden helfen. Hierfür müssen dann aber auch noch die körperliche Konstitution und der Wille vorhanden sein. Wie dieser geweckt werden kann und welche Möglichkeiten sich hier bieten, können Sie im letzten Kapitel des Buches lesen. Letztlich ist aber auch die Politik gefordert. Solange das professionelle Pflege- und Betreuungssystem so wenig zeitliche Spielräume für Zuwendung und Kommunikation lässt, könnte die Vereinsamung tatsächlich zu einer Epidemie werden. Gerade hier besteht also dringender Handlungsbedarf.

Multimedikation bis zum letzten Atemzug

Bei pflegebedürftigen und insbesondere bei schwerwiegend dementen Menschen ist es für die behandelnden Ärzte immer ein schmaler Grat, die medizinisch notwendige medikamentöse Behandlung so auszurichten, dass die Lebensqualität möglichst nicht darunter leidet. Das ist oft schwierig, aber möglich, wie die Ergebnisse einer kanadischen Querschnittsstudie an 9 298 über 66-jährigen Patienten mit fortgeschrittener Demenz zeigen. So kann zum Beispiel der Abbruch einer Statintherapie (Statine sind Blutfettsenker, die normalerweise den Cholesterinspiegel senken und so vor Arteriosklerose, koronaren Herzerkrankungen und Schlaganfall schützen) bei Patienten mit kognitiven Einschränkungen durchaus angebracht sein. Denn eine solche Maßnahme verkürzt die verbleibende Lebenszeit zumeist nicht und kann sogar die Lebensqualität verbessern.[33]

Doch die Realität sieht ganz anders aus. So haben die kanadischen Wissenschaftler herausgefunden, dass 86 Prozent derjenigen Patienten, die maximal noch 120 Tage gelebt haben, mindestens ein Medikament mit fraglichem Nutzen – vor allem Antidementiva oder Lipidsenker – eingenommen haben. Sogar in der letzten Lebenswoche nahmen noch 32 Prozent der Patienten Antidementiva und 23 Prozent Lipidsenker ein.[34] Das volle Arzneiprogramm bis zum letzten Atemzug.

Auch in deutschen Pflegeheimen sieht es keineswegs besser aus. So erhalten laut der Pharmakologin Prof. Petra Thürmann 43 Prozent der Menschen mit einer Demenz in Heimen Neuroleptika – und das mitunter über viele Jahre.[35] Neuroleptika sind Substanzen, die eine dämpfende Wirkung auf psychomotorische Erregtheit, Aggressivität, aber auch auf psychotische Sinnestäuschungen (Halluzinationen), Wahngedanken oder auch schizophrene Ich-Störungen haben. Dieser weitverbreitete Einsatz verstoße aber klar gegen die anerkannten Leitlinien, kritisiert sie. Denn Neuroleptika sollten eher bei jüngeren Patienten zum Einsatz kommen und nur bei wenigen Indikationen, wie etwa Psychosen, auch bei dementen Menschen eingesetzt werden. Und das auch maximal sechs Wochen lang und nicht – wie bei 64 Prozent in Heimen zu beobachten – ein Jahr oder sogar noch länger.

Diese alarmierenden Entwicklungen bestätigt auch der AOK Pflege-Report. So würden in Deutschland gerade bei Langzeitpflegebedürftigen sehr viel mehr Psychopharmaka – insbesondere Neuroleptika – verordnet als zum Beispiel in Schweden oder Finnland. Wörtlich heißt es in dem Report: »Die Mehrzahl der Neuroleptika-Verordnungen wird für Patienten mit Demenz getätigt.« Und weiter heißt es: »Diese Arzneistoffe werden in Kenntnis der damit verbundenen Risiken angewendet.«[36]

Und diese Risiken sind beträchtlich, wenn man den Nutzen mit den Risiken einer Neuroleptika-Therapie bei Patienten mit Demenz heranzieht, die der AOK Pflege-Report 2017 aufgelistet hat. Von 1 000 Patienten mit Verhaltensstörungen bei Demenz, die drei Monate lang mit atypischen Neuroleptika (Arzneistoffe mit geringeren Nebenwirkungen) behandelt worden sind, erfahren zwischen zehn und 20 Prozent eine signifikante Besserung. Bei zehn Patienten treten zusätzliche Todesfälle ein, bei 18 Patienten zusätzliche, zum Teil schwerwiegend verlaufende Schlaganfälle. Sechs bis zehn Prozent leiden unter Gangstörungen, womit deren Lebensqualität stark beeinträchtigt wird. Bei einem Therapieeinsatz von zwei Jahren sind sogar 167 zusätzliche Todesfälle zu erwarten.

Betroffen wäre damit jeder sechste Patient. Antidementiva werden dagegen in Heimen deutlich weniger verordnet (24 Prozent).

Petra Thürmann bringt die Misere auf den Punkt: Die »regelrechten Psychopharmaka-Cocktails«, die primär von Fachärzten verordnet werden, kommen deshalb zustande, weil die Kooperation mit den Hausärzten in keiner Weise funktioniert. Da Psychiater oder Neurologen in Heimen heute kaum mehr präsent sind, müssen dies die Hausärzte allein ausbaden. Dies wird auch an zahlreichen Beispielen in diesem Buch deutlich. Doch es werden auch Auswege und Alternativen aufgezeigt. Etwa spezielle Kooperationsmodelle mit Heimen, spezifische Arzneianalysen oder auch nicht medikamentöse und häufig auch nicht minder wirksame Behandlungsmöglichkeiten.

Gewalt in der Pflege – ein Tabuthema

Wie kaum ein anderer Bereich im Pflegesektor ist das Thema Gewalt in der Pflege mit großer Scheu und Angst verbunden. Dabei kann es in Pflegesituationen schnell zu einer Überforderung kommen. Und zwar bei Angehörigen zu Hause wie auch bei Pflegekräften in stationären oder betreuten Einrichtungen. So haben im Rahmen der ZQP-Umfrage[37] 40 Prozent der Befragten eingeräumt, innerhalb der letzten sechs Monate mindestens schon einmal absichtlich Gewalt ausgeübt zu haben: 32 Prozent haben dies in Form von psychischer Gewalt, zwölf Prozent mittels körperlicher Gewalt getan. Elf Prozent räumten eine Vernachlässigung gegenüber der zu pflegenden Person ein, und sechs Prozent gaben sogar zu, freiheitsentziehende Maßnahmen angewendet zu haben. Doch auch die Pflegebedürftigen schrecken nicht davor zurück, selbst zurückzuschlagen: Fast jeder zweite Angehörige (45 Prozent) gibt an, bereits mit psychischer Gewalt wie Anschreien, Beleidigen oder Einschüchtern konfrontiert worden zu sein. Und elf Prozent haben noch drastischere Gewaltübergriffe wie grobes Anfassen, Kratzen oder Schlagen erleben müssen.

Nach Ansicht des ZQP-Vorstandsvorsitzenden Dr. Ralf Suhr würden die möglichen Folgen solcher immer noch gesellschaftlich tabuisierten Gewaltanwendungen oft unter den Teppich gekehrt und erhöhten so das »Risiko einer Eskalationsspirale«[38]. Umso wichtiger ist daher Gewaltprävention in der Pflege, unterstreicht Gernot Walter, leitende Pflegekraft am Zentrum für seelische Gesundheit Groß-Umstadt. Der Diplom-Pflegewirt engagiert sich seit Langem konkret in der Praxis und in einschlägigen Verbänden sowie in diversen Publikationen für die Themen Konflikte, Gewalt und Aggression in der Pflege. Dafür hat er zusammen mit anderen Experten in diesem Bereich Unterstützungsprogramme entwickelt, die er auch in der psychiatrischen Fachabteilung im Allgemeinkrankenhaus Groß-Umstadt umsetzt. Das ist jedoch ein sensibles Feld. Denn viele scheuten sich davor, Hinweise auf innerfamiliäre Übergriffe anzusprechen oder auch über eigene Erfahrungen zu berichten. Pflegekräfte reden selten über Aggressionen von Patienten und deren Besuchern. Sie scheinen häufig von der Sorge geleitet, dass ein von ihnen berichtetes aggressives Patientenverhalten ihnen selbst zur Last gelegt werden würde.[39] Ziel des Aggressionsmanagements müsse daher vor allem die »Schaffung oder ggf. Wiederherstellung von Sicherheitsgefühl und innerem Gleichgewicht bei allen Beteiligten« sein.[40]

Doch seit Gernot Walter in Groß-Umstadt seinen Mitarbeitern Schulungen zur Verhinderung von Übergriffen anbietet, haben sich gewalttätige Übergriffe im eigenen Haus drastisch reduziert. Davon profitierten die Patienten, aber auch die Pflegekräfte, weil viele von ihnen wegen ungelöster Gewaltkonflikte aus der Pflege ausscheiden würden. Gerade deshalb gewinne die Thematik zunehmend an Bedeutung. Das war vor 20 Jahren noch ganz anders. Wer damals, so Walter, Gewalt in der Pflege thematisierte, galt als »Nestbeschmutzer«. Wer sich heute nicht damit befasst, gilt als unprofessionell.

Dennoch fehlen bundesweit immer noch systematische und strukturierte Ansätze, die dem Problem gerecht werden. Gewalt in der Pflege bleibt somit – auch in diesem Buch – ein gewaltiges Thema, das flächendeckend weiterer Aufarbeitung bedarf und keinesfalls – wie noch so oft – unter den Teppich gekehrt werden darf.

Kapitel 2

Was Sie über Pflege wissen sollten

Schon sehr frühzeitig, spätestens beim Eintritt ins Rentenalter, sollten Sie dafür sorgen, dass aktuelle Vorsorgevollmachten, Betreuungsverfügungen oder insbesondere auch eine Patientenverfügung vorliegen. Mit solchen Handlungsvollmachten bestimmen Sie, wer für Sie wichtige Entscheidungen trifft, wenn Sie aufgrund Ihrer Pflegebedürftigkeit oder einer schweren Erkrankung nicht mehr selbstbestimmt handeln können. Das ist eine große Herausforderung, weil die Vollmachten heute sehr präzise formuliert sein müssen. Aber auch mit anderen wichtigen Fragen, wie Pflegebedürftigkeit festgestellt wird, welche Pflegegrade es gibt oder wie Sie Pflegeleistungen für die Pflege zu Hause beantragen, sollten Sie nicht bis zum letzten Moment warten. In diesem Kapitel erfahren Sie alles Wichtige rund um die Pflege und wie Sie sich auf diese Situation gut vorbereiten – aber auch, was Sie im Akutfall tun können, wenn die Zeit knapp ist und es sehr schnell gehen muss.

Vorsorgen im Pflegefall

Vollmachten und Patientenverfügungen

 Wo liegen die Herausforderungen?
Dieser Anforderung weichen viele ältere Menschen heute aus, weil sie sich mit solch komplizierten Dokumenten oft gar nicht mehr befassen wollen und nicht bereit sind, mit den nahen Angehörigen

darüber zu reden. Fälschlicherweise wird zudem oft davon ausgegangen, dass der Ehepartner oder nahe Verwandte im Namen der nicht mehr handlungsfähigen erkrankten Person im Bedarfsfall automatisch die Rechtsgeschäfte übernehmen. Genau das trifft aber nicht zu, so dass Sie an einer rechtskräftigen Vorsorgevollmacht und/oder einer Patientenverfügung nicht vorbeikommen. Denn wenn Sie im Bedarfsfall keine dieser Dokumente vorlegen können, bestellt der Staat einen Betreuer, der dann als Rechtsvertreter für Sie fungiert. Und so sehen die Bestimmungen im Einzelnen aus:

 ### Was sollten Sie wissen?

Mit der **Vorsorgevollmacht** können Sie einer anderen Person das Recht einräumen, wegen einer psychischen Krankheit, einer Pflegebedürftigkeit/Demenz oder einer körperlichen, geistigen oder seelischen Behinderung in Ihrem Namen stellvertretend zu handeln. Die Vorsorgevollmacht kann sich auf die Wahrnehmung bestimmter einzelner oder aber auch aller Angelegenheiten beziehen. In der Regel wird die Vorsorgevollmacht erst dann gültig, wenn Sie selbst nicht mehr in der Lage sind, über Ihre Angelegenheiten zu entscheiden. Sie sollten aber nur eine Person bevollmächtigen, der Sie uneingeschränkt vertrauen und von der Sie überzeugt sind, dass sie nur in Ihrem Sinne handeln wird. Neben Ihnen sollte am besten auch der Bevollmächtigte selbst die Vollmacht unterschreiben und immer wissen, wo sich die Vollmacht im Falle des Falles befindet.

In der Vollmacht können Sie fast alles genau regeln, was Sie möchten. Zum Beispiel, ob der Bevollmächtigte Sie gegenüber Behörden und Gerichten vertreten soll und ob er auch Ihre Geldangelegenheiten über eine Konto- oder Depotvollmacht regeln soll. Gerade Kreditinstitute prüfen das Vorliegen einer wirksamen Vollmacht zur Vornahme von Bankgeschäften besonders streng. Ratsam ist es daher gerade hier, zur Erteilung einer Konto-/Depotvollmacht die Bank/Sparkasse in Begleitung der zu bevollmächtigenden Person persönlich aufzusuchen. Auch eine Postvollmacht kann ausgestellt werden.

Da insgesamt eine Vielzahl von Regelungen getroffen werden müssen, für die mitunter eine einzige Person allein nicht ausreichend kompetent ist, können auch mehrere Bevollmächtigte eingesetzt werden. In Ergänzung zu einer Patientenverfügung können Sie auch bereits in der Vorsorgevollmacht angeben, ob und wie Sie behandelt oder gepflegt werden möchten oder wie die letzte Lebensphase gestaltet werden soll.

Um eventuellen Zweifeln hinsichtlich der Echtheit und Wirksamkeit der Vollmacht zu begegnen, können Sie die Vollmacht notariell beurkunden lassen. Das ist zwar deutlich teurer, dafür sind Sie dann aber auch auf der sicheren Seite.

Mehr zum Thema »Betreuungsrecht« und Vorsorgevollmacht mit vielen Formulierungshilfen und Musterformularen auch zu Konto- und Depotvollmachten, die Sie gut auf Ihre persönlichen Bedürfnisse anpassen können, erfahren Sie auf der Homepage des Bundesministeriums für Justiz und Verbraucherschutz unter www. bmjv.de/DE/Themen/VorsorgeUndPatientenrechte/Betreuungs-recht/Betreuungsrecht_node.html

Medizinische Vorsorge/Patientenverfügung: Gerade Menschen mit hohem Pflegebedarf sind irgendwann einmal nicht mehr in der Lage, über eine medizinische Behandlung oder einen ärztlichen Eingriff selbst zu entscheiden. Auch hier können Sie auf dem Wege der Vorsorge Bestimmungen für spätere ärztliche Behandlungen festlegen und so Ihr Selbstbestimmungsrecht wahren.

Mit der gesetzlich geregelten **Patientenverfügung** können Sie vorab schriftlich festlegen, ob Sie in bestimmte medizinische Maßnahmen einwilligen oder diese ausdrücklich untersagen. Der Arzt hat dann zu prüfen, ob Ihre Festlegung auf die aktuelle Lebens- und Behandlungssituation zutrifft. Ist dies der Fall, so hat er die Patientenverfügung unmittelbar umzusetzen.

Sprechen Sie vorher mit Ihrem Partner oder Ihren Kindern oder Enkeln über das, was in der Patientenverfügung stehen soll. Wenn

Sie unsicher sind, sollten Sie auch ärztlichen und juristischen Rat einholen.

Der Passus »Verzicht auf lebensverlängernde Maßnahmen«, wie er bisher oft in den Verfügungen enthalten war, ist zu allgemein und reicht heute nicht mehr aus. In einer Patientenverfügung müssen beispielhaft konkret bestimmte medizinisch mögliche Maßnahmen aufgeführt sein. Das betrifft vor allem die Beatmung, das Wachkoma, die Schmerzbehandlung mit oder ohne bewusstseinsdämpfende Wirkung oder Fragen zur Wiederbelebung. Wer diese intensivmedizinischen Maßnahmen ablehnt, sollte dies klar benennen und diese zentralen Fragen zusätzlich auch mit dem Hausarzt oder einem Mediziner des Vertrauens vor einer genauen Festlegung in der Patientenverfügung besprechen.

Im Falle der künstlichen Ernährung und Flüssigkeitszufuhr müssen Sie sich zum Beispiel für eine dieser Alternativen entscheiden und ausdrücklich Ihre Wünsche artikulieren, ob

- eine künstliche Ernährung und Flüssigkeitszufuhr begonnen oder weitergeführt wird, wenn damit das Leben verlängert werden kann,
- eine künstliche Ernährung und/oder eine künstliche Flüssigkeitszufuhr nur bei palliativmedizinischer Indikation zur Beschwerdelinderung erfolgen soll oder
- ob keine künstliche Ernährung, unabhängig von der Form der künstlichen Zuführung der Nahrung (z. B. Magensonde durch Mund, Nase oder Bauchdecke, venöse Zugänge), und keine künstliche Flüssigkeitszufuhr erfolgen sollen.

Bei der künstlichen Beatmung wäre zu unterscheiden, ob

- grundsätzlich eine künstliche Beatmung erfolgen soll, falls diese lebensverlängernd wirkt,
- keine künstliche Beatmung durchgeführt oder eine schon eingeleitete Beatmung eingestellt wird, unter der Voraussetzung, dass

Medikamente zur Linderung der Luftnot verabreicht werden. Zugleich muss dann aber attestiert werden, dass gegebenenfalls Bewusstseinsdämpfungen oder eine ungewollte Verkürzung der Lebenszeit durch diese Medikamente in Kauf genommen werden.

Alle Verfügungen mit verständlichen Erläuterungen und Anleitungen können auch in Form einer Broschüre über den Buchhandel bezogen werden. Zum Beispiel die 50-seitige Zusammenstellung »Meine Vorsorge in nur 30 Minuten« (Walhalla Fachverlag, 9,95 €), in der gute Vorlagen zur Patientenverfügung oder auch zur Vorsorgevollmacht zu finden sind.

Weitere aktuelle Informationen zur Patientenverfügung: www.bmjv.de/SharedDocs/Publikationen/DE/Patientenverfuegung.html

Hier finden Sie weitere ganz zentrale Hinweise auf die jüngsten elementaren Beschlüsse des Bundesgerichtshofs (BGH) vom 6.7.2016 und 8.2.2017, mit der die Anforderungen an Patientenverfügungen hinsichtlich Klarheit und präzisen Formulierungen nochmals deutlich hochgeschraubt worden sind.

 ### Was sollten Sie vermeiden?

Wenn Sie mit einer gültigen Vorsorgevollmacht oder Patientenverfügung rechtzeitig genug vorsorgen, können Sie sich später viel Ärger ersparen. Denn falls Sie diesbezüglich nicht vorgesorgt haben und Sie Ihre Angelegenheiten ganz oder teilweise nicht mehr selbst regeln können, muss das Gericht für Sie einen rechtlichen Betreuer oder eine rechtliche Betreuerin bestellen und festlegen, für welche Aufgabenbereiche konkret eine Betreuungsbedürftigkeit besteht. In der Regel werden als Betreuer die Ehepartner, die eigenen Kinder oder nahe Verwandte eingesetzt. Wer das nicht möchte oder keine nahen Angehörigen mehr hat, kann aber auch gute Freunde oder nahe Bekannte zu Betreuern bestimmen.

Dabei kann es aber zu Missverständnissen kommen. Denn im Alltag wird das Wort »Betreuung« oft falsch verstanden, weil man dabei in der Regel von einer sozialen Betreuung ausgeht, wie sie zum Beispiel Betreuungskräfte bei der häuslichen und stationären Pflege leisten. Das ist aber nicht der Fall. Der staatlich bestellte oder der von Ihnen bestimmte Betreuer hat vor allem die rechtlichen Angelegenheiten von Ihnen – als nicht mehr vollständig entscheidungsfähiger Person – zu erledigen. Damit soll die weitere Teilnahme am öffentlichen Leben und am Rechtsverkehr sichergestellt werden. Der Betreuer hat dabei immer zuallererst den Wünschen der betreuten Person – soweit dies kognitiv noch möglich ist – zu entsprechen. Die gegebenenfalls gegenläufigen Wünsche oder Interessen der Angehörigen müssen immer hintanstehen.

Mit der **Betreuungsverfügung** kann jeder schon im Voraus festlegen, wen das Gericht als rechtlichen Betreuer bestellen soll und wer auf keinen Fall als Betreuer oder Betreuerin infrage kommt. Auch kann darin bereits festgehalten werden, ob im Pflegefall eine Betreuung zu Hause oder ob eine Unterbringung in einem stationären Pflegeheim gewünscht wird.

Mehr zur Betreuungsverfügung und den entsprechenden Formularen oder Musterverfügungen unter www.bmjv.de/SharedDocs/Downloads/DE/Service/Formulare/Betreuungsverfuegung.html

Besonders wichtig: Die Namen Ihrer Bevollmächtigten sollten Sie immer bei sich tragen. Wenn Sie zum Beispiel nach einem schweren Sturz oder einem Schlaganfall nicht mehr ansprechbar sind, kann der Bevollmächtigte sofort ermittelt und eingeschaltet werden.

 ### Was sonst noch zu beachten ist

Sie können notarielle Vorsorgevollmachten, Betreuungsverfügungen und Patientenverfügungen mit den Namen der bevollmächtigten Person/-en auch beim Zentralen Vorsorgeregister (ZVR) registrieren lassen. Hinweise und Antragsformulare für die Registrierung beim Zentralen Vorsorgeregister finden Sie unter www.vorsorgeregister.de. Dort können Sie die Registrierung auch direkt online durchführen. Der Gesetzgeber stellt Ihnen mit dem ZVR ein Registersystem zur Verfügung, damit Ihre Vorsorgeurkunde im Betreuungsfall auch gefunden wird. Mehr als drei Millionen Bürger hatten 2018 ihre Vorsorgeurkunde bereits im Zentralen Vorsorgeregister registriert. Das ZVR wird aus dem gesamten Bundesgebiet monatlich etwa 20 000 Mal abgefragt.

Patientenverfügungen werden in der Regel nicht mehr verändert. Sie sind aber auch nicht bis zum Lebensende in Stein gemeißelt und können durchaus angepasst oder wiederrufen werden. Dafür muss aber noch eine entsprechende geistige Einsichtsfähigkeit vorliegen. Deshalb sollten Sie rechtzeitig daran denken, wenn Sie eine Änderung vornehmen wollen.

Das alles erfordert zweifelsohne einen gewissen Aufwand. Doch damit können Sie verhindern, eines Tages hilflos oder gar ohne Bewusstsein im Bett liegen zu müssen, ohne dass Ihre nahen Angehörigen und die Sie betreuenden Ärzte wissen, was jetzt getan werden muss, um die beste Entscheidung in Ihrem Sinne treffen zu können.

Private Pflegezusatzversicherung

 Wo liegen die Herausforderungen?

Wer privat krankenversichert ist, muss sich auch privat pflegeversichern und erhält dafür die gleichen Leistungen wie die Versicherten der gesetzlichen Pflegeversicherung. Dennoch sind dabei einige Besonderheiten zu beachten, die durchaus eine Herausforderung darstellen. Denn die Beiträge werden nicht nach der Höhe des Einkommens gestaffelt, sondern richten sich nach dem Alter und in sehr seltenen Fällen auch nach dem Gesundheitszustand bei Versicherungsabschluss. Dabei können auch Nachweise zum Gesundheitsstatus oder gar eine Gesundheitsprüfung verlangt werden. Wie bei privaten Versicherungen üblich, müssen in der Regel auch bei der privaten Pflegeversicherung die Rechnungen zunächst selbst erstattet werden, bevor diese dann – mitunter auch nur zu Teil-Beträgen – von der Versicherung zurückerstattet werden. Um diese

Prozedur zu vermeiden oder sich unnötigen finanziellen Risiken auszusetzen, kann ein Antrag gestellt werden, nach dem die private Pflegeversicherung die Rechnungen direkt an Pflegeeinrichtungen oder ambulante Pflegedienste oder Pflege-WGs zahlt.

Eine noch weitaus größere Herausforderung ist aber, sich als privat und gesetzlich Versicherter im Markt **der privaten Pflegezusatzversicherungen** zurechtzufinden.

 ### Was sollten Sie wissen?

Für private Pflegezusatzversicherungen gibt es eine schier unüberschaubare Anzahl von Anbietern, die zum Teil mit seriösen, aber auch sehr zwielichtigen Verträgen und Tarifen werben. Um die Spreu vom Weizen zu trennen, sollte zunächst auf Folgendes geachtet werden:

- Die Wartezeit, ab der eine Pflegeversicherung leistungspflichtig wird, darf nie länger als höchstens fünf Jahre betragen.
- Im Leistungsfall muss stets ein Pflegetagegeld gezahlt werden, bei Pflegegrad 5 in Höhe von mindestens 600 € monatlich.
- Bei Vertragsabschluss einer Zusatzversicherung dürfen noch keine Leistungen aus der gesetzlichen oder privaten Pflegeversicherung bezogen werden. Sie wird zudem in geringem Maße zum Teil – etwa beim bekannten »Pflege-Bahr« – staatlich bezuschusst. Wenn der Versicherungsbeitrag pro Monat mindestens zehn Euro oder höher liegt, schießt der Staat monatlich fünf Euro zu.

Zudem sollten Sie weitere Parameter zum Vergleich heranziehen. Dazu zählen die Wartezeiten, die Dynamisierung (Inflationsausgleich), die mögliche Beitragsbefreiung im Pflegefall, Vorgaben zum Höchstalter bei Vertragsabschluss oder die Pflicht zur Gesundheitsprüfung. Je nach Anbieter fallen hierfür die Regelungen und Tarife höchst unterschiedlich aus. Die Stiftung Warentest (www. test.de/thema/pflegeversicherung/tests) und die Zeitschrift Ökotest (www.oekotest.de/geld-versicherungen/139-Pflege-Zusatzver-sicherungen-im-Test_109412_1.html) führen immer wieder aktualisierte Vergleiche privater Pflegetarife durch. Mehr auch unter www.pflegeversicherung-experten.de oder unter www.Check24.de/pflegeversicherung.

Doch welche Angebote gibt es konkret? Der »Pflege-Bahr« zum Beispiel wird ab einem Monatstarif von rund 15 € angeboten, bietet dann aber auch nur – jeweils pflegegradabhängige – bescheidene Leistungen. Dieser Grundtarif kann um den »Pflege-Bahr Plus« erweitert werden, der höhere Tarife vorsieht, aber auch mehr Leistungen mit einbezieht. Noch mehr bieten weitergehende Tarife wie etwa das »PflegetagegeldBest«, die aber dann natürlich auch teurer sind und bei dem der Zuschuss des staatlichen Pflege-Bahr (5 € pro Monat) entfällt.

Und so sehen ganz konkret unterschiedliche Rechenbeispiele aus:

Der 40-jährige Hans Meier schließt im August 2018 den Pflege-Bahr ab. Dafür muss er dann dauerhaft im Monat 16,52 € zahlen, abzüglich 5 € Zuschuss pro Monat. Im Pflegefall würde er dann eine Pflegetagegeldabsicherung stationär und ambulant in gleicher Höhe von je 60 € (Pflegegrad 1), 120 € (Pflegegrad 2), 300 € (Pflegegrad 3), 480 € (Pflegegrad 4) und 600 € (Pflegegrad 5) erhalten. Schließt Herr Meier dagegen den Tarif PflegetagegeldBest ab, muss er 38,40 € im Monat einzahlen. In fünf Jahren kämen dann 2 304 € an Beitragsleistungen zusammen. Bei einer stationären Pflege würde er frühestens im sechsten Jahr nach dem Eintrittsjahr monatlich bei den Pflegegraden 2 bis 5 jeweils 1 500 € (bei Pflegegrad 1 nur 300 €) erhalten und bei ambulanter Pflege gestaffelte Leistungen in Höhe von 300 € (Pflegegrad 1), 450 € (Pflegegrad 2), 750 € (Pflegegrad 3), 1 200 € (Pflegegrad 4) und 1 500 € (Pflegegrad 5).

Der 50-jährige Martin Schmidt müsste bereits 19,70 € pro Monat für den Pflege-Bahr (Zuschuss von 5 € pro Monat bereits enthalten) aufwenden und würde im Pflegefall ambulant wie stationär die gleichen Leistungen wie Hans Meier erhalten. Für den Tarif PflegetagegeldBest wären bereits 60,10 € pro Monat und damit 22 € mehr als bei Herrn Meier fällig. Auch hier würden ambulant wie stationär im Pflegefall je nach Pflegegrad die gleichen Summen ausbezahlt.

Und beim 60-jährigen Josef Schulze würden dann für den Pflege-Bahr schon 34,12 € pro Monat (Zuschuss von 5 € auch bereits enthalten) und für den Tarif PflegetagegeldBest bereits fast 100 € (98,95 €) anfallen. Auch hier gelten die maximalen monatlichen Ausschüttungen im Pflegefall von 600 € (Pflege-Bahr) und maximal 1 500 € (PflegetagegeldBest).

Beim 82-jährigen Jürgen Schuster sieht die Rechnung wiederum ganz anders aus. Allein für den Pflege-Bahr müsste er in fünf Jahren aufgrund des sehr hohen Einstiegsalters abzüglich der Förderung bereits die stattliche Summe von 8 000 € einzahlen. Nach Ablauf der Wartezeit und bereits drei Jahren Pflegebedürftigkeit hätte er zu diesem Zeitpunkt dann immer noch 2 900 € mehr einbezahlt, als er bis dahin Leistungen aus dem Pflege-Bahr erhalten würde.

Die monatlichen Beiträge müssen unabhängig von der Inanspruchnahme bis zum Lebensende bezahlt werden. Einzige Ausnahme bildet der Tarif PflegetagegeldBest, der ab dem ersten Tag der Inanspruchnahme ausschließlich bei Pflegegrad 5 für den Versichertennehmer beitragsfrei bleibt.

 ### Was sollten Sie vermeiden?

In besonderen Fällen können Sie die Versicherung ruhen lassen und brauchen in dieser Zeit keine Beiträge zu entrichten. Das ist dann zum Beispiel der Fall, wenn Anspruch auf Arbeitslosengeld 2 oder Sozialhilfe besteht. Auch wenn das Einkommen gering ist oder die Rente eher bescheiden ausfällt, ist eine private Pflegezusatzversicherung eher nicht notwendig. Sind keine finanziellen Mittel mehr vorhanden, springt das Sozialamt ein. Mittel aus einer Zusatzversicherung würden dann aber in voller Höhe angerechnet, so dass die Zahlungen vom Sozialamt entsprechend gekürzt werden. Vermeiden sollten Sie es tunlichst auch, eine Pflegezusatzversicherung erst im hohen Alter abzuschließen. Denn dann könnten sich bereits beim niedrigen Pflege-Bahr die finanziellen Belastungen durch die monatlichen Beiträge insgesamt nicht mehr auszahlen.

Was sonst noch zu beachten ist

Ganz generell sollte man sowohl als gesetzlich wie privat Pflegeversicherter immer hinterfragen, ob eine Pflegezusatzversicherung sinnvoll oder nicht doch zu teuer ist. Im mittleren Lebensalter kann ein später Einstieg mit höheren Tarifen (und damit mit Beitragsersparnissen über viele Jahre) immer noch sehr gut mit einem früheren Einstieg mit niedrigeren Tarifen ausgeglichen werden. Zu beachten ist auch, dass eine zusätzliche Pflegeversicherung häufig dem Erhalt des Vermögens für die Erben dient, da bei längeren Pflegezeiten ansonsten häufig das gesamte Vermögen weitgehend oder sogar komplett aufgezehrt wird. Pflegezusatzversicherungen werden daher auch oft schmunzelnd als »Erbschaftsversicherung« bezeichnet.

Und nicht vergessen: Auf eine gute Beratung kommt es gerade bei sehr teuren Tarifen in ganz besonderer Weise an. Zum einen sollten Sie sich vor Vertragsabschluss objektiv – etwa von Verbraucherzentralen oder einem Versicherungsfachmann Ihres Vertrauens – beraten lassen, um keine unnötigen oder viel zu kostspieligen finanziellen Belastungen zu riskieren. Und dann sollte auch noch ein Steuerfachmann miteinbezogen werden, um zu prüfen, ob die Versicherungsbeiträge gegebenenfalls von der Steuer abgesetzt werden können.

Pflegeverträge

Wo liegen die Herausforderungen?

In Verträgen mit Institutionen und Diensten der Pflege, die Sie in jedem Fall abschließen sollten, lauern eine Vielzahl von Fallen, in die man als Pflegebedürftiger oder Angehöriger schnell hineintappen kann. Das beginnt schon beim Abschluss eines Pflegevertrages und umfasst auch Detailfragen wie Leistungsbeschreibungen,

Zusatzkosten oder Kündigungsklauseln. Wer aus pflegerischen Gründen rasch handeln und einen Vertrag abschließen muss, kann natürlich auch auf rechtlichen Sachverstand zurückgreifen. Diese Expertise muss aber nicht immer über einen Anwalt, sondern kann auch über einschlägige Organisationen im Pflegebereich oder über Verbraucherzentralen eingeholt werden. Die große Herausforderung dabei ist es, für sich zu entscheiden, ob man Verträge ohne fachliche Hilfe abschließen kann. Wer hier alleine handeln möchte, sollte zumindest einige Grundregeln beachten, um möglichst auf der sicheren Seite zu sein.

 ### Was sollten Sie wissen

Im Pflegevertrag sind in der Regel der Pflegebedürftige und der Pflegedienst oder die Pflegeinstitution die Vertragspartner. Muster-Pflegeverträge erhalten Sie über Pflegeorganisationen oder Verbraucherzentralen oder über einschlägige Adressen im Internet (Eingabe »Muster Pflegeverträge« in einer Suchmaschine reicht aus). Der Bundesverband Ambulante Dienste und Stationäre Einrichtungen (bad) stellt sehr gute Muster-Pflegeverträge zur Verfügung, allerdings nur gegen eine kostenpflichtige Mitgliedschaft.

Unterschriftsberechtigt ist auch ein gesetzlich anerkannter Betreuer oder ein ausgewiesener Bevollmächtigter für die zu pflegende Person, der seine Unterschrift aber mit dem Zusatz »in Vertretung« versehen muss.

In der Regel wird entweder ein Vertag mit einem ambulanten Pflege- oder Betreuungsdienst, einer selbstständigen Pflegekraft oder Haushaltshilfe im eigenen Zuhause oder mit einem Pflegeheim abgeschlossen. Das sollten Sie dazu wissen:

1. Vertrag mit einem ambulanten Pflege- oder Betreuungsdienst

Es ist üblich, mit einem ambulanten Pflegedienst einen kurzen Standardvertrag (Tipps hierzu siehe oben) abzuschließen. Darin sollten aber möglichst genaue Leistungsbeschreibungen auf der Basis eines Kostenvoranschlags über die jeweils notwendigen Pflegesachleistungen enthalten sein und auch die Zeiten oder Zeiträume eines Tages, an denen die Leistungen erbracht werden müssen. Die Pflegeleistungen werden vom Pflegedienst direkt mit der Pflegekasse abgerechnet. Reichen hierfür die Gelder aus der Pflegeversicherung nicht aus, erhalten Sie für die Zusatzleistungen von der Pflegekasse eine Rechnung, die Sie selbst bezahlen müssen.

Auch mit einem Betreuungsdienst zur Unterstützung und besseren Bewältigung Ihres Alltags sollten Sie einen Standardvertrag abschließen, der in jedem Fall Leistungen, Einsatzzeiten und Preise enthalten muss. Die Betreuungsdienste stehen unter der Obhut der jeweiligen Bundesländer. Nähere Informationen dazu vermittelt die Kommune oder die Pflegekasse.

2. Vertrag mit einer selbstständigen Pflegekraft/Haushaltshilfe
Selbstständige Kräfte, die Sie im Haushalt oder bei der Pflege unterstützen, müssen Sie als Arbeitnehmer/-in selbst anstellen. Damit werden Sie automatisch zum Arbeitgeber und müssen die üblichen arbeitsrechtlichen Regelungen (Sozialabgaben, Mindestlohn, Urlaubsansprüche, Lohnfortzahlung im Krankheitsfall) beachten. Mehr über die Konditionen für selbstständige Pflegekräfte finden Sie unter www.selbststaendig.de/geschaeftsideen/pflegekraft.

Verdient Ihre Kraft zu Hause bei Ihnen mehr als 450 €, müssen Sie wie ein herkömmlicher Arbeitgeber auch die üblichen Sozialabgaben und verdienstabhängigen Steuersätze abführen.

Bei Anbietern, die Pflegekräfte aus Osteuropa oder Asien zur Verfügung stellen, ist besondere Vorsicht geboten. Die Pflegekraft sollte bei der Firma in jedem Fall angestellt und versichert sein (lassen Sie sich die entsprechenden Verträge vorlegen), und es sollte eine Arbeitserlaubnis für Deutschland vorliegen, die allerdings häufig auch nur befristet ist.

3. Vertrag mit einer Pflegeeinrichtung/einem Pflegeheim
Wenn Sie oder ein Angehöriger in ein Pflegeheim umziehen wollen oder müssen, fällt das Vertragswerk deutlich umfassender aus

und kann zudem aus mehreren Teilen bestehen. Darunter kann ein Aufnahmebogen für das Haus sein, ein ärztlicher und ggf. mit dem Hausarzt auszufüllender Bogen über den Pflegebedarf, ein Biografiebogen und ggf. auch ein Informationsbogen für die Wäscherei. Besonders wichtig sind dabei genaue Angaben über Leistungen in den Bereichen Wohnen, Pflege, Betreuung, Verpflegung und über alle gewünschten oder notwendigen Zusatzleistungen. Und natürlich über sämtliche Kosten und die zu erbringenden Eigenleistungen.

 ### Was sollten Sie vermeiden?

Bei allen Verträgen sollten Sie stets darauf achten, zunächst einmal nur solche Leistungen in Anspruch zu nehmen, die Sie unbedingt benötigen. Diese Summe können Sie dann mit den Mitteln abgleichen, die Sie aus der Pflegeversicherung erhalten. Sind dann noch Gelder übrig, können Sie auch weitere für Sie speziell wünschenswerte Leistungen hinzubuchen und diese vertraglich festhalten. Oft liegen aber auch schon die Basisleistungen über dem Betrag, den Sie von der Pflegekasse erhalten. Dann sollten Sie die Beauftragung zusätzlicher Leistungen sehr gut abwägen, da Sie diese dann in der Regel selbst bezahlen müssen. Wenn Sie hierbei vorsichtig agieren, können Sie eine Menge Geld sparen.

Auch Haftungsfragen sollten Sie von vorneherein mitberücksichtigen. So wird zum Beispiel in manchen Verträgen versucht, die Haftung des Pflegedienstes bei Fahrlässigkeit oder Vorsatz gerade bei Sachschäden zu begrenzen. Falls dies so ist, sollte man sich eher einen anderen Pflegedienst suchen.

 ### Was sonst noch zu beachten ist

Bitte achten Sie darauf, in welchem zeitlichen Rahmen Sie den Pflegedienst kostenfrei stornieren können. Laut Verbraucherzentrale Berlin sind dafür 24 Stunden oder sogar bis 12 Uhr am Vormittag üblich. Schriftlich sollte zudem vereinbart werden, dass der Vertrag mit einem ambulanten Anbieter ruht, wenn die zu pflegende Person plötzlich in ein Krankenhaus eingewiesen werden muss.

Für eine Kündigung solcher Pflegeverträge gelten zwei bis vier Wochen ohne Angabe von Gründen als angemessen. Beachtet werden muss dabei, dass Pflegedienste häufig noch eine längere Frist für die Kündigung ansetzen. Das ist aber nicht korrekt und muss daher weder vom Pflegebedürftigen noch von Angehörigen akzeptiert werden. Das sollte man in jedem Fall mit dem Pflegedienst bei Vertragsabschluss ansprechen und auf entsprechende Änderungen bestehen oder auch hier gegebenenfalls einen anderen Pflegedienst beauftragen.

Die Feststellung der Pflegebedürftigkeit

Die Pflegebegutachtung

 Wo liegen die Herausforderungen?

Angehörige, die für ihre alten und pflegebedürftigen Eltern oder nahen Angehörigen Verantwortung tragen, stehen häufig vor einem Dilemma. Die seit Anfang 2017 geltenden neuen gesetzlichen Regelungen bei der Pflegebegutachtung eröffnen zwar insbesondere Menschen mit Demenz, kognitiven Einschränkungen und anderen gerontopsychiatrischen Erkrankungen einen weitaus besseren Zugang zu Leistungen der Pflegeversicherung als zuvor. Eine Pflegebegutachtung lohnt sich also hier in jedem Fall. Das zeigt auch die Statistik 2017 im Vergleich zu 2016. Nach Angaben des Medizinischen Dienstes des Spitzenverbands Bund der Krankenkassen (MDS) sind 2017 rund 304000 Versicherte durch die neuen Begutachtungskriterien bei der Pflege zusätzlich anerkannt worden. Auch die Bundesregierung geht als Folge der neuen Pflegebegutachtung perspektivisch von zusätzlich bis zu 500000 anspruchsberechtigten Menschen in der Pflegeversicherung aus, wobei die meisten aber in den wenig hilfreichen »Mogelpflegegrad 1« eingruppiert werden.

Doch eigentlich müssten es angesichts der Überalterung der Bevölkerung noch deutlich mehr sein. Denn nur leicht pflegebedürftige Menschen scheuen gerade dann häufig eine Pflegebegutachtung, wenn sie sich von den Angehörigen gut versorgt fühlen. Dann verzichten sie lieber darauf, sich der Prozedur der Pflegebegutachtung mit all den vielen Fragen und zum Teil aufwendigen Dokumentationen zu stellen. Zudem wollen sich viele das offizielle Stigma »pflegebedürftig« nicht gerne anheften und lieber weiter wie bisher in ihrer gewohnten Umgebung ohne professionelle Unterstützung von anvertrauten Personen betreut werden. Deshalb müssen Angehörige in solchen Fällen häufig lange und schwierige Überzeugungsarbeit leisten, um Pflegebedürftige von der Notwendigkeit einer Pflegebegutachtung zu überzeugen. Das ist eine sehr große Herausforderung, die nicht immer zum Erfolg führt. Hilfreich kann es dabei sein, wenn auch der betreuende Hausarzt für eine Pflegebegutachtung plädiert und die finanziellen Vorteile und Entlastungen in den Fokus gerückt werden, die allerdings erst ab Pflegegrad 2 spürbar greifen.

 Was sollten Sie wissen?

Mit dem ab 1. Januar 2017 geltenden Pflegebedürftigkeitsbegriff sind neue Begutachtungsinstrumente geschaffen worden, mit denen eine Pflegebedürftigkeit ermittelt wird. Die Begutachtung ist Voraussetzung, um Leistungen der Pflegeversicherung überhaupt in Anspruch nehmen zu können.

Dabei wird nun nicht mehr so stark zwischen den vor 2017 höher bewerteten körperlich bedingten Beeinträchtigungen und den kognitiven Einschränkungen unterschieden, wobei kognitive Veränderungen und Verschlechterungen nun eine deutlich stärkere Gewichtung erhalten. Zudem kommt es auch nicht mehr auf das bis Anfang 2017 so entscheidende Zählen von Pflegeminuten an, sondern ausschließlich darauf, ob eine pflegebedürftige Person eine Aktivität in der Regel (eher) selbstständig oder (eher) unselbstständig durchführen oder steuern kann. Was zählt, ist also primär die

Fähigkeit eines Menschen, den Alltag selbstständig zu bewältigen. Um überhaupt Leistungen der Pflegeversicherung zu erhalten, muss die Pflegebegutachtung bei der Krankenkasse des Antragstellers, der zugleich auch immer die Pflegekasse angegliedert ist, beantragt werden. Falls der Pflegebedürftige nicht mehr in der Lage ist, den Antrag selbst zu stellen, sollten dies Angehörige im Namen des Antragstellers übernehmen. Die Begutachtung erfolgt dann in mehreren Schritten:

1. In einem ersten Schritt muss ein formloser Antrag bei der zuständigen Kranken-/Pflegekasse gestellt werden. Der Satz »*Hiermit beantrage ich Leistungen aus der Pflegeversicherung und bitte um kurzfristige Begutachtung*« reicht völlig aus. Daraufhin beauftragt die Kasse den Medizinischen Dienst der Krankenkassen (MDK) mit der Begutachtung, die in Form eines Hausbesuchs stattfindet.
2. Der MDK teilt dann den Antragstellern in der Regel schon wenige Tage, manchmal auch erst einige Wochen später mit, wann der Begutachtungsbesuch erfolgen wird und welche Dokumente und Unterlagen hierfür notwendig sind. In erster Linie sind dies Gutachten, neuere Untersuchungsbefunde, Arztbriefe und Atteste, die möglichst auch als Kopien für den Gutachter bereitliegen sollten. Zudem kann es ratsam sein, ein bis zwei Wochen vor dem Begutachtungstermin ein »Pflegetagebuch« (siehe S. 61) zu führen, in dem alle unterstützenden Maßnahmen für den Antragsteller im Alltag aufgelistet sein sollten. Dieser vermeintlich hohe Aufwand wird von den Pflegebedürftigen und Angehörigen häufig gescheut, zahlt sich aber doppelt aus, weil es dem Pflegegutachter ein realistischeres Bild über einen längeren Zeitraum vermittelt, das er in eineinhalb Stunden Begutachtung niemals erlangen kann. Je dezidierter die Pflegeleistungen im Pflegetagebuch aufgeführt werden, desto höher sind die Chancen für einen adäquaten Pflegegrad.
3. Mediziner des MDK begutachten dann am vereinbarten Termin persönlich den pflegebedürftigen Versicherten und teilen das

Ergebnis der Pflegekasse mit, wenn alle Erhebungen ausgewertet sind. Die Kasse übernimmt in der Regel diese Empfehlung, obwohl sie dazu rein gesetzlich nicht verpflichtet ist. Der Versicherte wird dann von der Kasse darüber informiert, ob und welcher Pflegegrad bewilligt worden ist.

4. Die Leistungen der Pflegeversicherung erfolgen dann in der Höhe des bewilligten Pflegegrades bereits rückwirkend vom Datum der Antragstellung und nicht erst vom Tag der Bewilligung an. Allerdings erfolgt die Bewilligung nur dann, wenn der MDK davon ausgeht, dass der Antragsteller mindestens sechs Monate Pflegeunterstützung benötigt. Bei pflegebedürftigen Menschen ist dies jedoch zumeist der Fall. Finanzielle Unterstützung erfolgt von der Pflegekasse aber auch dann, wenn bei sehr schwerwiegend kranken Pflegebedürftigen aus medizinischer Sicht davon auszugehen ist, dass diese innerhalb der nächsten sechs Monate sterben werden. Wenn dagegen die Pflegeeinstufung abgelehnt wird oder eine Höherstufung verweigert wird, kann Widerspruch eingelegt werden (siehe S. 71).

 Was sollten Sie vermeiden?

Pflegebedürftige neigen meist dazu, bei der Begutachtung ihre Leistungsfähigkeit besser dazustellen, als diese tatsächlich noch ist: Viele alte Menschen wollen sich einfach keine Blöße geben. Dabei ist gerade die Zeit der Begutachtung kein geeigneter Zeitpunkt, um sich besonders stark zu zeigen. Das trifft zum Beispiel gerade bei der Mobilität zu. In den eigenen vier Wänden bewegen sich auch sehr stark pflegebedürftige Menschen oft bei kurzen Strecken und höchster Konzentration erstaunlich sicher. Die Gutachter messen und bewerten aber stets das Mobilitätspotenzial im eigenen Haus. Deshalb sollten Angehörige stets darauf hinweisen, dass die Bewegungsmöglichkeiten außerhalb der eigenen vier Wände meist viel schlechter sind.

Bei der Begutachtung sollten zudem stets pflegende Angehörige oder sogar ein ambulanter Pflegedienst anwesend sein. Nur dann ergibt sich ein ganzheitliches Bild, das der Pflegebedürftige allein niemals vermitteln kann. Da bei der Begutachtung für einen Pflegegrad auch die Empfehlung für bereits vorhandene oder neu benötigte Hilfsmittel mitaufgenommen werden (etwa für Pflegehilfsmittel, Geh- und Badehilfen oder für die Inkontinenzversorgung), sollten diese immer gleich mitberücksichtigt werden. Auch hier sind Pflegebedürftige allein oft überfordert, weil sie häufig nicht an alles denken, was sie im Alltag tatsächlich an Hilfsmitteln benötigen.

 Was sonst noch zu beachten ist

Als Angehörige sollten Sie stets den betreuenden Hausarzt über den Stand der Pflegebegutachtung informieren. Denn die Ärzte werden vom Begutachtungsprozess komplett ausgeschlossen, obwohl ihre Einschätzung und ihr Wissen über den alten Patienten durchaus relevant sein können. Der MDK informiert die betreuenden Ärzte auch nicht über das Ergebnis der Pflegebegutachtung. Dies kann nur über den Pflegebedürftigen selbst oder – mit dessen Einverständnis – über die Angehörigen erfolgen. Diese Information ist für den Arzt aber durchaus von Bedeutung, weil er gegebenenfalls seine Behandlung in Absprache mit der Pflegekraft neu ausrichten muss.

Das Pflegetagebuch

 Wo liegen die Herausforderungen?

Ohne Zweifel: Mit einem gut geführten Pflegetagebuch steigen die Chancen, dass Ihnen der Ihnen zustehende Pflegegrad und die entsprechenden Pflegeleistungen auch tatsächlich zuerkannt werden, merklich an. Aber: Der Aufwand hierfür ist beträchtlich, weil in einem Pflegetagebuch genau die 64 Fragen ausgefüllt werden müssen, die auch der Pflegegutachter des Medizinischen Dienstes der Krankenkassen zum Maßstab seiner Beurteilung nimmt. Und das ist durchaus eine große Herausforderung, da ja bereits ein professioneller Pflegebegutachter hierfür eineinhalb oder zwei Stunden benötigt. Zudem müssen die Einträge über einen bestimmten Zeitraum fortlaufend aktualisiert werden. Diese Ergänzungen können verteilt über einen Monat zum Beispiel jeweils an jedem dritten Tag erfolgen oder acht bis 14 Tage hintereinander. Hierfür müssen Sie noch einmal jeweils rund 30 Minuten einplanen. Der Aufwand hierfür lohnt sich aber. Mit dem Pflegetagebuch können Sie weit besser dokumentieren, welcher Hilfebedarf tatsächlich fortlaufend besteht, und verhelfen so dem Medizinischen Dienst zu einem ganzheitlicheren Bild zur Ermittlung des Pflegegrades.

 ### Was sollten Sie wissen?

Im neuen Begutachtungsverfahren kommt es vor allem darauf an, den Grad der Einschränkung der Selbstständigkeit zu bewerten. Das ist selbst für den Pflegebegutachter des MDK nicht immer einfach, für Pflegebedürftige oder deren Angehörige ist es natürlich noch viel schwerer. Deshalb hier einige Hinweise, die das Ausfüllen des Pflegetagebuches bezüglich der Beurteilung über Selbstständigkeit/Unselbstständigkeit deutlich erleichtern können:

- In der Kategorie »**selbstständig**« ist das entscheidende Kriterium, dass der Pflegebedürftige keine personelle Hilfe braucht. Dabei kann die Erledigung einer Aktivität durchaus erschwert oder verlangsamt erfolgen oder auch nur mit Unterstützung von Hilfsmitteln möglich sein.
- Die Kategorie »**überwiegend selbstständig**« trifft dann zu, wenn der Unterstützungsaufwand für eine Pflegeperson nur in geringem Maße anfällt. Das ist zum Beispiel dann der Fall, wenn ein Handtuch im Bad zwar noch selbst zum Abtrocknen genutzt werden kann, aber zuvor von einer anderen Person vom Halter genommen und dem Pflegebedürftigen dann erst überreicht werden muss. Gleiches trifft zu, wenn sich die zu pflegende Person zwar noch weitgehend selbst anziehen kann, aber dabei

begleitet werden muss, damit die richtige Abfolge auch eingehalten wird. Als »überwiegend selbstständig« handelnd gilt eine zu pflegende Person auch dann, wenn zwar erst verschiedene Optionen hin zu einer Entscheidungsfindung angeboten werden müssen (etwa bei der Abwägung diverser medizinischer Maßnahmen), die Entscheidung selbst aber dann noch eigenständig getroffen wird.

- Als »**überwiegend unselbstständig**« gilt ein Pflegebedürftiger dann, wenn er sich an einer Handlung zwar noch beteiligen, diese aber nur noch in geringem Maße unter überwiegend ständiger und unmittelbarer Anleitung und Begleitung selbstständig vollziehen kann. Wesentliche Teilschritte müssen also von einer Pflegeperson angestoßen und auch übernommen werden. Im Vergleich zu den ersten beiden Kategorien reichen hier wiederholte Aufforderungen oder punktuelle Hilfestellungen nicht mehr aus. Im Bereich der Mobilität würde dies zum Beispiel bedeuten, dass eine zu pflegende Person nur wenige Schritte gehen oder sich etwas länger nur mit Unterstützung einer Pflegeperson noch fortbewegen kann.

- Die Einstufung »**unselbstständig**« trifft dann zu, wenn ein Pflegebedürftiger eine Aktivität in der Regel nicht mehr selbstständig vollziehen und erst recht nicht mehr steuern kann. Im Bereich der Mobilität bedeutet dies etwa, dass eine Person ständig getragen oder nur noch vollständig im Rollstuhl bewegt werden muss.

Diese vier Kategorien prägen ganz entscheidend die Einstufung der Pflegebedürftigkeit und sind somit auch die entscheidenden Maßstäbe für das Führen eines Pflegetagebuches.

 ### Was sollten Sie vermeiden?

Benutzen Sie in jedem Fall ein Pflegetagebuch, das auf den seit Anfang 2017 gültigen Richtlinien beruht, um eine Pflegebedürftigkeit festzustellen. Viele Angehörige füllen auch jetzt noch alte und nur noch bis Anfang 2017 gültige Pflegetagebücher aus, die unter anderem noch Pflegeminuten und Pflegestufen ausweisen. Diese werden heute nicht mehr anerkannt und werden Ihnen daher auch nichts nutzen, selbst wenn Sie auch hierfür viel Zeit und Energie aufwenden. Aktuelle Pflegtagebücher finden Sie unter anderem www.sovd.de/pflegetagebuch oder unter www.familiara. de/pflegetagebuch.

 Was sonst noch zu beachten ist

Bei pflegebedürftigen Menschen, die zum Beispiel an Parkinson oder vaskulärer Demenz erkrankt sind, kann es phasenweise auch zu nicht unbeträchtlichen Schwankungen bezüglich ihrer Selbstständigkeit kommen. Gerade in diesen Fällen kann das Führen eines Pflegetagebuches besonders sinnvoll sein, da diese tageszeitlichen Schwankungen bei den Begutachtungen zu einem bestimmten Zeitpunkt an einem einzigen Tag niemals adäquat berücksichtigt werden können. Dies trifft auch für unerwartete oder ungewöhnliche Sachverhalte zu, die nur selten auftreten (Aggressionsausbrüche oder Anfälle), aber durchaus von Bedeutung sein können. Diese fallen dann häufig unter den Tisch, wenn kein Pflegetagebuch über eine bestimmte Zeitdauer geführt wird.

Die Anerkennung der Pflegegrade

 Wo liegen die Herausforderungen?

Der Grad der Pflegebedürftigkeit wird seit 2017 völlig anders festgestellt und bewertet als in den Jahren zuvor. Zunächst gilt ein deutlich weiter gefasster Pflegebedürftigkeitsbegriff unabhängig davon, ob die zu pflegenden Personen von einer körperlichen, geistigen oder seelischen Beeinträchtigung betroffen sind. Das erleichtert zunächst einmal den Zugang zu Pflegeleistungen und erweitert den Kreis der Anspruchsberechtigten. Das ist 2017 und 2018 auch tatsächlich der Fall gewesen. Allerdings ersetzen nun gleich fünf neue Pflegegrade, die über ein vollständig neues Begutachtungsinstrument ermittelt werden, die vor 2017 gültigen drei Pflegestufen. Die wichtigsten Einstufungskriterien sind nun die Fähigkeiten und der Grad der Selbstständigkeit jedes Einzelnen. Das klingt recht eindeutig, ist es aber ganz und gar nicht. Denn für Angehörige oder auch Außenstehende ist die Berechnungssystematik der Pflegegrade kaum nachvollziehbar und damit auch nicht transparent. Schwierig zu verstehen ist zudem, wie und warum die verschiedenen Module, die zu den Pflegegraden führen, genau so vorgegeben und gewichtet worden sind. Bei der Ermittlung der Pflegegrade gibt es deshalb häufig faustdicke Überraschungen. Dem können Sie als Pflegebedürftiger oder Angehöriger nur dann vorbeugen, wenn Sie die Module und ihre jeweilige Bedeutung kennen. Eine große Herausforderung, die Sie mit der folgenden Übersicht sicherlich besser meistern können.

 ### Was sollten Sie wissen?

Der Pflegegrad wird aus sechs Lebensbereichen (Modulen) im Detail ermittelt. Die jeweilige Beurteilung der Selbstständigkeit erfolgt mittels einer vierstufigen Skala mit den Ausprägungen »selbstständig«, »überwiegend selbstständig«, »überwiegend unselbstständig« und »unselbstständig«. Beispiel Treppensteigen: Wer ohne jegliche Hilfe eine Treppe in aufrechter Position nehmen kann, ist selbstständig. Als überwiegend selbstständig gilt eine Person, die eine Treppe allein meistern kann, aber aufgrund ihres Sturzrisikos doch besser begleitet werden sollte. Doch wer ist »überwiegend unselbstständig«? Das ist jemand, der nur mit Abstützen oder Festhalten durch eine andere Person eine Treppe bewältigen kann. Wer dagegen getragen oder mit Hilfsmitteln transportiert werden muss und sich dabei in keiner Weise beteiligen kann, ist (komplett) unselbstständig.

Und so sehen die einzelnen Module im Detail aus:

Modul 1: Mobilität

Dieses Modul umfasst lediglich die Beweglichkeit eines Menschen im Wohnbereich oder im Heim. Dabei werden unter anderem die folgenden Fragen gestellt:

- Wie sicher und eigenständig kann sich jemand im Wohnbereich fortbewegen?
- Gelingt der Positionswechsel im Bett noch alleine?
- Ist die körperliche Beweglichkeit noch so gut, dass eine eingenommene Sitzposition stabil gehalten werden kann?

Die ermittelten Werte der Mobilität haben aber lediglich einen Gewichtungsfaktor von 10 Prozent für die Ermittlung des Pflegegrades.

Modul 2: Kognitive und kommunikative Fähigkeiten

Hier kommt es auf den jeweiligen Grad der geistigen Fähigkeiten an. Die vier Abstufungen reichen von »vorhanden« über »größtenteils vorhanden«, »in geringem Maße vorhanden« und »nicht vorhanden«. Konkret gefragt wird dabei unter anderem:

- Gelingt das Mitteilen von elementaren Bedürfnissen, werden Aufforderungen verstanden und gelingt die Beteiligung an Gesprächen?
- Kann sich die zu pflegende Person noch zeitlich und räumlich orientieren?
- Werden Risiken und Gefahren im Alltag erkannt?

Modul 3: Verhaltensweisen und psychische Problemlagen

Hier wird vom Gutachter vor allem geprüft, inwieweit ein Antragsteller sein Verhalten noch selbstständig steuern kann und wie stark eine Pflegeperson dabei Unterstützung leisten muss. Dabei geht es unter anderem um diese Fragen:

- Wie verbreitet ist die nächtliche Unruhe und wie häufig kommen verbale Aggression oder Ängste vor?
- Werden notwendige pflegerische und andere unterstützende Maßnahmen abgelehnt oder zeigen sich andere inadäquate Verhaltensweisen?
- Bestehen Neigungen, Gegenstände zu beschädigen oder sich selbst zu schädigen?

Die Module 2 und 3 gehen zusammen mit einem Gewichtungsfaktor von 15 Prozent in die Gesamtbewertung ein.

Modul 4: Selbstversorgung

Nach den neuen Begutachtungsrichtlinien ist das das Modul mit der größten Bedeutung für die Bemessung des Pflegegrades. Dort fließen alle Verrichtungsbereiche ein (etwa Waschen, An- und Auskleiden, Essen und Trinken), die im Alltag und zur Selbstversorgung besonders relevant sind. Gefragt wird dabei konkret danach, ob sich ein Antragsteller

- noch selbstständig am ganzen Körper waschen kann und Körperpflege im Bereich des Kopfes leisten kann,
- die Toilette oder einen Toilettenstuhl benutzen kann,
- sich seine Nahrung noch mundgerecht zubereiten und sich Getränke ohne Probleme selbst eingießen kann.

Das Modul 4 schlägt mit einem Gewichtungsfaktor von 40 Prozent gewaltig zu Buche!

Modul 5: Selbstständiger Umgang mit krankheits- oder therapiebedingten Anforderungen und Belastungen sowie deren Bewältigung

In diesem Lebensbereich wird speziell bewertet, wie selbstständig ein pflegebedürftiger Mensch bei der Bewältigung seiner Gesundheitsprobleme und Krankheiten noch agieren kann. Und zwar unter anderem mit Bezug auf

- seine Medikation, fällige Verbandswechsel oder Messung und Deutung von Körperzuständen,
- Einnahme von Medikamenten, Messung des Blutzuckers, Wärme- und Kälteanwendungen,
- Arztbesuche und Besuche anderer medizinisch-therapeutischer Einrichtungen.

Dieses Modul wird mit 20 Prozent bei der Ermittlung des Pflegegrades gewichtet.

Modul 6: Gestaltung des Alltagslebens und sozialer Kontakte

Hier werden vor allem solche Lebensbereiche abgebildet, die beim bisherigen Pflegebedürftigkeitsbegriff keine so große Rolle gespielt haben. Entscheidend kommt es hier darauf an, ob und wie jemand noch in der Lage ist, mit seinem unmittelbaren Umfeld Kontakt aufzunehmen, und wie bewusst er seinen Tagesablauf noch gestalten kann. Konkret gefragt wird danach,

- ob und wie Kommunikationen mit vertrauten Personen im Umfeld erfolgen,
- ob sich der Pflegebedürftige noch gut selbst beschäftigen und auch in die Zukunft noch vorausschauen kann
- und ob er den Tagesablauf planen und auch gegebenenfalls kurzfristig anpassen kann.

Dieses Modul, das unter allen sechs Modulen mit 15 Prozent gewichtet wird, ist besonders schwierig zu beurteilen, weil gerade die soziale Kommunikation in Bezug auf den Pflegegrad für die Gutachter in der Kürze der Zeit sehr schwer zu bewerten ist. Und Pflegebedürftige, die von sich aus kontaktscheu sind oder sich gar nicht vielfältig beschäftigen wollen, gelten hier automatisch als unselbstständig und werden mit hohen Punktzahlen bedacht, obwohl sie mit dieser Situation zum Teil sehr gut leben können.

Trotz dieser und vieler weiterer Unwägbarkeiten bei der Begutachtung kommt in jedem Fall eine Gesamtpunktzahl heraus, die zwischen 0 und 100 Punkten liegt. Und so sieht punktemäßig die Einteilung in die fünf Pflegegrade konkret aus:

12,5 – 27 Punkte:	Pflegegrad 1
ab 27 – unter 47,5 Punkte:	Pflegegrad 2
ab 47,5 – unter 70 Punkte:	Pflegegrad 3
ab 70 – unter 90 Punkte:	Pflegegrad 4
ab 90 – 100 Punkte:	Pflegegrad 5

Je nach Pflegegrad und je nach in Anspruch genommener Pflegeform zahlt die Pflegekasse dann entsprechend ihre Beträge an die pflegebedürftige Person – zum Beispiel für die stationäre Versorgung im Pflegeheim, für die diversen Formen der Pflege zu Hause oder auch für die Tagespflege (siehe auch S. 75 ff.).

 ### Was sollten Sie vermeiden?

In keiner Weise sollte Sie versuchen, die Ermittlung des Pflegegrades in die eine oder andere Richtung zu beeinflussen und damit vielleicht zu manipulieren. Angehörige neigen oft dazu, den Zustand der pflegebedürftigen Person schlechter darzustellen, als er tatsächlich ist, um eventuell einen möglichst hohen Pflegegrad zu bekommen. Diese Beeinflussung kommt bei den MDK-Gutachtern jedoch nicht gut an. Sie dürfen ohnehin nur das bewerten, was sie konkret am Begutachtungstermin in den zur Verfügung stehenden maximalen zwei Stunden (oder weniger) sehen und feststellen. Umgekehrt neigen viele Pflegebedürftige dazu, sich besser darzustellen, als ihr Zustand tatsächlich ist. Man will sich fremden Menschen gegenüber keine Blöße geben und reißt sich daher so gut es geht zusammen. Da kann an guten Tagen mitunter deutlich besser gelingen als im normalen Alltag. Achten Sie deshalb als Angehörige bei der Begutachtung immer darauf, dass die Angaben der begutachteten Person auch stimmen. Wer angibt, noch selbst für sein Essen zu sorgen, sich aber in Wirklichkeit gerade noch ein Käsebrot machen kann oder auf vorgefertigte, eingefrorene oder ins Haus gelieferte Mahlzeiten angewiesen ist, kann noch lange keine warme Mahlzeit selbstständig zubereiten. Diese vermeintlich selbstständige Versorgung – auch wenn sie über Angehörige erfolgt – ist aber für die zu pflegende Person zu Hause ausgesprochen wichtig, weil sie ihr das Gefühl vermittelt, noch weiter zu Hause versorgt werden zu können. Unbedingt vermeiden sollten Sie bei der Begutachtung widersprüchliche Aussagen, weil diese sich bei der Bemessung des Pflegegrades negativ auswirken können.

Deshalb ist es sinnvoll, über einen gewissen Zeitraum vor der Begutachtung ein Pflegetagebuch (siehe S. 61) zu führen. Die Angaben darin können sich auf den Pflegegrad durchaus auswirken, wenn der Gutachter dort detaillierte Angaben insbesondere zu den Fragen vorfindet, die von ihm in der Kürze der Zeit nur schwer bewertet werden können.

 ### Was sonst noch zu beachten ist

Tendenziell können Sie davon ausgehen, dass Pflegebedürftige mit psychischen und kognitiven Einschränkungen bis hin zur ausgeprägten Demenz höhere Pflegegrade (3 oder 4) erhalten als Pflegebedürftige mit eher körperlich/somatischen Erkrankungen (eher Pflegegrade 1 bis 3). Vor allem dementielle Erkrankungen führen im neuen Begutachtungssystem zu hohen Punktzahlen und damit auch tendenziell zu höheren Pflegegraden. Bei eher körperlich ausgeprägten Erkrankungen geht man zudem davon aus, dass diese zum Teil mit Hilfsmitteln aufgefangen oder zumindest zum Teil ausgeglichen werden können. Körperliche Beschwerden können zudem auch besser über die häusliche Krankenpflege von der Krankenversicherung aufgefangen werden und werden daher im neuen System tendenziell eher unterbewertet.

Sie können Ihren Pflegegrad zur ersten Orientierung auch einmal online selbst ermitteln, allerdings natürlich ohne Gewähr. Eine von vielen Möglichkeiten ist zum Beispiel der kostenfreie Online-Pflegegradrechner www.mein-pflegegrad-rechner.de.

Widerspruch bei Pflegegutachten

Wo liegen die Herausforderungen?

Für Angehörige und erst recht für die Pflegebedürftigen selbst ist es immer sehr schwierig, zu beurteilen, ob der anerkannte Pflegegrad auch tatsächlich der richtige ist. Falls dies entweder nach subjektiver Einschätzung oder auch nach Meinung des Hausarztes oder der betreuenden Pflegekraft augenscheinlich nicht der Fall ist, muss stets genau abgewogen werden, ob es sinnvoll ist, gegen die Einstufung Widerspruch einzulegen. Denn ein solches Widerspruchsverfahren kann durchaus sehr langwierig und aufwendig sein und sich im Extremfall über ein Sozialgericht vor Ort – manchmal sogar bis hin zum Bundessozialgericht – ziehen.

Mit dem Einlegen eines Widerspruchs setzen Sie sich auch einem finanziellen Risiko aus. Das Widerspruchsverfahren an sich ist für den Antragsteller zwar kostenlos. Sobald Sie aber als Antragsteller einen Anwalt hinzuziehen, müssen Sie diesen grundsätzlich erst einmal bezahlen. Die Kosten hierfür bekommen Sie nur dann zurückerstattet, wenn Sie mit Ihrem Widerspruch durchkommen und den Prozess vor dem Sozialgericht gewinnen oder wenn es – in Ausnahmefällen – um besonders schwierige und komplexe Fragestellungen geht.

Die große Herausforderung beim Widerspruch ist es also, sich vorab selbst ein Bild darüber zu machen, ob dieser Aussicht auf Erfolg hat. Dabei benötigen Sie in der Regel die Mithilfe von Pflegeexperten oder gar anwaltliche Unterstützung.

 Was sollten Sie wissen?

Zunächst aber sollten Sie selbst das MDK-Gutachten prüfen und auf folgende Sachverhalte abklopfen:

- Welche Hilfsbedarfsituationen, die im Alltag für die pflegebedürftige Person eine zentrale Rolle spielen, sind nicht angemessen berücksichtigt worden?
- Welche Befunde oder Einschränkungen sind Ihrer Einschätzung nach völlig unter den Tisch gefallen?
- An welchen Stellen ist der Grad der Selbstständigkeit falsch eingeschätzt worden?
- Hat sich der Gutachter zu wenig Zeit genommen und konnte er daher auf einige für Sie relevante Punkte nicht oder in viel zu geringem Maße eingehen?

Trifft dies alles oder zum Teil zu, sollten Sie Widerspruch einlegen. Und so müssen Sie dabei vorgehen:

- Spätestens einen Monat nachdem Sie den Bescheid Ihrer Pflegekasse in Ihrem Briefkasten vorfinden, müssen Sie Ihren Widerspruch – am sichersten per Einschreiben mit Rückschein – eingereicht haben. Dazu genügt zunächst ein formloses Schreiben ohne jegliche Begründungen an Ihre Pflegekasse. Die Formulierung »*Hiermit wiederspreche ich fristgerecht Ihrem Bescheid vom ..., bei mir eingegangen am ...*« reicht erst einmal völlig aus.

- Obwohl es für die dann zu erfolgende schriftliche Widerspruchs-
begründung keine Frist gibt, ist es ratsam, die Begründung
so schnell wie möglich (also am besten einige Tage danach)
schriftlich nachzureichen. Je konkreter Sie dabei die Punkte
auflisten, die Ihrer Ansicht nach falsch beurteilt worden sind,
desto größer sind die Erfolgsaussichten für den Widerspruch.
Wenn Sie zum Beispiel der Meinung sind, dass Ihre Eltern
oder andere pflegebedürftige Angehörige den Tagesablauf nicht
selbstständig oder überwiegend selbstständig – wie im Gutachten ausgewiesen – gestalten können, sollten Sie diesen Punkt
herausstellen und Ihre gegenläufige Einschätzung genau – auch
anhand von Praxisbeispielen oder Nachweisen aus dem Pflegetagebuch – begründen. Einspruch sollten Sie auch einlegen,
wenn Sie täglich erleben, dass die pflegebedürftige Person sich
ganz und gar nicht mehr eigenständig beschäftigen kann, obwohl das so im Gutachten festgehalten worden ist. Aufgreifen
können Sie beim Widerspruch alle Detailpunkte in den sechs
relevanten Modulen, die für den Pflegegrad ausschlaggebend
sind (siehe S. 66–69).
- Nachdem der fachlich begründete Widerspruch bei der Pflegekasse eingegangen ist, wird von der Pflegekasse ein neuer Begutachtungstermin festgelegt. Diese sogenannte Widerspruchs-
begutachtung wird durch einen anderen Gutachter – aber in
der Regel erneut zu Hause – erfolgen. Auch hierzu bedarf es
genauso intensiver Vorbereitung wie bei der Erstbegutachtung.
- Einige Wochen später erhalten Sie dann von der Pflegekasse
Ihren Widerspruchsbescheid. Falls Ihre Argumente berücksichtigt worden und der Pflegeunterstützungsbedarf nun entsprechend berücksichtigt oder der Pflegegrad geändert worden
ist, ist das Widerspruchsverfahren für Sie – ohne weiteren Aufwand und Kosten – abgeschlossen.
- Wird Ihr Widerspruch abgelehnt (was häufig vorkommt), können Sie vor dem Sozialgericht Klage einreichen. Auch dafür
haben Sie erneut maximal einen Monat Zeit. Der Rechtshilfe-Be-

lehrung in Ihrem Bescheid können Sie entnehmen, welches Sozialgericht für Sie zuständig ist. Auch in diesem Fall muss dann eine entsprechende Begründung erfolgen, die für das Sozialgericht die Messlatte für eine Entscheidung ist.

 ### Was sollten Sie vermeiden?

Widerspruch wird ja zumeist dann eingelegt, wenn Pflegeleistungen gekürzt oder nicht in erforderlichem Maße bewilligt werden. Der letzte Bescheid der Pflegekasse ist stets das Maß der Dinge und mit sofortiger Wirkung auch gültig. Sie werden also immer so lange schlechter gestellt, bis über den Widerspruch endgültig entschieden ist. Allerdings besteht die Möglichkeit, beim zuständigen Sozialgericht eine aufschiebende Wirkung zu beantragen. Im Erfolgsfall würde dann der letzte Bescheid vorläufig aufgehoben. Um eine aufschiebende Wirkung erfolgreich erreichen zu können, ist aber eine besonders gute Begründung notwendig, wenn zum Beispiel der Grad der Selbstversorgung, der bei der Ermittlung des Pflegegrades mit 40 Prozent zu Buche schlägt, aus Ihrer Sicht eklatant fehleingeschätzt wurde. Auch dies gilt es dann, mit konkreten und anschaulichen Praxisbeispielen zu belegen.

Ein Widerspruch kann häufig auch dann umgangen werden, wenn ein sogenannter Verschlimmerungsantrag gestellt wird. Das ist dann sinnvoll, wenn sich die gesundheitliche Situation weiter verschlechtert und daher der Pflegegrad erneut überprüft werden sollte.

Prozesskosten können Sie auch dann vermeiden, wenn Sie trotz anwaltlicher Hilfe den Prozess verlieren, aber ein Anrecht auf Prozesskostenhilfe haben. Das ist dann der Fall, wenn Sie nachweislich kein Geld für den Anwalt aufbringen können und wenn Sie vor dem Prozess eine berechtigte Aussicht gehabt haben, die Klage zu gewinnen. Falls die Prozesskostenhilfe abgelehnt wird, können Sie auch dagegen eine Klage einreichen.

! Was sonst noch zu beachten ist

In manchen – eher selten vorkommenden – Fällen ist es durchaus überlegenswert, nach Ablehnung des Widerspruchs vor dem Sozialgericht Berufung beim Landessozialgericht einzulegen. Das ist aber nur dann möglich, wenn im Urteil des Sozialgerichts eine Berufung zugelassen wird. Ist das nicht der Fall, können Sie beim Sozialgericht auch eine sogenannte Nichtzulassungsbeschwerde einreichen. Dann muss das Gericht nochmals prüfen, ob eine Berufung nicht doch zugelassen werden muss.

Doch auch gegen ein ablehnendes Urteil vonseiten des Landessozialgerichts können Sie Beschwerde beim Bundessozialgericht einlegen. All diese weiter gehenden Schritte sind aber nicht ohne einen Fachanwalt für Sozialrecht möglich. Und Sie müssen damit rechnen, dass die Verfahren sich sehr lange – mitunter über Jahre – hinziehen.

Auch pflegebedürftige Menschen, die privat pflegeversichert (nicht privat zusatzversichert) sind, können gegen den Bescheid ihrer privaten Pflegekasse Widerspruch einlegen und bei Ablehnung vor dem Sozialgericht klagen. Bei privaten Zusatzversicherungen ist bei Klagen nicht mehr das Sozialgericht, sondern in der Regel das Amts- oder Landgericht zuständig.

Pflegeleistungen zu Hause

 ### Wo liegen die Herausforderungen?

Bevor Sie Pflegeleistungen in den eigenen vier Wänden in Anspruch nehmen wollen, müssen Sie als Pflegebedürftiger oder als Angehöriger erst einmal eine Menge Fragen klären. Möchte ich das mir zustehende Pflegegeld in Anspruch nehmen und dann von Angehörigen oder Bekannten gepflegt werden? Oder setze ich bei der Pflege vielmehr auf einen ambulanten Pflegedienst oder auf einen Betreuungsdienst oder in Form von Kombinationsleistungen auf beides? Oder entscheide ich mich eher für einen Mix aus Tagespflege – zum Teil außerhalb der eigenen Wohnung – und der Pflege zu Hause am Abend und in der Nacht? Und wie nutze ich am besten den sogenannten Entlastungsbetrag, der zusätzlich in Höhe von maximal 125 € häufig nicht nur für hauswirtschaftliche Leistungen zu Hause eingesetzt werden kann. Fragen über Fragen, die nicht immer leicht zu beantworten sind und alle Beteiligten vor große Herausforderungen stellen.

 ### Was sollten Sie wissen?

Wenn Sie zu Hause gepflegt werden, bieten sich grundsätzlich vier Optionen an, die nach der aktuellen Gesetzgebung wie folgt geregelt sind:

1. Inanspruchnahme von Pflegegeld

Pflegegeld kann bei der Pflegekasse dann beantragt werden, wenn Angehörige oder Ehrenamtliche die Pflege übernehmen. Die Höhe des Pflegegeldes richtet sich nach dem anerkannten Pflegegrad:

Pflegegrad 1:   0 €
Pflegegrad 2:   316 €
Pflegegrad 3:   545 €
Pflegegrad 4:   728 €
Pflegegrad 5:   901 €

Die Regelungen für das Pflegegeld sind recht einfach und auch weniger bürokratisch. Sie müssen zum Beispiel nicht nachweisen, wofür Sie das Geld ausgeben. Sie können die Gelder ohne Nachweis und Belege an die Personen weitergeben, die den Pflegebedürftigen zu Hause unterstützen. Das können Angehörige, Nachbarn oder Freunde sein, die zudem nicht beruflich mit der Pflege vertraut sein müssen. Das Pflegegeld muss von keiner Seite versteuert werden. Auch Beziehern von Sozialhilfe wird das Pflegegeld nicht als Einkommen angerechnet.

Einzige Voraussetzung zum Bezug des Pflegegeldes: Die Pflegebedürftigen müssen die notwendigen körperbezogenen Maßnahmen, die pflegerische Betreuung und die notwendigen Unterstützungen bei der Haushaltsführung sicherstellen. Um dies immer wieder zu überprüfen, müssen sich Bezieher von Pflegegeld regelmäßig zu Hause von einem zugelassenen Pflegedienst oder einer Beratungsstelle beraten lassen – bei Pflegegrad 2 und 3 einmal halbjährlich und bei Pflegegrad 4 und 5 einmal vierteljährlich. Die Kosten hierfür (zwischen 23 und 33 €) übernimmt die Pflegekasse.

Das Pflegegeld wird auch dann vier Wochen lang weitergezahlt, wenn Sie ins Krankenhaus umziehen oder sich einer Rehamaßnahme unterziehen müssen. Bei Pflegebedürftigen kommt dies natürlich recht häufig vor. Während einer Kurzzeitpflege (siehe S. 90) haben Sie maximal acht Wochen Anspruch auf die Hälfte des Pflegegeldes, bei Inanspruchnahme einer Verhinderungspflege höchstens sechs Wochen. Wenn Sie dagegen plötzlich auf vollstationäre Pflege angewiesen sind, können Sie kein Pflegegeld mehr beziehen.

2. Ambulanter Pflegedienst/Betreuungsdienst

Wenn Pflegebedürftige zu Hause nicht oder nicht vollumfänglich von den eigenen Eltern, nahen Angehörigen wie Geschwistern oder Enkeln oder auch von Nachbarn oder engen Freunden gepflegt werden können, sollten Sie in jedem Fall auf sogenannte Pflegesachleistungen über einen zugelassenen ambulanten Pflegedienst zurückgreifen. Auch in diesem Fall finanziert die Pflegekasse anstelle des Pflegegeldes je nach anerkanntem Pflegegrad folgende Leistungen in unterschiedlicher Höhe:

Pflegegrad 1:   0 €
Pflegegrad 2:   689 €
Pflegegrad 3:   1 289 €
Pflegegrad 4:   1 612 €
Pflegegrad 5:   1 995 €

Die Pflegeleistungen werden von ambulanten Diensten in der Regel direkt mit der Kasse abgerechnet. Häusliche professionelle Pflegehilfen umfassen körperbezogene Pflegemaßnahmen, pflegerische Betreuungsmaßnahmen und Unterstützung für die Haushaltsführung. Hierfür benötigen Sie jedoch einen ausgeklügelten Kostenvoranschlag, der dann Ihre Versorgungsleistungen und die dafür entstehenden Kosten genau auflistet.

Um die gesamte Leistungspalette eines ambulanten Pflegedienstes beurteilen zu können, verlangen Sie vom Pflegedienst eine Leistungsübersicht und die dazugehörigen Preise, wenn Ihnen diese nicht schon automatisch ausgehändigt worden sind. Es gibt zwei relevante Preislisten. Eine Liste, die Leistungen nach dem Pflegeversicherungsgesetz enthält, die von den Mitteln aus der Pflegeversicherung bezahlt werden. Eine Leistung daraus wäre zum Beispiel das An- und Auskleiden, das jedes Mal mit einem Betrag von rund drei Euro zu Buche schlägt. Darüber hinaus können Sie aber auch zusätzliche Leistungen der häuslichen Krankenpflege in Anspruch nehmen. Diese werden dann von der Kranken- und nicht von der Pflegeversicherung erstattet, müssen aber vom Arzt verordnet werden. Ein Beispiel hierfür ist das An- und Ausziehen von Kompressionsstrümpfen, wofür je 4,80 € veranschlagt werden. Dieser Betrag wird nicht von Ihrem Pflegesachleistungsbudget abgezogen und ist unabhängig von einem vorhandenen Pflegegrad.

Im Rahmen der Pflegeversicherung ist es zudem möglich, neben ambulanten Pflegediensten auch sogenannte Betreuungsdienste zu engagieren. Diese Betreuerinnen dürfen aber nur Hilfen anbieten, die nicht im engeren Sinne zur Pflege zählen. Dazu zählen zum Beispiel Leistungen wie die Beschäftigung oder die Beaufsichtigung Pflegebedürftiger (Spaziergänge, Vorlesen) oder Angebote zur Entlastung pflegender Angehöriger (Erledigung von Alltagsaufgaben außerhalb der eigentlichen Pflege wie etwa Einkäufe oder Haushaltsführung). Die Betreuungsdienste müssen aber zugelassen und anerkannt sein, damit die Kosten von der Pflegekasse auch tatsächlich übernommen werden. Entsprechende

Listen mit Anlaufstellen vor Ort oder in der Region sind über die Pflegekassen oder Pflegeberatungsstellen erhältlich.

Für einen Betreuungsdienst können Sie bis zu 40 Prozent des Betrages ansetzen, der Ihnen im Rahmen der häuslichen Pflegehilfe zusteht. Das ist deshalb limitiert, da der Großteil der Mittel aus der Pflegeversicherung primär ursächlichen pflegerischen Leistungen zugutekommen soll. Bei Pflegegrad 3 (1 298 €) wären das immerhin maximal 519,20 €. Für den ambulanten Pflegedienst bliebe dann noch ein Betrag in Höhe von 778,80 € übrig. Betreuungsleistungen können aber auch von ambulanten Pflegediensten mit übernommen werden.

Vorteil dabei: Während Sie die Leistungen der ambulanten Pflegedienste direkt mit der Pflegekasse abrechnen können, müssen Sie die Kosten für die Betreuungsdienste häufig erst einmal vorstrecken. Diese werden Ihnen dann zwar von der Pflegekasse zurückerstattet, aber nur mit der Summe, die nach Abrechnung der benötigten ambulanten Pflegesachleistungen noch übrig bleiben.

Sie haben aber noch eine Alternative: Nicht immer wird pro Monat der gesamte Betrag für den Pflege- oder den Betreuungsdienst benötigt. In diesem Fall können Sie sich die restliche Summe auch als Pflegegeld auszahlen lassen. Somit können Sie die Ihnen zustehenden Mittel für den Pflege- und Betreuungsdienst einerseits und das Pflegegeld anderseits kombinieren. Bei Pflegegrad 3 könnte das so aussehen:

Ihnen zustehende Pflegesachleistungen:	1 298 €
oder alternativ Pflegegeld:	545 €
davon benötigt für den Pflegedienst:	800 €
für den Betreuungsdienst:	100 €
beide Summen zusammen:	900 € (69,33 %)
restliche prozentuale Summe (30,66 %) als Pflegegeld:	167,12 € (30,66 %)

3. Entlastungsbetrag

Jeder leistungsberechtigte Pflegebedürftige, der nicht in einem Heim gepflegt wird, erhält zusätzlich zu den Leistungen der Pflegeversicherung einen Entlastungsbetrag von 125 € pro Monat. Diese Mittel können flexibel im Laufe eines Jahres bis zur maximalen Summe von 1 500 € eingesetzt werden. Da der Betrag erst am 30.06. des Folgejahres verfällt, kann der aufgelaufene Anspruch vom Januar eines Jahres bis zum Juni des Folgejahres komplett im Juni des Folgejahres verbraucht werden. Und zwar ganz generell für Betreuungs- und Entlastungsleistungen zu Hause, auch für den ambulanten Pflegedienst, nicht aber für eigentliche körperlich bezogene Pflegemaßnahmen (außer bei Pflegegrad 1). Möglich sind dagegen unter anderem:

● Beschäftigungsangebote wie etwa Gesellschaft leisten, Vorlesen, ein Spiel spielen, Spazierengehen
● Beaufsichtigung des Pflegebedürftigen, wenn die Angehörigen mal am Abend zum Ausgehen eine kleine Auszeit brauchen
● Alltagsentlastung: Dabei geht es zumeist um hauswirtschaftliche Hilfen wie zum Beispiel Einkäufe, Behördengänge, Wohnung säubern

Diese Leistungen können entweder von Pflegediensten oder auch Betreuungsdiensten erbracht werden. Wo Sie diese finden, erfahren Sie von Ihrer Pflegekasse. Grundsätzlich müssen Sie diese Leistungen – zu denen im Übrigen auch die Nachtpflege oder noch mehr Kurzzeitpflege zählen können – aber erst einmal selbst bezahlen und bekommen dann das Geld mit dem Nachweis von Belegen wieder zurückerstattet.

 Was sollten Sie vermeiden?

Beim Pflegegeld: Die erforderlichen regelmäßigen Hausbesuche bei Bezug des Pflegegeldes müssen Sie organisieren oder über die Sozialstation veranlassen und die Pflegekasse dann auch darüber informieren. Wenn Sie das nicht tun, kann Ihnen das Pflegegeld gekürzt oder gar gestrichen werden.

Ambulanter Pflegedienst: Achten Sie darauf, keine unnötigen Leistungen in Anspruch zu nehmen, und lassen Sie sich immer einen – eigentlich auch gesetzlich vorgeschriebenen – Kostenvoranschlag vorlegen. Damit können Sie verhindern, dass Sie für den Pflegedienst mehr Geld aufbringen müssen, als Sie von der Pflegeversicherung erhalten. Denn das Budget kann auch bei Pflegegrad 3 mit 1298 € pro Monat schneller ausgeschöpft sein, als Sie denken. Wenn Sie jeden Tag am ganzen Körper gewaschen, Ihnen das Essen und Trinken mundgerecht verabreicht wird und zudem eine sonstige (nicht einmal warme) Mahlzeit zubereitet werden muss, liegen Sie bereits bei rund 1 200 € im Monat. Wenn Sie dann noch die täglichen Anfahrtspauschalen von je 4 bis 5 € hinzurechnen, liegen Sie bereits über den 1 298 €, die Sie maximal von der Kasse erhalten. Alle weiteren Kosten müssen Sie darüber hinaus selbst tragen.

Entlastungsbetrag: Die etwas bürokratischen Abrechnungen der maximal 125 € über den Entlastungsbetrag können Sie umgehen, wenn Sie die zugelassenen Pflegedienste bitten, auch diese Leistungen direkt mit der Pflegekasse abzurechnen.

 ### Was sonst noch zu beachten ist

Beachten Sie auch, dass die Preise der Pflegedienste ganz unterschiedlich ausfallen können. Generell gilt, dass die privaten Pflegedienste meist etwas günstigere Preise haben. Die Preise sagen aber prinzipiell erst einmal nichts über die Qualität eines ambulanten Anbieters aus. Hören Sie sich bei Bekannten, Nachbarn oder Ärzten um. Über 90 Prozent der Patienten von manchen Sozialstationen kommen aufgrund von Empfehlungen zustande.

Noch gezieltere und natürlich auch persönlichere Ratgeber, einen passenden ambulanten Pflegedienst zu finden, können Hausärzte sein. Da sie mit den Sozialstationen vor Ort eng zusammenarbeiten, wissen sie zumeist sehr gut über deren jeweilige

Stärken und Schwächen Bescheid. Zum Beispiel darüber, welcher Pflegedienst gut und welcher vielleicht weniger gut ist und welcher entsprechend qualifiziertes Personal bereithält. Das können Wundschwestern sein, wenn es um die Mitbehandlung von offenen Beinen geht, oder Schwestern mit palliativer Ausbildung, wenn am nahen Ende eines Lebens bei den Pflegekräften hohe Kompetenz bei der Schmerzlinderung gefragt ist.

Pflegeleistungen im Pflegeheim

 Wo liegen die Herausforderungen

Wie in keinem anderen Sektor im Pflegebereich müssen sich Pflegebedürftige im Pflegeheim und insbesondere auch deren Angehörige finanziellen Fragen stellen. Da die Pflegeversicherung bei den einzelnen Pflegegraden nur unwesentlich mehr bezahlt als für die Tagespflege oder den ambulanten Pflegedienst, die Kosten aber bei einer vollstationären Versorgung deutlich höher liegen, müssen Pflegebedürftige oder deren Angehörige – oder das Sozialamt – zum Teil eine höhere Summe zahlen, als sie von der Pflegeversicherung erhalten. Seit 2017 gibt es dabei aber eine einschneidende Änderung: Ab Pflegegrad 2 ist der Eigenanteil immer der gleiche, egal wie stark pflegebedürftig Sie sind. Vor 2017 haben Sie umso mehr zuzahlen müssen, je höher Ihr Pflegegrad (früher Pflegestufe) war.

Dennoch bleibt es für viele Pflegebedürftige und deren Angehörige eine große Herausforderung, den Eigenanteil sämtlicher Pflegeleistungen dauerhaft zu schultern. Ohne große Extras beträgt die Zuzahlung im Pflegeheim pro Jahr mittlerweile rund 24 000 €. In vier Jahren sind das fast 100 000 €. Nach zehn Jahren summieren sich die zu erbringenden Eigenanteile bereits auf eine viertel Million Euro!

Was sollten Sie wissen?

Bei einer Unterbringung in einem stationären Pflegeheim können Sie erst ab Pflegegrad 2 mit festen pauschalen Beiträgen von Ihrer Pflegekasse rechnen. Beim Pflegegrad 1, der im Pflegeheim jedoch eher selten vorkommt, erhalten Sie lediglich einen monatlichen Betrag in Höhe von 125 € wie in der ambulanten Versorgung. Falls bereits bei diesem niedrigen Pflegegrad Pflegeleistungen erforderlich sind, müssen Sie diese selbst erstatten oder – wenn dies möglich ist – einen entsprechenden Antrag an das Sozialamt stellen.

Ab Pflegegrad 2 zahlt die Pflegekasse dann einen Zuschuss zu den Pflegekosten. Und zwar bei

Pflegegrad 2:   770 €
Pflegegrad 3: 1 262 €
Pflegegrad 4: 1 775 €
Pflegegrad 5: 2 005 €

Diese Zuschüsse reichen nicht einmal für die eigentlichen Pflegeleistungen aus. Diese liegen beim Pflegegrad 3 mittlerweile bei über 70 € pro Tag und damit auch bei über 2 000 € im Monat. Doch im Pflegeheim kommen neben der eigentlichen Pflegeleistungen noch viele weitere Kostenfaktoren zu. Ein Beispiel der anfallenden Kosten pro Tag ebenfalls beim Pflegegrad 3:

Pflegeleistung:	71,33 €
Unterkunft:	9,99 €
Verpflegung:	11,31 €
Ausbildungspauschale:	2,60 €
Investitionskosten:	11,00 €
Gesamt pro Tag:	106,23 €
Gesamt pro Monat:	3 231,50 €
Zuschuss von der Pflegekasse:	1 262,00 €
Zu leistender Eigenanteil:	1 969,50 €

Zugezahlt werden muss seit 2017 bei Pflegegrad 2 bis 5 immer der gleiche Anteil, in diesem Beispiel rund 2 000 € pro Monat. Bei Pflegegrad 5 bewegen sich zum Beispiel die Gesamtkosten bei rund 4 000 €. Sie würden aber dennoch weiterhin nur 1 969,50 € selbst bezahlen müssen, weil der Zuschuss der Pflegekasse bei Pflegegrad 5 mit 2 000 € deutlich höher ausfällt als bei Pflegegrad 3 und die Mehrkosten so allein von der Pflegekasse getragen werden.

Erläuterungen zu den einzelnen Kostenpositionen im Pflegeheim: Zu den **Pflegeleistungen** zählen im Pflegeheim eine Vielzahl von Leistungen: eine Notruf-Anlage und Hilfe im Notfall, Unterstützung beim Waschen, Anziehen und Toilettengang insbesondere am Morgen sowie bei der Mobilität und beim Essen, sämtliche Vorbereitungen für die Nachtruhe, Medikamente verabreichen und Verbände anlegen, Umbetten und Lagern, manchmal auch Ernährung über eine Sonde. Hinzu kommen die Kommunikation mit den Pflegebedürftigen, den Angehörigen und der enge Austausch mit dem betreuenden Arzt oder behandelnden Therapeuten.

Ab Pflegegrad 2 steht Ihnen neben der eigentlichen Pflege zudem eine personelle Kraft für zusätzliche Betreuung und Aktivierung zu. Diese erfolgt von zusätzlichen von der Pflegeeinrichtung bereitzustellenden Betreuungskräften, wofür das Pflegeheim auch zusätzliches Geld erhält. Diese Betreuungskräfte übernehmen zumeist solche Aufgaben, für die die Pflege heute keine Zeit hat: Unterstützung bei der Mobilität, sich unterhalten, einfach nur zuhören, Musik hören oder – wenn noch möglich – Gesellschaftsspiele in einer Kleingruppe organisieren.

Unterkunft: Vergleichbar mit dem Bezahlen einer Miete. Als Mieter eines Zimmers im Pflegeheim haben Sie damit quasi die gleichen Rechte wie ein Mieter. Aber zum Einzel- oder Doppelzimmer gehört noch weit mehr: Gemeinschafts- und Wohnräume, die Nutzung der Essensräume und des Cafés oder auch die Mitbenutzung einer Küche oder des Waschraums. Die Kosten für die Mitnutzung und Reinigung dieser Gemeinschaftsräume inklusive

Strom, Gas und Wasser bezahlen Sie beim Posten Unterkunft anteilig mit.

Verpflegung: Hier fließen nicht nur die Kosten für Lebensmittel ein, sondern auch die Kosten für die Personal- oder speziellen Hauswirtschaftskräfte, die die Mahlzeiten herstellen, zubereiten und servieren.

Ausbildung: Diese Gelder werden abgeführt, um die Ausbildung neuer Pflegekräfte mitzufinanzieren.

Investitionskosten: Über diese Position werden Gelder zur Renovierung des Gebäudes oder für andere langfristige Investitionen zugunsten der Pflegeeinrichtung zurückgelegt. Das können zum Beispiel Möbel für Gemeinschaftsräume, Einrichtungsgegenstände für die Küche oder auch EDV- oder Onlinekosten sein, die für die Technik oder die Verwaltung anfallen.

 Was sollten Sie vermeiden?

Angesichts dieser enorm hohen Kosten und der beträchtlichen Eigenanteile, die trotz der Zuschüsse der Pflegeversicherung zu leisten sind, verwundert es nicht, dass je nach Region, Wohnheim und sozialer Herkunft der Bewohner bis zu 40 Prozent der Heimbewohner ergänzende Leistungen vom Sozialamt erhalten. Dazu müssen Antragsteller aber ihr gesamtes Einkommen und Vermögen offenlegen. Erst dann kann das Sozialamt entscheiden, welche Kosten übernommen werden und welcher Eigenanteil Ihnen noch zugemutet werden kann. Scheuen Sie sich nicht aus Scham, diese Anträge zu stellen, denn darauf haben Sie in einem Sozialstaat ein Anrecht!

Was viele nicht wissen: Über die Pflegekasse hinaus ist für Sie im Pflegeheim zusätzlich auch die Krankenkasse weiter zuständig. So haben Sie als Krankenversicherter nach wie vor Anrecht auf einen Arztbesuch. Zudem muss Ihnen die Krankenkasse eine medizinisch notwendige Sondenernährung erstatten. Und wie außerhalb eines Pflegeheims auch gelten für Eigenbeteiligungen Belastungsgrenzen, ab denen Sie keine Zuzahlungen mehr leisten müssen. Auch hier können Sie also unnötige Kosten im Rahmen der Krankenversorgung vermeiden. Sprechen Sie dazu den betreuenden Arzt oder die Pflegefachkraft im Heim an.

Was sonst noch zu beachten ist

Die Auswahl, welches der über 13 000 Pflegeheime in Deutschland für Sie infrage kommt, müssen alleine Sie als Pflegebedürftige mit Ihren engen Angehörigen treffen. Denn nur Sie allein können entscheiden, wo Sie sich auch wirklich wohlfühlen werden. Zugleich muss man aber auch überlegen, wer die Wohnung auflöst oder was mit dem Haus passiert, wenn darin keiner mehr wohnt. Dies ist dann besonders dringlich, wenn Kinder oder nahe Angehörige nicht in der Nähe wohnen und nicht ständig nach dem Haus schauen oder sich selbst um den möglichen Verkauf kümmern können.

Zusatzleistungen im Pflegeheim, die nicht über die Pflege- oder die Krankenkasse oder auch das Sozialamt abgedeckt sind, können die ohnehin schon hohen Kosten rasch noch weiter nach oben treiben. Besondere Mahlzeiten zum Auswählen, die aufwendige Reinigung von Kleidung, ein Fest für Geburtstagsgäste oder gar ein Gästezimmer für eine vorübergehende Zeit schlagen finanziell weiter spürbar zu Buche. Dies trifft auch für den – in vielen Heimen möglichen – regelmäßigen Friseurbesuch zu. Das tägliche Frisieren jedoch, wozu auch Haarewaschen und -trocknen gehört, ist eine Leistung aus der Pflegeversicherung, wenn Sie diese selbst nicht mehr erbringen können.

Ergänzende Pflegeformen und -angebote

Teilstationäre Angebote und Tagespflege

 Wo liegen die Herausforderungen?

Nicht immer ist die Pflege zu Hause rund um die Uhr möglich. Schwierig gestaltet sich die Rundum-Pflege zu Hause vor allem dann, wenn die pflegenden Angehörigen tagsüber ihrem Beruf nachgehen oder wenn die Pflege – krankheitsbedingt – nicht mehr vollumfänglich zu leisten ist. Aber auch, wenn die zu pflegende Person nachts dauerhaft unruhig ist und ständig umherlaufen will, so dass die Angehörigen niemals richtig zur Ruhe kommen. Es gibt auch noch weitere Gründe für eine zeitweise teilstationäre Unterbringung: Nicht immer ist die Pflege zu Hause rund um die Uhr sinnvoll. Das ist vor allen dann der Fall, wenn bei der zu pflegenden Person und den pflegenden Angehörigen durch die ständige Nähe immer mehr Ablehnungs- bzw. Überdrussreaktionen auftreten oder nur noch pure Langeweile den Alltag des Pflegebedürftigen dominiert.

Die absolute Fixierung auf eine Hilfs-/Bezugsperson kann zudem auch dazu führen, dass Angehörige durch diese starre personenbezogene Abhängigkeit selbst in Zwangssituationen manövriert werden.

In all diesen Fällen ist die außerhäusliche Tagespflege eine gute Option. Konkret bedeutet das, dass die zu pflegende Person weiter zu Hause wohnt, den Tag (oder die Nacht) aber in der Regel (zumeist nur an bestimmten Tagen in der Woche) in einer Pflegeeinrichtung verbringt. So ergibt sich ein Mix aus außerhäuslicher Tagespflege und der Pflege und Betreuung zu Hause am Morgen sowie am Abend oder auch in der Nacht.

 Was sollten Sie wissen?

Attraktiv ist die Tagespflege insbesondere aus zwei Gründen:

- Gute Serviceleistungen und Abwechslung im Alltag: Ein Fahrdienst holt die pflegebedürftige Person ab, bringt sie in die

Tagespflegeeinrichtung, wo sie in der Regel ab dem Frühstück bis nach dem Nachmittagskaffee vollumfänglich (inklusive Betreuungs- und Beschäftigungsangeboten) versorgt wird (s. Seite 222 ff.). Bis etwa 17 Uhr erfolgt dann der Rücktransfer nach Hause.

● Zusätzliche finanzielle Unterstützung für die Tagespflege: In Ergänzung zu den ambulanten Pflegesachleistungen, der Pflegeleistung oder einem Kombipack aus beidem oder der Kurzzeit-/Verhinderungspflege können die finanziellen Angebote der Tagespflege ohne jegliche Abzüge in Anspruch genommen werden. Die Tagespflege kann auch nur für zwei oder drei Tage in der Woche gebucht werden. Das ist oft dann der Fall, wenn Angehörige nur tageweise in Teilzeit – bei der sehr selten möglichen Inanspruchnahme der Nachtpflege gelegentlich auch nachts – arbeiten. Die Höhe der Leistungen hängt auch hier vom Pflegegrad ab und sieht bei voller Inanspruchnahme wie folgt aus:

Pflegegrad 1:   0 €
Pflegegrad 2:   689 €
Pflegegrad 3:   1 289 €
Pflegegrad 4:   1 612 €
Pflegegrad 5:   1 995 €

Fallbeispiel

Wenn Sie die Tages- oder die Nachtpflege (beides ist auch kombinierbar) zum Beispiel beim mittelhohen Pflegegrad 3 zusätzlich zu allen Ihnen ansonsten zustehenden Pflegeleistungen in Anspruch nehmen, kann eine beträchtliche Summe pro Monat zustande kommen.

Pflegesachleistung für einen ambulanten Pflegedienst:	1 289 €
Entlastungsbetrag:	125 €
Ersatzpflege (etwa Verhinderungspflege):	134,33 €
Tagespflege:	1 298 €
Pflegehilfsmittel:	40 €
Gesamtsumme monatlich:	**2 886,33 €**

Voraussetzung zum Erhalt der gesamten Summe wäre es aber, dass sowohl die maximal möglichen Leistungen der ambulanten Pflege voll ausgeschöpft und auch die Tagespflege vollumfänglich genutzt wird. Mit der Tagespflege können also die von der Pflegekasse gezahlten Finanzmittel spürbar gesteigert werden. Beim dem in der ambulanten Pflegebetreuung eher seltenen Pflegegrad 5 kann sich diese Summe dann sogar auf bis zu 4 300 € erhöhen. Jeder leistungsberechtigte Pflegebedürftige, der nicht in einem Heim gepflegt wird, erhält zudem zusätzlich zu den Leistungen der Pflegeversicherung einen Entlastungsbetrag von 125 € pro Monat. Diese Mittel können flexibel im Laufe eines Jahres bis zur maximalen Summe von 1 500 € eingesetzt werden, und zwar unter anderem auch für die Tagespflege. Anrechenbar sind auch die Mittel für die Verhinderungspflege, wenn man ansonsten auf diese Leistung verzichtet.

Was sollten Sie vermeiden?

Wenn Sie in einer Pflege-Wohngemeinschaft leben und zusätzlich eine Tagespflegeeinrichtung nutzen wollen, könnten Sie beim Medizinischen Dienst der Krankenkassen (MDK) auf Widerstand stoßen. Dabei wird argumentiert, dass die Pflege in einer WG ohne Tagespflege in ausreichendem Maße gesichert ist. Legen Sie dagegen Widerspruch ein und führen Sie dabei das Argument an, dass zu einer guten Pflege auch außerhäusliche Sozialkontakte gehören. So können Sie Isolation und Langeweile vermeiden und haben dabei auch rechte gute Erfolgsaussichten.

Was sonst noch zu beachten ist

Die mitunter bis zu fünfmal pro Woche anfallenden Fahrtkosten können finanziell sehr ins Gewicht fallen. Denn pro angefangenen Kilometer werden zum Beispiel in der in diesem Buch beschriebenen Tagespflegeeinrichtung 2,26 € berechnet. Bei einer Wegstrecke von zehn Kilometern hin und zurück, kommen dabei pro Tag bereits 22 € zusammen. Wer dreimal in der Woche den Fahrdienst in Anspruch nehmen muss, für den fallen bereits allein dafür rund 250 € pro Monat an. Deshalb sollte man abklären, ob nicht auf privater Ebene sich abwechselnde Fahrgemeinschaften für Tagespflegegäste aus einem Stadtteil oder einem Quartier oder einer kleinen Gemeinde gebildet werden können. Diese könnten dann – wenn auch vielleicht nur an manchen Tagen in der Woche – den Transfer übernehmen, um diese Fahrtkosten dadurch deutlich zu senken oder ganz zu vermeiden.

Kurzzeit- und Verhinderungspflege

 ### *Wo liegen die Herausforderungen?*

Wenn Sie als pflegende Angehörige selbst einmal eine Pause brauchen oder krank werden, stehen Ihnen im Wesentlichen zwei Wege offen. Zum einen können Sie die Pflege zeitweilig auf andere übertragen (Verhinderungs- oder Ersatzpflege). Oder Sie nutzen das Angebot der Kurzzeitpflege, wo die Pflege über eine bestimmte, aber begrenzte Zeit in einer stationären Pflegeeinrichtung erfolgt. Für beide alternativen Pflegeangebote stehen jeweils 1 612 € im Jahr zur Verfügung. Da die Mittel aber auf die jeweilige andere Pflegeart teilweise oder voll übertragen werden können und zudem auch der Entlastungsbetrag verwendet werden kann, sollte jeder im akuten Fall genau kalkulieren, wie er das Gesamtbudget am besten verteilt. Da ein Bedarf für eine Verhinderungs- oder Kurzzeitpflege oft auch sehr kurzfristig besteht, sind längerfristige Planungen nicht immer möglich.

Was sollten Sie wissen?

Verhinderungspflege: Die Pflegekasse bezahlt eine solche Ersatzpflege in der Regel für Pflegebedürftige ab Pflegegrad 2 höchstens sechs Wochen im Jahr. Dafür erhalten Sie von der Pflegekasse 1 612 € im Jahr, die Sie auf maximal 2 418 € aufstocken können, wenn Sie dafür 50 Prozent aus Ihrem Jahresbudget für die Kurzzeitpflege nehmen. Bei der Verhinderungspflege, die Sie auch nur für einzelne Tage oder gar Stunden in Anspruch nehmen können, stehen Ihnen viele Optionen offen:

- Pflegeleistungen werden von einer Ersatzpflegeperson in der eigenen Wohnung erbracht.
- Die Pflege leistet zusätzlich zu seinen normalen Leistungen ein ambulanter Pflegedienst.
- Die pflegerische Betreuung kann zeitweise auch in einer anderen Wohnung oder Umgebung (z. B. Tagespflege) erfolgen.

Kurzzeitpflege: Der Bedarf für eine Kurzzeitpflege ist nur dann planbar, wenn Sie eine stationäre Pflegeeinrichtung in Anspruch nehmen, in der die von Ihnen gepflegten Angehörigen über einen bestimmten Zeitraum untergebracht werden können, damit Sie selbst Urlaub machen oder eine Auszeit nehmen können. Da ein Großteil der Angebote an Kurzzeitpflegeplätzen genau hierfür benötigt wird, sind viele der verfügbaren Plätze zumeist schon monatelang vor der Nutzung belegt. Kurzzeitpflegeplätze werden aber oft auch kurzfristig benötigt und sind daher nicht immer – schon gar nicht lange vorher – planbar. Nach einem Schlaganfall, einer Herzattacke oder einem schwerwiegenden Sturz mit Knochenbrüchen oder einem Oberschenkelhalsbruch wird aus einem bislang nur leicht pflegebedürftigen Menschen mit einem Schlag plötzlich ein stark pflegebedürftiger Patient. Nach der Behandlung im Krankenhaus und häufig danach auch in einer Rehaklinik können Sie als Pflegebedürftiger nun nicht mehr gleich oder gar nicht mehr nach Hause zurück. Damit den nahen Angehörigen genügend Zeit bleibt, die Pflege zu Hause zu organisieren oder eine Pflegeein-richtung zu finden, sind spezielle Kurzzeitpflegeplätze häufig die einzige Alternative. Die Voraussetzungen und Regelungen hierfür sehen konkret so aus:

- Kurzzeitpflege wird nur dann bewilligt, wenn der Pflegegrad 2 bis 5 vorliegt. Im Gegensatz zur Verhinderungspflege steht sie auch bei kurzfristig entstehender Pflegebedürftigkeit zur Verfügung.
- Für die Kurzzeitpflege erhalten Sie wie für die Verhinderungs-pflege 1 612 € pro Jahr. Anders als bei der Verhinderungspflege können Sie diesen Betrag aber glattweg auf 3 224 € verdoppeln, wenn Sie auf die Verhinderungspflege komplett verzichten. Während eines auf diese Weise finanzierten Kurzzeitaufenthalts in einem Heim wird Ihr Pflegegeld – falls Sie dieses beziehen – allerdings nur zur Hälfte weitergezahlt. Und es geht sogar noch mehr. Für die Kurzzeitpflege können Sie auch noch zusätzlich den Entlastungsbetrag in Höhe von 125 € monatlich oder bis zu 1 500 € im Jahr einsetzen. Wenn die Kurzzeitpflege über den Erstattungsbetrag finanziert wird, darf das Pflegegeld für diesen Teil des Budgets für die Kurzzeitpflege nicht gekürzt werden.
- Die außerhäusliche Kurzzeitpflege kann aber auch dann zum Einsatz kommen, wenn plötzlich zu Hause Pflegekräfte aus-fallen oder die häusliche Pflege nicht mehr ausreicht.

 Was sollten Sie vermeiden?

Verhinderungspflege: Für die Ersatzpflege sollten Sie möglichst nicht – bis zum zweiten Grad – verwandte oder verschwägerte Per-sonen (vom Ehepartner oder eingetragenen Lebenspartner bis hin zu Kindern oder Enkel- und Schwiegerkindern) einbeziehen. Dann erhalten Sie nur so viel an Unterstützung, wie Sie als Pflegegeld erhalten würden (plus Fahrtkosten und Verlustausfall durch un-bezahlten Urlaub).

Kurzzeitpflege: Häufig ist es sehr schwierig, geeignete und von der Entfernung her infrage kommende Kurzzeitpflegeeinrichtungen auf die Schnelle zu finden. Nutzen Sie daher in jedem Fall die Kontakte der Pflegeberaterinnen in den Kliniken, der Reha-Einrichtungen, der Pflegekassen und auch Ihres Hausarztes. Das kann die Wartezeiten mintunter spürbar reduzieren.

Mit beiden Pflegeformen werden oft zu hohe Erwartungen verbunden. Anders als es Pflegebedürftige in einem Krankenhaus oder in einer Reha-Einrichtung gewohnt sind, wundern sich Patienten immer wieder, dass bei der Verhinderungs- und der Kurzzeitpflege in der Regel keine Therapien vorgesehen sind. Es sei denn, der Hausarzt stellt im Rahmen der Behandlungspflege in dieser Zeit ein Rezept für Krankengymnastik aus.

 Was sonst noch zu beachten ist
Verhinderungspflege: Diese greift nur dann, wenn Sie als Angehörige den Pflegebedürftigen zum Zeitpunkt der Verhinderung mindestens schon sechs Monate zuvor gepflegt haben.

Entscheiden Sie sich bei der Verhinderungspflege für eine Ersatzperson, die mit Ihnen im eigenen Haushalt lebt, werden Ihnen von der Pflegekasse Mittel gekürzt. Sind Sie Bezieher von Pflegegeld, können Sie zum Beispiel nur mit der Auszahlung der Hälfte des bisher gezahlten Pflegegeldes für maximal sechs Wochen kalkulieren.

Kurzzeitpflege: Auch Pflegebedürftige, die nicht die Kriterien der Pflegeversicherung erfüllen und sich zum Beispiel nach einem Sturz das Bein brechen, können von der Kurzzeitpflege profitieren. In diesem Fall kommt dann aber nur die Krankenkasse als Kostenträger infrage, was Sie im Krankenhaus beziehungsweise bei Ihrer Krankenkasse in Erfahrung bringen können.

Kurzzeitpflegeplätze sind für Pflegeheime sehr aufwendig, weil es bei einer Bereitstellung von z. B. 15 Kurzzeitpflegeplätzen zu rund 390 Neuaufnahmen und Entlassungen pro Jahr kommt (durchschnittliche Verweildauer von zwei Wochen). Das erfordert weit größere Flexibilität, einen sehr viel größeren Dokumentationsaufwand und immer wieder aufwendigere Entlassungsprozeduren als in einem herkömmlichen vollstationären Pflegeheim mit über Jahre weitgehend gleichbleibenden Bewohnern.

Lichtblick: Die bisher unterfinanzierten Kurzzeitpflegeplätze sind zuletzt in einigen Bundesländern wie etwa in Bayern neu kalkuliert und damit – auch finanziell – aufgewertet worden. Es ist daher zu hoffen, dass künftig mehr und überall finanziell besser ausgestattete Angebote geschaffen werden, weil die Nachfrage hoch ist und weiter ansteigen wird.

Pflege-Auszeit vom Beruf

 Wo liegen die Herausforderungen?

Da die Pflege zu einem wesentlichen Teil von Angehörigen zu Hause geleistet wird, ist dies allein schon eine Herausforderung für sich. Besonders prekär wird es aber zumeist dann, wenn die Pflege naher Angehöriger mit einer Berufstätigkeit zu vereinbaren ist. Wie aus dem »DGB-Index Gute Arbeit« (02/2018) hervorgeht, trägt heute bereits jeder elfte Beschäftigte neben seiner Berufstätigkeit pflegerische Verantwortung für zumindest eine oder auch mehr Personen. Dies führt in 71 Prozent aller Fälle zu »Vereinbarkeitsproblemen«. Bei 29 Prozent trifft dies sogar sehr häufig zu. Kein Wunder: Denn im Durchschnitt werden 13,3 Stunden pro Woche für die Pflege aufgewendet. Wer Vollzeit arbeitet, gelangt da bereits nach kurzer Zeit an seine Grenzen. Doch auch pflegende Angehörige, die nur Teilzeit arbeiten, sind häufig damit auf Dauer überfordert, zumeist erst psychisch und danach auch immer mehr physisch.

Doch natürlich gibt es auch in diesen Fällen Entlastung, die Anspruchsberechtigten recht häufig nicht bekannt sind und die

Sie – je nach Notwendigkeit und Dauer – in unterschiedlicher Weise in Anspruch nehmen können. Die wichtigsten Regelungen:

 ### Was sollten Sie wissen

Kurzfristige Freistellung von der Arbeit zur Organisation der Pflege: Kurzfristig haben Sie einen Anspruch, im Falle eines plötzlich anfallenden Pflegebedarfs zehn Tage lang von der Arbeit freigestellt zu werden. In dieser Zeit wird Ihnen aber auch kein Lohn ausbezahlt. Dafür haben Sie aber ein Anrecht auf Pflegeunterstützungsgeld, das genauso hoch angesetzt ist wie das Krankengeld (höchstens 90 Prozent des Nettolohns). Hierfür müssen Sie lediglich einen Antrag bei Ihrer gesetzlichen oder privaten Pflegekasse stellen.

Freistellung von der Arbeit bis zu sechs Monate im Rahmen der Pflegezeit: Auf die Pflegezeit können Sie dann setzen, wenn Sie als naher Angehöriger bis zu sechs Monate lang gar nicht oder weniger arbeiten möchten, um sich voll und ganz oder teilweise der Pflege widmen zu können. Dieses Recht steht allerdings laut Gesetz nur Arbeitnehmern in Unternehmen zu, die mehr als 15 Mitarbeiter beschäftigen. Sie müssen den Arbeitgeber spätestens zehn Arbeitstage vor Beginn der Pflegezeit schriftlich informieren. Dazu müssen Sie einen Nachweis über die Pflegebedürftigkeit Ihres nahen Angehörigen vorlegen und zudem angeben, wie lange Sie wie viele Stunden weniger arbeiten oder wie lange Sie mit Ihrer Arbeit komplett aussetzen wollen. In dieser Zeit erhalten Sie vom Arbeitgeber keinen oder eben nur einen entsprechend niedrigeren Lohn. Um diese Lohnverluste aufzufangen, können Sie allerdings ein zinsloses Darlehen in Anspruch nehmen, welches in monatlichen Raten – etwa die Hälfte des bisherigen Nettogehaltes – ausbezahlt wird.

Beantragen können Sie das Darlehen beim »Bundesamt für Familie und zivilgesellschaftliche Aufgaben«, www.bafza.de.

Nach Beendigung der Pflegezeit müssen Sie dieses ebenfalls in monatlichen Raten im Laufe von vier Jahren zurückzahlen.

Längere Auszeit von der Arbeit bis zu 24 Monate im Rahmen der Familienpflege: Die sogenannte Familienpflegezeit kommt dann infrage, wenn ein pflegebedürftiger naher Angehöriger über längere Zeit – bis zu zwei Jahre – intensiv gepflegt werden muss. Hierfür kann die Wochenarbeitszeit auf bis zu 15 Stunden reduziert werden. Je nach verringerter Arbeitszeit wird aber auch das Gehalt entsprechend anteilsmäßig gekürzt. Einen Rechtsanspruch können Sie daraus aber nur dann ableiten, wenn der Betrieb, in dem Sie arbeiten, 25 oder mehr Beschäftigte hat. Ist dies nicht der Fall, müssen Sie mit Ihrem Arbeitgeber eine individuelle Lösung im gegenseitigen Einvernehmen aushandeln. Wie bei der Pflegezeit (siehe voriger Punkt), so können Sie auch bei der Familienpflegezeit ein zinsloses Darlehen beantragen, um einen Teil des Einkommensverlustes aufzufangen.

Aussetzung der Arbeit zur Begleitung der letzten Lebensphase: Befindet sich ein naher Angehöriger in der letzten Lebensphase und wird er in einer Palliativstation oder einem Hospiz betreut, können Sie sich ebenfalls für bis zu drei Monate vollständig oder teilweise von der Arbeit freistellen lassen. Einen definitiven Rechtsanspruch haben Sie aber nicht, wenn Ihr Betrieb 15 oder weniger Beschäftigte hat. In diesem Fall müssen Sie eine Lösung mit dem Arbeitgeber selbst aushandeln, die aber gerade bei nur noch palliativ versorgten Pflegebedürftigen zumeist gelingen dürfte.

Freistellung im Todesfall eines nahen Angehörigen: Hier besteht grundsätzlich Anspruch auf bezahlte Freistellung für eine »verhältnismäßig nicht erhebliche Zeit«, was in der Regel zwei Arbeitstage umfasst. Wer für die Abwicklung eines Todesfalls längere Zeit benötigt, muss entweder mit dem Arbeitgeber eine unbezahlte Freistellung vereinbaren oder Urlaub nehmen.

Was sollten Sie vermeiden?

Generell: Laut »DGB-Index Gute Arbeit« (02/2018) nehmen nur fünf Prozent der Angehörigen eines Pflegebedürftigen die zusätzlichen Auszeiten in Anspruch. 61 Prozent würden dies aber gerne tun. Diese hohe Diskrepanz, die aus Unwissenheit und auch aus Angst vor einer Verschlechterung der eigenen Arbeitssituation resultiert, sollten Sie überwinden! Denn nur mit einer größeren zeitlichen Flexibilität sind Beruf und Pflege zu Hause auf Dauer in Einklang zu bringen.

Speziell zur Familienpflegezeit: Denken Sie daran, Ihren Arbeitgeber mindestens acht Wochen vor Beginn der Familienpflegezeit oder noch früher über Ihr Vorhaben zu informieren. Dies verbessert gerade in kleineren Betrieben Ihre Chancen ungemein, da dann der Betrieb besser vorausplanen kann. Um Unklarheiten von vornherein zu vermeiden, sollten Sie mit dem Arbeitgeber zudem schriftlich vereinbaren, wie Ihre neue verkürzte Arbeitszeit über die Zeit verteilt werden soll.

Was sonst noch zu beachten ist

Ein Anspruch auf Pflegezeit besteht zum Beispiel im Falle eines Umzugs in ein Heim oder im Todesfall noch vier Wochen lang. Ihren Arbeitgeber müssen Sie aber in diesen Fällen sofort informieren und dabei gleich vereinbaren, wann genau Sie Ihre Arbeit wieder aufnehmen oder ausweiten können.

Bei kurzfristigen Freistellungen von der Arbeit könnte ein Vergütungsanspruch im Arbeitsvertrag auch ausgeschlossen sein. Wenn das der Fall ist, kann unter Umständen auch die Pflegekasse Unterstützung als Lohn-Ersatzleistung erstatten.

Hilfe zur Pflege/Sozialhilfe

 ### *Wo liegen die Herausforderungen?*

Pflegebedürftige Menschen haben dann grundsätzlich Anspruch auf »Hilfe zur Pflege« durch den Sozialhilfeträger, wenn sie die Pflegeleistungen nicht selbst vollumfänglich bezahlen können. Das gilt für alle Formen der Pflege, angefangen bei der Unterstützung zu Hause oder in einer Tagespflegestätte bis hin zur vollstationären Pflege in einem Pflegeheim. Um die Leistungen vom Staat zu erhalten, ist aber in der Regel die Anerkennung eines Pflegegrades notwendig. Bei gegebenen Voraussetzungen deckt die »Hilfe zur Pflege« dann tatsächlich zumindest ab Pflegegrad 2 alle verhältnismäßigen Kosten ab, die für eine pflegebedürftige Person anfallen. Dazu müssen aber bestimmte Voraussetzungen erfüllt sein, die für Angehörige und Laien nur sehr schwer zu durchschauen sind, weil dabei unter anderem auch das eigene Vermögen, das Einkommen der Kinder oder auch Schenkungen miteinberechnet werden. Dafür müssen sehr komplexe Berechnungen angestellt werden, die im Einzelfall nur mit professioneller Hilfe möglich sind. Dennoch gibt es einige Fakten, die grundsätzlicher Art sind und vorab zur Klärung beitragen können, ob tatsächlich ein Anspruch auf »Hilfe zur Pflege« über das Sozialamt besteht.

 ### *Was sollten Sie wissen?*

- Pflegebedürftige erhalten die »Hilfe zur Pflege« in der Regel dann, wenn sie einen Pflegegrad nachweisen können. Doch speziell auch Menschen mit Alzheimer oder einer anderen Form der Demenz, die keine Ansprüche aus der Pflegeversicherung haben, können dann nach Prüfung Ansprüche an das Sozialamt stellen, wenn sie lediglich über ein kleines Einkommen oder nur eine geringe Rente verfügen und kaum Ersparnisse vorweisen können.
- Bei Anerkennung des Pflegegrads 1 werden keine originären Pflegekosten erstattet, weil diese in diesem Stadium nicht not-

wendig sind. Hier können lediglich finanzielle Unterstützungen zu Pflegehilfsmitteln, zur Verbesserung des Wohnumfeldes oder zum Entlastungsbetrag erfolgen. Der monatliche Entlastungsbetrag liegt derzeit bei Pflegegrad 1 bei 125 € und dient zur Finanzierung von Angeboten zur Unterstützung im Alltag, die zumeist über Angehörige erfolgt.

- Ganz anders sieht es bei Pflegebedürftigen mit den Pflegegraden 2 bis 5 aus. Sie erhalten über die Leistungen des Pflegegrads 1 hinaus zudem finanzielle Unterstützung zur eigentlichen häuslichen Pflege, zur teilstationären Pflege, zur Kurzzeitpflege oder auch zur vollen stationären Pflege. Darin fließen dann auch Aufwendungen für die Unterkunft und Verpflegung mit ein oder auch besondere Kosten, wenn etwa ein Umzug in ein Heim ansteht.

- Erstattet werden diese Pflegekosten vom Sozialhilfeträger aber auch bei den Pflegegraden 2 bis 5 nur dann, wenn alle anderen Ressourcen komplett ausgeschöpft sind. Der Pflegebedürftige darf über den sogenannten Schonbetrag von 5 000 € Ersparnis und ein Taschengeld als Barbetrag hinaus über keine weiteren finanziellen Ressourcen verfügen. Zudem muss geprüft werden, ob die Ansprüche oder ein Teil davon nicht von der Pflegeversicherung übernommen werden können. Nur eine pflegebedürftige Person, die zu wenige Eigenmittel nachweisen kann und die keine Leistungen über die Pflegeversicherung bezieht, hat also nach entsprechender Prüfung einen vollen Anspruch auf Übernahme der Kosten durch das Sozialamt.

 Was sollten Sie vermeiden?

Um Ihre Kinder als Verwandte ersten Grades nicht in große finanzielle Schwierigkeiten zu bringen, sollten Sie vorab klären, ob sie in Ihrem speziellen Fall zum Unterhalt verpflichtet sind. Grundsätzlich trifft dies dann zu, wenn Kinder als leistungsfähig gelten. Das ist dann der Fall, wenn ihr verfügbares (das sogenannte bereinigte) Einkommen einen bestimmten Mindestbetrag übersteigt. Das ist die Summe, die sie für den eigenen Lebensunterhalt benötigen. Ist dies der Fall, sind die eigenen Kinder unterhaltspflichtig, müssen dann aber maximal die Hälfte dieses – bezogen auf den notwendigen Lebensunterhalt – überschüssigen Resteinkommens an ihre pflegebedürftigen Eltern abtreten.

Genau aus dieser Furcht heraus leben manche pflegebedürftige Eltern immer noch zu Hause, auch wenn eine stationäre oder teilstationäre Versorgung für alle Beteiligten besser wäre. Entweder geht das dann von den Kindern aus, weil sie Angst vor zu hohen Eigenbeteiligungen haben, oder von den Pflegebedürftigen selbst, weil sie nicht wollen, dass ihre Kinder für sie zahlen müssen. Schwiegerkinder haben es da leichter. Sie sind in der Regel nicht zum Unterhalt verpflichtet.

 ### Was sonst noch zu beachten ist

Sie können als Pflegebedürftiger oder Angehöriger auch einen Antrag auf Wohngeld stellen, wenn Sie zum Beispiel in ein Alten- oder Pflegeheim umziehen müssen. Ein Zuschuss hierfür hängt wie bei der »Hilfe zur Pflege« ebenfalls von Ihrem Einkommen beziehungsweise der finanziellen Leistungsfähigkeit Ihrer Kinder ab, aber auch von den Kosten der Wohnung oder des Zimmers, wobei dabei der ortsübliche Mietspiegel für den jeweiligen Stadtteil oder eine Gemeinde herangezogen wird. Wohngeldanträge können an die Wohngeldstelle in der jeweiligen Kommune oder der Kreise/Landkreise gerichtet werden.

Bundesländer wie Nordrhein-Westfalen, Mecklenburg-Vorpommern und Schleswig-Holstein zahlen sogar spezielles »Pflege-Wohngeld«. Die Einkommens- und Vermögensgrenzen sind hier höher ausgelegt als bei der »Hilfe zur Pflege«. Auskünfte hierzu erteilen die Sozialämter in den Städten/Landkreisen oder auch die Pflegedienste/Pflegeheime der jeweiligen Bundesländer.

Umzug im Pflegefall

 Wo liegen die Herausforderungen?

Nur wenige wollen sich frühzeitig damit beschäftigen, dass auch sie einmal alt und gebrechlich werden können: Viele gehen zudem fest davon aus, bis zum Lebensende in den eigenen vier Wänden weitgehend selbstständig oder mit pflegerischer Unterstützung leben zu können. Doch diese Rechnung geht häufig nicht auf. Plötzlich eintretende Ereignisse wie ein schwerer Sturz, ein Schlaganfall oder eine sich entwickelnde Demenz zwingen insbesondere die Angehörigen dazu, über einen Umzug nachzudenken. Dabei gibt es aber vielfältige Möglichkeiten. Infrage kommt zum Beispiel ein Umzug in Senioren-Wohnanlagen, die aber nur zum Teil Pflegedienste mit im Boot haben. Im »Betreuten Wohnen« wird bereits zumeist gegen eine Service-Pauschale eine verbindliche Betreuung angeboten, die auch spezielle Wahl-Pflegeleistungen beinhalten kann. Eine Alternative können auch betreute Wohn- oder Hausgemeinschaften sein, in denen ältere und auch pflegebedürftige Menschen zusammen in einem Haus oder einer Wohnung – aber zumeist in einem eigenen Zimmer – leben. Hier ist Unterstützung von drei Seiten möglich: von den Mitbewohnern, den Angehörigen der Wohngemeinschaft oder von professionellen Pflege- oder Betreuungskräften.

Am ehesten kommt aber nach einem schweren gesundheitlichen Rückschlag, der nach einem Krankenhaus- und Reha-Aufenthalt eine Rückkehr nach Hause ausschließt, ein Umzug in ambulant betreute Wohngruppen infrage (siehe auch S. 210 ff.) Die Umwandlung des Wohnumfelds wird auch in besonderer Weise – und zwar auf dreierlei Art – gefördert:

 Was sollten Sie wissen?

- Verbesserung des Wohnumfelds: Bei der Umgestaltung des Wohnumfelds gewähren die Pflegekassen auf Antrag einen individuellen Zuschuss von bis zu 4000 € für erforderliche pflegebedingte Um- oder Einbauten. Dies gilt für alle Antragsteller mit Pflegegrad 1 bis 5. Diese Summe kann bis maximal 16 000 € ansteigen, wenn mehrere Anspruchsberechtigte zusammen-wohnen.

- Anschubfinanzierung für ambulant betreute Wohngruppen: Bei Neugründung einer ambulant ausgerichteten Wohngruppe kann zusätzlich ein einmaliger Förderbetrag von 2 500 € für eine pflegegerechte und barrierearme Umgestaltung einer ge-meinsamen Wohnung gestellt werden. Hier kann pro Wohn-gruppe insgesamt ein maximaler Förderbetrag in Höhe von 10 000 € – auch bereits vor dem Einzug – ausgeschöpft werden. Auch hier muss beim Antragsteller mindestens Pflegegrad 1 nachgewiesen werden.

- Pauschale monatliche Wohngruppenzuschläge: Pflegebedürf-tige, die bereits in ambulant betreuten Wohngruppen wohnen, erhalten einen monatlichen pauschalen Zuschlag in Höhe von 214 €, wenn bis maximal zwölf Personen in einer gemeinsa-men Wohnung leben, wobei mindestens drei Personen über einen Pflegegrad zwischen 1 und 5 verfügen müssen. Zudem muss diese Wohngruppe gemeinschaftlich pflegerisch versorgt werden und eine Betreuungsperson beschäftigen, über die die wesentlichen organisatorischen und hauswirtschaftlichen Tätig-keiten abgewickelt werden. Genau hierfür soll dieser Zuschuss dann auch eingesetzt werden.

 ### Was sollten Sie vermeiden?

Einen alten Baum zu verpflanzen fällt bekanntlich schwer. Deshalb sind im Vorfeld viele Dinge abzuklären, damit der Umzug – wie es allzu häufig vorkommt – nicht zu einem Desaster wird. Deshalb sollte jede Veränderung im Wohnumfeld vorab genau abgewogen werden. Hilfreich ist dabei immer, vor dem endgültigen Aus- und Umzug die neue Wohnstätte zu besichtigen und dort sogar eine Zeit lang Probe zu wohnen. Dabei ist der Austausch mit den dort lebenden potenziellen neuen Mitbewohnern genauso wichtig wie mit den Trägern und Leitern einer ambulant betreuten Wohnge-meinschaft. Pflegebedürftige erkennen – sofern sie nicht dement sind – häufig sehr schnell, ob sie sich in ihrem neuen Umfeld wohlfühlen oder nicht. Deshalb sollten Sie keine übereilten Ent-scheidungen treffen, wenn ein Zimmer in einer Wohngemein-schaft angeboten wird, und den Umzug gut abwägen, auch wenn die Plätze rar sind und Sie dabei Gefahr laufen, nicht zum Zug zu kommen. Dafür ersparen Sie sich viel Ärger, den zumeist die An-gehörigen austragen müssen.

❗ Was sonst noch zu beachten ist

Die Entscheidung für oder gegen einen Umzug hängt nicht nur vom Gesundheitszustand und dem passenden Angebot ab. Ent-scheidend sind vor allem auch der Wille und Charakter der zu pflegenden Person. Wer eher zurückgezogen leben möchte und zudem wenig kommunikativ ist, für den sollte so lange wie mög-lich eine Lösung zu Hause gesucht werden – wenn nötig mit der maximal möglichen Unterstützung. Allerdings nimmt dann häufig die Gefahr der Vereinsamung und des Verfalls in eine Depression merklich zu.

Wer dagegen redselig ist und Sinn für die Gemeinschaft ver-spürt oder offen für neue Kontakte ist, für den kann ein Umzug zum Beispiel in eine ambulante WG genau das Richtige sein. In gemeinsamen Wohnformen besteht aber dann die Gefahr, dass die zu pflegende Person sich nicht richtig aufgehoben oder schnell überfordert fühlt, wenn andere Mitbewohner physisch und kognitiv noch mehr leisten können. Es kann aber auch ein Gefühl der Unter-forderung und Frustration aufkommen, wenn man als rüstige Per-son mit niedrigem Pflegegrad fast nur demente und kognitiv stark eingeschränkte oder körperlich sehr gebrechliche Menschen um sich hat. Dennoch sind ambulant betreute Wohngruppen sicherlich die Wohnform der Zukunft.

Daher abschließend noch einige Linkadressen, wo Sie sich de-tailliert informieren können:

www.wg-qualitaet.de bietet Infos zum Bundesmodellprojekt
»Qualität in ambulant betreuten Wohngemeinschaften«

www.kiwa-sh.de bietet als Koordinierungsstelle für innovative
Wohn- und Pflegeformen im Alter entsprechende
Informationen und Wohnangebote für Schleswig-Holstein

www.fapiq-brandenburg.de für Brandenburg

www.kvjs.de für Baden-Württemberg

www.pia-magdeburg.de für Sachsen-Anhalt

www.ambulant-betreute-wohngemeinschaften.de für Bayern

www.lzg-rlp.de für Rheinland-Pfalz

www.stattbau-hamburg.de für Hamburg

www.demenz-wg-hessen.de für Hessen

Steuerliche Entlastungen bei den Pflegekosten

Wo liegen die Herausforderungen?

Häusliche Pflege kostet Geld. Viel Geld mitunter. Wenn Renten oder andere Einkünfte nicht ausreichen, können zumindest die pflegenden nahen Angehörigen wie Ehepartner oder die Kinder auch finanziell gefordert sein. Kleiner Trost dabei: Für pflegende Angehörige kann sich dieses Engagement finanziell dahingehend auswirken, dass sie ihre eigene Steuerlast senken können. Doch wann ist das der Fall? Eine einfache Frage mit sehr differenzierten und komplexen Antworten, die kaum verallgemeinert werden kann. Doch ein gewisses Basiswissen kann nicht schaden, um sich ein wenig orientieren zu können.

Was sollten Sie wissen?

Als zu pflegende Person: Grundsätzlich gilt, dass Sie – wenn Sie zu Hause gepflegt werden – das Ihnen zustehende Pflegegeld selbst nicht versteuern müssen. Sie können das im Wesentlichen für die

Grundpflege oder die Hilfe im Haushalt vorgesehene Pflegegeld auch problemlos an Ihre Kinder oder andere nahestehende Pflegepersonen weitergeben. Auch sie brauchen es nicht zu versteuern und noch nicht einmal in ihrer Steuererklärung anzugeben, selbst wenn eine einzige Person das gesamte Pflegegeld erhält.

Wenn Sie allerdings mit einer professionellen Pflegerin (zum Beispiel aus Asien oder Osteuropa) einen Arbeitsvertrag geschlossen haben, muss der zu versteuernde Lohn von Ihnen als Arbeitgeber gegenüber dem Finanzamt und dem Sozialversicherungsträger erklärt werden und die Beiträge und Steuern müssen abgeführt werden. Dabei spielt es keine Rolle, aus welcher Quelle die Pflegekraft finanziert wird – aus Ihrer Rente oder aus dem Pflegegeld. In diesen Fällen haben Sie auch als Pflegebedürftiger eine Abgabepflicht.

Als pflegende Angehörige: Hier können Sie grundsätzlich drei Wege einschlagen:

1. Als pflegende Angehörige können Sie einen Pflegepauschbetrag in Höhe von 924 € pro Jahr – ohne Kostennachweise und Belegpflicht – pauschal geltend machen. Das zu versteuernde Einkommen (das heißt die Bemessungsgrundlage zur Berechnung der Steuerlast) reduziert sich dann maximal um diese 924 €. Bei mehreren pflegenden Personen (Geschwister oder Kinder) wird dieser Pauschalbetrag anteilig aufgeteilt und entsprechend steuerlich angesetzt. Voraussetzung für den Pflegepauschbetrag ist aber, dass Sie Pflegegrad 4 oder 5 oder das Merkzeichen H (»Hilflos«) im Schwerbehindertenausweis haben.

2. Liegen die jährlichen Aufwendungen für die Pflege über 924 €, können diese Mehraufwendungen als »Außergewöhnliche Belastungen« steuerlich verbucht werden. Hierbei werden dann auch über die reinen Pflegekosten hinaus weitere finanzielle Belastungen (etwa medizinisch bedingte Fahrten, rezeptpflichtige Arzneimittel, andere Hilfsmittel wie Brillen, Zahnersatz etc.) mitberücksichtigt. Dabei müssen aber alle Ausgaben über

Belege oder Rechnungen nachgewiesen werden. Zudem muss die »zumutbare Eigenbelastung« überschritten werden. Diese wird vom Finanzamt ermittelt und richtet sich individuell nach der Höhe der Einkünfte, dem Familienstand und der Zahl der Kinder. Beispiel: Wenn Ihre zumutbare Belastung bei 3 000 € liegt und Sie über das gesamte Jahr Rechnungen in Höhe von 4 500 € gesammelt haben, können Sie 1 500 € als »Außergewöhnliche Belastungen« steuerlich geltend machen.

3. Pflegeleistungen im eigenen Zuhause können aber auch alternativ als »Haushaltsnahe Dienstleistungen« angesetzt werden. Hierunter fallen die Kosten für einen ambulanten Pflegedienst, aber auch Reinigungen oder Arbeitskosten von Handwerkern im Kontext der Pflege. Steuerlich werden dabei aber nur 20 Prozent der Rechnung und maximal 4 000 € als »Haushaltsnahe Dienstleistungen« anerkannt.

Fazit: Aufgrund der steuerlichen Begrenzungen bei den »Haushaltsnahen Dienstleistungen« sollten vorrangig »Außergewöhnliche Belastungen« steuerlich geltend gemacht werden. Bei hohen Kosten ist es auch möglich, haushaltsnahe Dienstleistungen und außergewöhnliche Belastungen anzusetzen.

 Was sollten Sie vermeiden?

Sie sollten kein Geld verschenken. Möglichkeiten zur steuerlichen Abzugsfähigkeit von Pflegeaufwendungen bestehen aber im Detail auf vielfache Weise und gehen noch weit über die hier dargestellten Regelungen hinaus. Leider sind die meisten Abzugsmöglichkeiten aber an mitunter komplexe und festgelegte Voraussetzungen geknüpft, weil sie sich in vielen Bereichen der entsprechenden Gesetze niederschlagen. Durch die verschiedensten Möglichkeiten und die Kombination einzelner Bereiche ist es häufig sinnvoll, Spezialisten hinzuzuziehen, die die Möglichkeiten im individuellen Fall prüfen. Das kann natürlich in erster Linie Ihr Steuerberater sein, der sich auch in allen Detailfragen auskennt. Aber auch ein Pflegeexperte zum Beispiel in einem Sozialverband verfügt zu steuerlichen Fragen im Kontext von Pflege über eine gewisse Kompetenz, wenn er sich auf solche Fragen spezialisiert hat. Dringende Vorsicht ist jedoch vor selbst ernannten Beratern geboten, die ihr Halbwissen gerne einmal für ganz schön hohe Rechnungen preisgeben.

 Was sonst noch zu beachten ist

Fachliche Beratung kostet zwar Geld, kann aber zum Teil wieder selbst in der Steuererklärung geltend gemacht werden und die Steuerlast ein wenig absenken.

Und: Immer alle pflegebedingten Belege gut aufheben, damit alle steuerlichen Potenziale auch wirklich ausgeschöpft werden können. Die Belege verhelfen Ihnen zudem auch dazu, sich selbst einen guten Überblick über – notwendige oder weniger notwendige – Ausgaben zu verschaffen und so die Kosten gegebenenfalls auf Dauer zu senken. Denn vermeidbare Ausgaben, die erst gar nicht anfallen und die Sie so in voller Höhe einsparen, sind immer besser als jede noch so gut genutzte Steuerersparnis!

Versicherungen für Pflegepersonen

 Wo liegen die Herausforderungen?

Viele Angehörige Pflegebedürftiger sind sich nicht sicher, ob und in welcher Weise ein Versicherungsschutz für sie greift, wenn sie pflegerische Aufgaben übernehmen. Grundsätzlich ist dies schon der Fall. Doch die Absicherungen sind an bestimmte Bedingungen geknüpft, die im Detail vielen pflegenden Angehörigen nicht bekannt sind. Und die Regelungen fallen für die wesentlichen Versicherungen (Unfall-, Renten- und Arbeitslosenversicherung) auch ganz unterschiedlich aus.

Das sind die wichtigsten Bestimmungen, die man im Grundsatz kennen sollte:

Was sollten Sie wissen?

Unfallversicherung für Pflegekräfte: Pflegende Angehörige sind sowohl bei der Pflege selbst (etwa bei Unfällen beim Duschen oder bei der Mobilitätsunterstützung) wie auch auf dem direkten Weg dorthin oder wieder nach Hause zurück dann automatisch gesetzlich unfallversichert, wenn ein anerkannter Pflegegrad ab Pflegegrad 2 vorliegt. Die Pflegeperson muss hierfür noch nicht einmal einen Antrag stellen und auch keinen Beitrag zahlen. Geregelt wird alles über die Unfallkassen der jeweiligen Bundesländer, wenn Sie als pflegender Angehöriger bei der Pflegekasse gemeldet sind.

Die Pflegeperson darf aber nicht erwerbsmäßig tätig sein und auch kein Gehalt für die Pflege erhalten. Sie kann aber das Pflegegeld erhalten, wenn dies so gewünscht oder vereinbart ist. Die Pflege muss aber – verteilt auf zwei Tage pro Woche – minimal zehn Stunden in der Woche geleistet werden.

Arbeitslosenversicherung für Pflegekräfte: Seit 2017 werden für pflegende Angehörige auch Beiträge zur Arbeitslosenversicherung – und zwar an die Bundesagentur für Arbeit – gezahlt. Hier gilt der Versicherungsschutz aber auch nur dann, wenn der Pflegebedürftige mindestens Pflegegrad 2 nachweisen kann und mindestens zehn Stunden lang und an zwei Tagen pro Woche gepflegt wird. Auch hier müssen Sie sich als Angehöriger um nichts kümmern. Der Beitrag zur Arbeitslosenversicherung wird direkt von den Pflegekassen oder der privaten Krankenversicherung an die Bundesagentur für Arbeit überwiesen.

Rentenversicherung für Pflegekräfte: Die Pflegekassen zahlen für Pflegepersonen unter bestimmten Umständen auch Beiträge in die gesetzliche Rentenversicherung. Dies ist aber nur dann der Fall, wenn nach einer Prüfung durch den Medizinischen Dienst klar ist, dass

- die pflegebedürftige Person den Pflegegrad 2 bis 5 vorweisen kann,
- die Pflegeperson mindestens an zwei Tagen pro Woche pflegt und dabei mindestens 30 Prozent ihres Gesamtpflegeaufwands erbringt,
- die Pflegeperson noch keine Rente bekommt und höchstens 30 Stunden pro Woche in ihrem Beruf erwerbsmäßig arbeitet.

Die Pflege muss ehrenamtlich erfolgen, wobei die Pflegeperson aber das Pflegegeld in Anspruch nehmen kann. Wer allerdings nicht als Angehöriger alleine pflegt, sondern teilweise auch von einem professionellen ambulanten Pflegedienst unterstützt wird, für den fallen die Rentenbeitragszahlungen entsprechend niedriger aus. Für Ihre Rentenansprüche müssen Sie keinen offiziellen Antrag stellen, sondern lediglich einen Fragebogen ausfüllen, den Sie bei der Kranken- oder Pflegekasse oder auch über die Rentenversicherung erhalten.

Beispiel: Wenn Sie bei Pflegegrad 4 ausschließlich Pflegegeld erhalten, würde die Rentenversicherung für Sie als pflegenden Angehörigen rund 21 € Pflegerente pro Monat einzahlen. Wichtig ist dabei nicht nur die Rentenzahlung an sich, sondern auch die Tatsache, dass die Beitragsjahre ohne Unterbrechung für pflegende Angehörige fortgesetzt und damit stetig Rentenpunkte erzielt werden.

 Was sollten Sie vermeiden?

Unfallversicherung: Hier sind Sie beim außerplanmäßigen Verlassen der Wohnung etwa für einen Arztbesuch oder Behördengang nur dann unfallversichert, wenn der Vorgang für die Lebensführung des zu Pflegenden unverzichtbar ist. Verzichtbar ist aber im Sinne des Gesetzgebers ein Theaterbesuch oder das Aufsuchen einer Eisdiele. Wenn Sie als begleitender Angehöriger dabei verunglücken, greift die Unfallversicherung in der Regel nicht.

Rentenversicherung: Wenn Sie als Angehöriger mehr als eine Person pflegen, werden die Pflegezeiten addiert und der monatliche Betrag für die gesetzliche Rentenversicherung ergibt sich dann auf der Grundlage Ihrer Bezugsgröße und dem jeweils aktuellen Beitragssatz der Rentenversicherung. Wie viel die Pflegekasse aber dann genau für Sie einzahlt, hängt auch vom Pflegegrad, der Art der Inanspruchnahme von Pflegeleistungen (Pflegegeld oder Pflegesachleistung oder Kombination daraus) und dem Bundesland (westliche oder östliche Bundesländer) ab. Prüfen Sie also genau, was Ihnen auf der Basis der von Ihnen in Anspruch genommenen Leistungen tatsächlich zusteht oder lassen Sie sich bei der für Sie zuständigen Rentenversicherung fachlich beraten.

Auch wenn sich zum Beispiel Sohn oder Tochter die Pflege aufteilen, gehen keine Rentenbeiträge verloren, sondern werden anteilsmäßig aufgeteilt.

Ganz generell sollte aber jedes Jahr überprüft werden, ob die Pflegekasse auch tatsächlich die Rentenbeitragszahlungen geleistet hat. Dies kann versehentlich auch schon einmal unterbleiben.

Arbeitslosenversicherung: Warum ist gerade diese recht neue Absicherung so wichtig? Als Angehöriger kann im Todesfall oder im Falle des Umzugs in ein Pflegeheim Ihre Pflegetätigkeit von heute auf morgen beendet sein. Wenn Sie nun aber während der Pflegezeit arbeitslosenversichert waren, steht Ihnen dann auch das Arbeitslosengeld 1 zu und auch weitere Leistungen und Angebote der aktiven Arbeitsförderung wie etwa Umschulungen und Wiedereingliederungsmaßnahmen. Die Arbeitslosigkeit können Sie somit zunächst einmal auffangen.

 ### Was sonst noch zu beachten ist

Unfallversicherung: Im Falle eines Unfalls bei der Pflege oder auf dem Weg dorthin können Pflegekräfte immer das nächstgelegene Krankenhaus oder jeden beliebigen oder den am besten erreichbaren Arzt ansteuern. Wichtig ist es dabei, anzugeben, dass der

Unfall im Rahmen der Pflegetätigkeit passiert ist. Gegebenenfalls muss das dann nochmals von den Angehörigen der zu pflegenden Person bestätigt werden. Die Ärzte oder die Krankenhäuser melden den Unfall dann bei der Unfallkasse. Unterbleibt dies, müssen Sie sie daran erinnern oder die Meldung selbst vornehmen.

Rentenversicherung: Seit Mitte 2017 werden dank der sogenannten Flexirente auch für pflegende Rentner Rentenbeiträge von der Pflegekasse einbezahlt. Das war vorher nicht möglich.

Arbeitslosenversicherung: Damit die Arbeitslosenversicherung greift, müssen Sie die Berufstätigkeit aufgegeben haben, um die Pflege zu übernehmen. Wenn Sie darüber hinaus noch einer Teilzeitbeschäftigung nachgehen, für die Beiträge zur Arbeitslosenversicherung geleistet werden, übernimmt die Pflegekasse für Sie keine Beiträge.

TEIL 2

Zwölf Pflegemodelle in der Praxis

Einführung:
Welche Pflege möglich ist

Dieser Teil stellt die heute gängigen Pflegemodelle auf den Prüf-stand und ist damit das Herzstück des Buches. Von zwölf Einrich-tungen, Diensten und Angeboten habe ich mir vor Ort selbst ein Bild gemacht, indem ich dort mindestens einen ganzen Tag – in manchen Fällen auch länger – miterlebt habe. Die Eindrücke, die ich zum Beispiel in Pflegeheimen/Wohnstiften, bei der Pflege zu Hause durch ambulante Dienste oder Angehörige oder in Pflege-wohngemeinschaften gewinnen konnte, gebe ich in den folgenden zwölf Reportagen wieder. Sie sind damit authentisch und vermitteln sicher ein realistischeres Bild über Vor- und Nachteile bestimmter Pflegeformen, als dies aus dem Internet, aus Hochglanzbroschüren oder aus manchen Ratgebern zu entnehmen ist. Dennoch dürfen die folgenden Punkte nicht unerwähnt bleiben:

- Vorgestellt werden zwölf unterschiedliche Pflegemodelle, aus-gewählt aus großen Metropolen (Berlin), mittelgroßen Städten (Aschaffenburg), kleinen Städten (Groß-Umstadt), Stadtteilen (Leverkusen-Opladen oder Remscheid-Lennep) bis hin zu abge-legenen Randgebieten (Oberpfalz). Die Praxismodelle sind zwar nicht repräsentativ, bilden aber dennoch ein breites Spektrum ab und sind so durchaus aussagefähig.
- Der Fokus der Praxisbeispiele ist nicht primär auf Mängel und Skandale ausgerichtet, wie dies häufig in TV-Reportagen oder Talkrunden der Fall ist. Zwar darf ein solches Negativbeispiel natürlich auch in diesem Buch nicht fehlen, weil sonst das Bild nicht vollständig wäre. Im Blickfeld der Reportagen stehen aber

bewusst ganz andere – eher praktisch ausgerichtete – Kriterien: Wie gut ist der Betreuungsgrad, wie sieht der Tagesablauf aus, wie hoch sind die Pflegekosten oder was könnte besser sein? Ganz relevante Punkte aus dem Alltag, um besser beurteilen zu können, ob ein Pflegemodell individuell passt oder nicht.

- In Anlehnung an den Titel des Buches *12 Wege zu guter Pflege* zeigen die meisten Praxisbeispiele durchaus modellhaft auf, wie die Pflege in Zukunft in den verschiedenen Versorgungsstrukturen aussehen könnte: zum Beispiel in Pflegeheimen, die sich heute als »Lebenswelten« oder »autarke Hausgemeinschaften« oder als »quartiersgebundene Bürgerzentren« positionieren, in Wohngemeinschaften für Pflegebedürftige und speziell für demente Menschen oder in demenzsensiblen Krankenhäusern. Ebenso gewährt dieses Buch auch tiefere Einblicke in teilstationäre Angebote wie die Tagespflege oder die psychiatrische Pflege. Vor allem aber werden auch ambulante Angebote (Pflege zu Hause oder durch Angehörige oder durch osteuropäische Pflegekräfte) ausgiebig berücksichtigt.
- Beschrieben werden ausschließlich Dienste und Einrichtungen mit eindeutigem Pflegebezug. Versorgungsangebote ohne oder mit nur ganz geringem Pflegebezug wie Senioren-WGs, Mehrgenerationenhäuser oder Modelle zum betreuten Wohnen bleiben ganz bewusst außen vor.
- Alle vorgestellten Praxismodelle werden am Ende jeder Reportage systematisch analysiert und beurteilt. Und das nach einem einheitlichen Muster, das jeweils vier Punkte umfasst:
  - Was spricht dafür?
  - Was spricht dagegen?
  - Was kostet das alles?
  - Mein persönlicher Rat

Mithilfe dieser Berichte und Bewertungen sind Sie gut gerüstet, um sich orientieren und die bestmögliche Entscheidung für sich oder einen Angehörigen treffen zu können.

Mittendrin in einem großen Pflegeheim
Eine Schicht im Wohnstift St. Elisabeth in Aschaffenburg

Ich bin an einem Montag im Senioren-Wohnstift St. Elisabeth in Aschaffenburg verabredet. Vieles habe ich schon in Vorgesprächen vom Leiter des Wohnstifts Marco Maier erfahren. Jetzt geht es direkt in die Praxis. Eine Schicht lang werde ich Stationsleiterin Caroline Gergel bei ihrer Spätschicht ab 13 Uhr begleiten. Ich komme gerade rechtzeitig zum Ende der Frühschicht kurz vor 13 Uhr und sitze mit acht Personen an einem runden Tisch zusammen, die den Wechsel zur Spätschicht aller 32 Bewohner auf der Station einleiten. Bevor ich überhaupt einen Heimbewohner zu Gesicht bekommen habe, bin ich schon mitten im Geschehen drin. So berichtet eine Pflegekraft, dass eine Bewohnerin morgens beim Waschen und Wiegen immer noch vor sich hingedämmert hat und kaum aufwachen wollte. Andere erzählen von Beschwerden von Angehörigen, die moniert haben, dass nach dem Mittagessen nicht sofort die Zähne geputzt wurden. Oder von einem noch recht mobilen und handwerklich geschickten Bewohner, der nach und nach sein ganzes Zimmer umbaut und jetzt gerade an den Stühlen herumbastelt. Durchgekaut wird auch der eine oder andere Widerspruch, der gerade anhängig ist, wenn zum Beispiel wieder mal ein dringend benötigter neuer Rollstuhl immer noch nicht von der Pflegekasse bewilligt ist. In einem Fall ist ein solcher Widerspruch nun positiv beschieden worden. Man spürt die große Erleichterung unter den Pflegekräften, weil dies die Pflege der betreffenden Person erleichtern wird. Aber es gab auch Rückschritte an diesem Vormittag. Wieder einmal sind zwei Bewohnerinnen aneinandergeraten, die sich nicht ausstehen können und sich gegenseitig heftig mit »Halt die Fresse« beschimpft haben. Caroline Gergel sieht mir an, wie perplex ich bin: » Ja, es stimmt schon, die Luft wird manchmal ganz schön dick, wenn manche aufeinanderprallen.« Und das kommt nicht einmal selten vor.

Manche kommen nie zur Ruhe ...

Nach der Übergabe begleite ich Caroline Gergel erst einmal auf das Stationszimmer, in dem die genaue Aufgabenverteilung der Spätschicht erfolgt und die Stationsleiterin sämtliche Medikamentenrationen aller Bewohner der 32-Betten-Station für den nächsten Tag vornimmt. Um 13.45 Uhr geht es für mich dann aber richtig los. Kaum auf dem Gang, stolpere ich beinahe über die erste Bewohnerin, der ich bis zum Abend noch oft auf dem Flur begegnen werde. Den ganzen Tag über bewegt die 95-jährige Anna R. sich und ihren Rollator mit einer in ihrem Alter unfassbaren Unermüdlichkeit über den Flur und scheint dabei niemals Ruhe zu finden. Das ist natürlich weit besser, als den ganzen Tag nur rumzusitzen und nur auf die nächste Mahlzeit oder die nächste Pflegeaktivität zu warten. Doch manchmal verlässt sie auch einfach das Wohnstift und gefährdet damit nicht nur sich, sondern auch andere, wenn sie weder grüne noch rote Ampeln noch irgendwelche Gefahren, die sie heraufbeschwört, kennt. Der Empfangsdame des Wohnstifts, die sie wieder einmal vor einem Ausflug hindern wollte, hat sie vor Kurzem eine »geklatscht«, berichtet mir Caroline Gergel. Verhindern kann das Personal die Ausflüge der 95-Jährigen rein rechtlich nicht. Manchmal hilft gutes Zureden: Ansonsten kann die Polizei eingeschaltet werden, die allein die Befugnis besitzt, die Bewohnerin ins Wohnstift zurückzubringen.

... und andere dösen vor sich hin oder schreien

Jetzt aber verlassen wir den Flur und suchen die einzelnen Zimmer der zwölf Bewohnerinnen auf, für die Caroline Gergel in dieser Spätschicht zuständig ist. Bereits im ersten Patientenzimmer, in dem zwei Bewohnerinnen in ihren Betten liegen, werde ich mit den harten Realitäten eines Pflegeheims konfrontiert. Ich stehe vor Maria K., die im Pflegestift immer durchs »Haus getanzt ist« und wie »ein bunter Hund« bekannt war. Damit ist es nun ein für allemal vorbei. Maria K. ist voll bettlägerig, hat Schmerzen im Bauch und liegt im Sterben. Es ist ein trauriger Anblick. Caroline Gergel behandelt sie mit viel Liebe, bettet sie um, verabreicht ihr Flüssigkeit und spricht ihr gut zu. Viel Zeit bleibt nicht. Eine 56-jährige Patientin mit Multipler Sklerose im Nachbarbett muss ebenfalls versorgt werden. Caroline Gergel bettet auch sie um, reicht ihr Kuchen, führt ihr Flüssigkeit zu und kündigt an, dass sie morgen nach drei Tagen im Bett wieder einmal aufstehen muss. Sie weiß, dass das ein frommer Wunsch bleiben wird.

Jäh werden wir von einem Schrei im Nachbarzimmer herausgerissen. Der ebenfalls bettlägerigen Bettina M. scheint es nicht gut zu gehen. Doch keiner weiß genau, warum das so ist. Ihr Schreien wird mich bis in den Abend begleiten. Auch sie wird neu gebettet, bei manchen Bewohnerinnen wegen ihres hohen Gewichtes und ihrer Unbeweglichkeit ein wahrer Kraftakt. Doch Caroline Gergel, die seit 13 Jahren im Job ist, weiß, was zu tun ist. Mit bewundernswerter Ruhe wendet und dreht sie die schwerfällige Bewohnerin so, wie sie es braucht. Bei ihrer noch nicht so schwer betroffenen Bettnachbarin Martha V., die heute über Müdigkeit klagt, ist sie sogar noch zu einem Scherz aufgelegt: »Waren Sie gestern zu lange auf einer Party?«, fragt sie. Doch umgehend ist sie wieder voll gefordert, weil sie Martha V. zur Toilette bringen und wieder ans Bett zurückbringen muss. Sie fühle sich sehr wohl im Wohnstift, versichert mir Martha M. Das Essen sei sehr gut und die Betreuung ohnehin. Stolz zeigt sie mir Bilder ihrer Urenkel, die über dem Bett hängen. Es gäbe dazu viel zu erzählen, und Martha V. würde genau das guttun. Doch die Zeit drängt wieder einmal und die Wohnbereichsleiterin muss weiter. Weitere sechs Bewohner gilt es, bis zu einer kurzen Kaffee- und Zigarettenpause pflegerisch zu versorgen.

Pflegeschicksale

Die Zeit nutze ich, um mich von Wohnstiftleiter Marco Maier über die pflegerische Gesamtsituation auf der Station zu informieren.

Für die 45 Betten auf der Station stehen 19 Vollzeitkräfte zur Verfügung, davon zehn examinierte Pflegekräfte und neun Pflegehelfer. Hinzu kommen Betreuungsassistenten (2,3 Stellen) und vier Unterstützer aus dem Bundesfreiwilligendienst (Bufdis). Das klingt erst einmal gar nicht so wenig. Berücksichtigt werden muss dabei jedoch, dass die meisten Bewohner in einem Pflegeheim heute sehr stark pflegebedürftig sind und das gesamte Personal auf drei Schichten aufgeteilt werden muss. Im Frühdienst von sechs bis 13 Uhr arbeiten sechs Mitarbeiter, die für jeweils 7,5 Bewohner zuständig sind. Im Spätdienst von 13 bis 21 Uhr sind es nur noch vier Mitarbeiter, die dann für jeweils 11,25 Bewohner zuständig sind. Und in der Nachtschicht ist es lediglich noch eine Pflegekraft für die gesamte Station. Trotzdem wird bei der Nachtschicht deutlich, dass sich die Personalsituation zumindest etwas entspannt hat, räumt Maier ein: »Vor zwölf Jahren hatten wir zwei Nachtschwestern fürs gesamte Haus, heute sind es immerhin bereits fünf.« Da heute jedoch im Gegensatz zu früher 80 bis 90 Prozent der Bewohner in einem Pflegeheim wie St. Elisabeth dement oder zumindest kognitiv beeinträchtigt sind, war diese Aufstockung längst überfällig.

Wie notwendig eine Personalaufstockung in der Pflege aber generell ist, wird mir immer mehr bewusst, je länger ich Caroline

Gergel auf der Station begleite. Zum Beispiel gerade auch bei Karl M., dem das Schicksal besonders übel mitgespielt hat.

Ich begegne Karl M. in seinem Bett. Erst einmal bin ich fast erleichtert, weil er mich freundlich begrüßt, keinerlei kognitive Einschränkungen hat und sich offenbar freut, dass ich vor seinem Bett stehe und mit ihm reden möchte. Dann aber erzählt er mir seine Geschichte, und dabei wandelt sich meine Erleichterung schnell in Entsetzen. Im Juli 2016 ist er mit seinem Fahrrad so schwer verunglückt, dass er seitdem vom Kopf abwärts voll querschnittsgelähmt ist. Seit Oktober 2016 ist er nun – nach Abschluss der akutmedizinischen Phase – im Wohnstift St. Elisabeth untergebracht. Hier wird er vom Team um Caroline Gergel gehegt und gepflegt und ist auch bereits psychologisch betreut worden. Doch nicht nur das. Bis zu dreimal am Tag erhält er Logopädie. Krankengymnastik und Ergotherapie. Kleine Erfolge sind bereits erkennbar, weil er seine Arme und seinen linken Fuß schon ein klein wenig bewegen kann. Das will er weiter verbessern und auch hart daran arbeiten, dass sich sein Rückgrat wieder stabilisieren kann. Das Sprechen, das ihm nach dem Unfall so schwer fiel, dass er kaum zu verstehen war, bereitet ihm kaum noch Probleme. So kann er jetzt auch wieder mit seiner Ehefrau kommunizieren, die nach wie vor mit der Situation, in die sie von einem zum anderen Moment hineingeraten ist, überfordert ist. Seine Lebensfreude hat der große Fußballfan dennoch nicht verloren. Warum auch, fragt er mich, ist er doch zugleich ein großer Fan von Borussia Dortmund und von Bayern München. Einer der beiden gewinne ja fast immer. Selbst wenn sie gegeneinander spielen. Er wagt sogar einen Blick in die Zukunft. Gerne würde er noch einmal seinen in Mallorca lebenden Sohn besuchen oder zu einem Spiel seiner beiden Lieblingsvereine gehen.

Gravierende Personalengpässe

Auf seine Therapeuten und sein Pflegeteam im Wohnstift lässt er nichts kommen:»Die haben ein Händchen dafür, wie sie mich anpacken und am besten versorgen.« Caroline Gergel freut das natürlich, sie sagt aber zugleich auch:»Gerade für Herrn M. könnte man als Pflegekraft so viel mehr tun.« Kaum spricht sie es aus, ist sie auch schon wieder aus dem Zimmer verschwunden.

Problematisch sei die Personalsituation vor allem dann, wenn immer mehr Pflegekräfte aufgrund der Überlastung krank werden, so Marco Maier. In einem Jahr hatten sich im Wohnstift St. Elisabeth die Krankheitsstunden einmal auf 5 000 Stunden angehäuft – bayernweit ist das mittlerweile in vergleichbaren Einrichtungen der Schnitt. Dabei seien ihm dann auch »die Hände gebunden«, weil im Pflegebereich »alles bis ins Letzte« geregelt ist. Es sei dann die Organisationskunst der Pflegedienstleitung, die entstehenden Personallücken mit zusätzlichen Kräften aufzufangen. Das kann in einem größeren Haus mit mehr Personal sicher besser gelingen als in einer kleineren Einrichtung. Doch Maier sagt auch:»Das Grundproblem bestehe darin, dass Pflege immer vom Defizit ausgeht. Wir schöpfen nicht aus dem Vollen, sondern fischen eher im Trüben. Das ist in keinem anderen Bereich unserer Gesellschaft auch nur annähernd der Fall.«

Der Zeitdruck ist daher immer da, bekräftigt auch Pflegedirektorin Ulrike Westermann. Die Pflegekräfte geben alles und haben dennoch ein schlechtes Gewissen, wenn sie wieder schneller das Zimmer verlassen müssen, als ihnen eigentlich lieb ist. Und eigentlich wollen und sollen sie das gar nicht, weil heute in einem Wohnheim wie St. Elisabeth 90 Prozent aller Bewohner einen extrem hohen Betreuungs- oder Pflegebedarf haben. Vor nicht einmal 20 Jahren war der überwiegende Teil der Bewohner in einem Heim noch deutlich weniger schwer pflegebedürftig oder dement.

Gespenstische Atmosphäre beim Essen

Es ist inzwischen 17.45 Uhr. Das Abendessen wird auf den Zimmern eingenommen oder in den neuen Lebenswelten, in die die wenigen Bewohner gebracht werden, die noch selbstständig essen können. Die Lebenswelten sind große Wohnbereiche, in denen sich die Bewohner tagsüber aufhalten können; auch die Küche ist hier integriert. Die Atmosphäre wirkt irgendwie gespenstisch. Jeder nimmt mehr oder weniger schweigend das Essen ein, das aber auf meine Nachfrage von allen Seiten gelobt wird. Eine Bewohnerin berichtet stolz, dass sie bei der Bundestagswahl 2017 die SPD gewählt hat, weil sie Willy Brandt so schätzt. Ihr Gegenüber bricht eine Lanze für Franz Josef Strauß, mit dessen Namen die SPD-Sympathisantin wiederum rein gar nichts anfangen kann. So oder ähnlich laufen die Gespräche beim Essen ab, wenn überhaupt gesprochen wird.

Im Flur werden in dieser Zeit völlig hilflose Patienten mit viel Zuwendung betreut. Zum Beispiel Alfons H. – und zwar von der Betreuungskraft Sabine Schmitt. Sie leistet die unterstützende Arbeit, die die Pflegekräfte gerne auch leisten würden, aber schon lange nicht mehr leisten können: durch Ansprache, Hinwendung oder Freizeitgestaltung. 14 Betreuungskräfte sorgen bei den 173 Bewohnern im Heim insbesondere dafür, dass auch die menschliche Wärme nicht zu kurz kommt. Denn fürs Händchenhalten, die häufig notwendigen »Seelenmassagen« oder auch Aktivierungen aller Art benötigt man Zeit; Zeit, die die Pflegekräfte in einer solchen Einrichtung schlichtweg nicht haben. Sabine Schmitt ist nun bereits seit neun Jahren im Wohnstift, 35 Stunden in der Woche.

Sie hält viel vom neuen Konzept der sogenannten Lebenswelten, die künftig in immer mehr Pflegeheimen – insbesondere in neuen oder renovierten Einrichtungen – eingerichtet werden. Dort seien die Mitarbeiter nun Alltagsbegleiter für die Bewohner, erläuterte Dr. Ulrich Graser, Vorsitzender des Caritasverbandes Aschaffenburg – Stadt und Landkreis e. V., anlässlich der Segnung und offiziellen Eröffnung der Lebenswelten Ende Juli 2018. Im Haus stehen nun neun Lebenswelten für jeweils bis zu 19 Bewohner zur Verfügung. Gerade die Betreuerinnen und die hauswirtschaftlichen Kräfte können hier viele Anstöße geben. Dabei wird von vorneherein darauf geachtet, dass die Bewohner zueinanderpassen, zum Beispiel Menschen mit Demenz oder starken kognitiven Einschränkungen. Auf der zweiten Etage, auf der ich Gast bin, befinden sich zwei Lebenswelten, die auch räumlich unterschiedlich gestaltet sind. Ein Wohnbereich steht unter dem Motto »Film und Musik«, der andere widmet sich dem Thema »Natur und Wald«. Sabine Schmitt kann hier viel bewirken. Dazu zählen Kochen, Reden, Spielen, Planen, Feiern, Umsorgen und auch Abschiednehmen. Ein tagfüllendes Angebot für die pflegebedürftigen Menschen, die solche Angebote schätzen und die noch in der Verfassung sind, diese nutzen zu können.

Betreuerinnen, die viel auffangen

Seit die Lebenswelten eröffnet sind, sind die Bewohner ausgeglichener und fühlen sich geborgener. Dies spürt Sabine Schmitt, wenn sie zum Beispiel von einer Bewohnerin mal wieder herzlich gedrückt wird. Dennoch muss auch eine Betreuungsassistentin viel aushalten. Zum Beispiel wenn ihr von einer Bewohnerin anvertraut wird, dass ihr mit der jüngsten Monatsrate das Geld nun vollends ausgegangen ist. Oder wenn sie massiv beschimpft oder gar attackiert wird, wenn eine Bewohnerin die Kontrolle verliert. »Wir fangen da wirklich ganz viel auf«, bekräftigt die 55-Jährige. Auf den Verdienst von Betreuungsassisstentinnen wirkt sich das hingegen nicht aus. Gerade im Hinblick auf die Rentenansprüche seien die Aussichten eher düster. Schmitt: »Viele von uns werden in die Altersarmut abdriften, wenn sie vorher keinen besser bezahlten Job hatten.«

Das neueste Vorhaben von Sabine Schmitt ist ein YouTube-Projekt, mit dem Schlager aus den Vierziger- und Fünfzigerjahren wieder lebendig werden. Mit einer speziellen Ausbildung zur Betreuungskraft und einer zusätzlichen gerontologischen Fortbildung hat sie mittlerweile im Wohnstift »Wurzeln geschlagen« und scheint mit »den Schicksalen hier verwachsen« zu sein. Und dennoch wäre – etwa im Bereich der Garten-, Hunde- oder Musiktherapie – sehr viel mehr möglich, wenn bessere finanzielle und personelle Kapazitäten vorhanden wären.

Kraftakte

Das bestätigt auch Caroline Gergel, die nun ab 17.30 Uhr »ihre« zwölf Bewohner auf der Station ins Bett bringen muss. Bevor ich mich für heute verabschiede, bekomme ich gerade noch mit, wie sie Alfons H. zum Schlafen fertig macht. Welch ein Kraftakt! Zunächst muss der völlig immobile, kein Wort sprechende und demente Bewohner von seinem Liegesessel mithilfe eines Lifters ins Bett transferiert werden. Um ihn zu entkleiden und den Schlafanzug anzuziehen, muss er immer wieder hin und her gewendet werden. Auch das kostet Kraft und Zeit. Zwischendurch wird er gewaschen und gepflegt und er erhält eine neue Windel. Dann werden Stützkissen ins Bett gelegt, damit Alfons H. in einer stabileren Seitenlage liegen kann. Dreimal in der Nacht wird diese Position von der Nachtschwester verändert werden. Schließlich bekommt er noch einmal ein wenig Flüssigkeit, bis Caroline Gergel ruhigen Gewissens das Zimmer mit einen Gute-Nacht-Gruß verlassen kann. Und sie verabschiedet nun auch mich. Wir vereinbaren, dass ich nochmals wiederkommen darf, um den Rest der Spätschicht und die beginnende Nachtschicht mitzuerleben. Für heute reicht es mir aber voll und ganz, Caroline Gergel hat noch weitere drei Stunden vor sich.

Ein halbes Jahr später ist vieles anders

Ein halbes Jahr später finde ich mich wieder im Dienstzimmer von Caroline Gergel ein. Es ist jetzt genau 17.30 Uhr und wir machen genau dort weiter, wo sie mich beim letzten Mal verabschiedet hatte. Und doch ist heute vieles anders. Alfons H. muss heute nicht mehr ins Bett gehievt werden, weil er inzwischen gestorben ist. Durch Umbaumaßnahmen und eine Neustrukturierung im Heim ist die Station auf 45 Bewohner erweitert worden, für die Caroline Gergel nun als Wohnbereichsleiterin die Verantwortung trägt. Auf ihrer Station sind daher viele neue Gesichter, andere – wie der querschnittsgelähmte Karl M. – sind auf andere Stationen verlegt worden. Auch die 95-jährige Anna R. dreht aufgrund einer Umstrukturierung im Wohnstift nicht mehr auf dieser Station ihre Runden, sondern eine Etage höher – aber immer noch den ganzen Tag lang.

Dafür treffe ich aber auch wieder altbekannte Bewohner. Zum Beispiel Maria K., die nun um 17.45 Uhr am Bett – wie alle Bewohner am Abend – zunächst von Caroline Gergel ihre Medikamente erhält, dann das Abendessen einnimmt und danach für die Nachtruhe vorbereitet werden soll. Maria K. liegt immer noch im Sterben. Beim Anblick der Bewohnerin würde man sich fast wünschen, dass sie endlich erlöst wird. Sie ist inzwischen weiter abgemagert, ein Häufchen Elend aus Haut und Knochen, das nur noch für mich unverständliche Laute von sich gibt. Die ihr verabreichten kleinen Käsebrotstückchen nimmt sie nur widerwillig zu sich. Ihre einzige Lebensfreude scheint noch der Genuss von Schokolade zu sein. Da können es nicht genug Tafeln sein, die sie sich am liebsten eine nach der anderen einverleiben würde. Immer wieder beklagt sie sich, dass sie zu wenig Schokolade bekommt und die Stückchen dann auch noch viel zu klein sind. In den Rollstuhl passt sie schon lange nicht mehr, und selbst im komfortablen und stabilisierenden Maxi-Chair kann sie nicht mehr sitzen. Caroline Gergel verspricht ihr, noch mal ein wenig Schokolade aufzutreiben, und wird ihr um 20 Uhr auch noch etwas Brei und Flüssigkeit verabreichen. Jetzt muss sie aber weiter, weil im Nachbarzimmer eine weitere altbekannte Bewohnerin schon wieder laut schreit.

Bettina M. schreit immer noch

Ja tatsächlich, Bettina M. schreit immer noch, wie schon vor einem halben Jahr. Drei Jahre wohnt sie nun schon hier und macht ausschließlich durch dieses Kreischen auf sich aufmerksam. Caroline Gergel hat große Mühe, Bettina M. für die Nacht bettfertig zu machen, weil sie inzwischen noch mehr an Gewicht zugelegt hat und mit noch größerer Kraftanstrengung als zuvor hin und her gedreht werden muss. Das ist immer wieder notwendig, um die volle Inkontinenzeinlage auszuwechseln. Schnell verbreitet sich auch ein entsprechender Geruch im Zimmer. Zu allem Überfluss bekommt sie jetzt beim Anziehen ihrer Nachtbekleidung auch noch einen Krampf. Just in diesem Moment taucht eine weitere Heimbewohnerin auf, die sich im Zimmer getäuscht hat und jetzt erst einmal in ihr richtiges Zimmer geführt werden muss. Mit vereinten Kräften schafft es die körperlich zierliche Wohnbereichsleiterin, die Bettprozedur bei Bettina M. abzuschließen. Zusammen mit einem Gute-Nacht-Gruß gibt's heute noch angesichts des zunehmenden Gewichts der Bewohnerin eine kleine spitze Bemerkung – leicht schmunzelnd – dazu: »Ein paar Kekse weniger am Tag wären auch nicht schlecht!«

Und schon geht es weiter. Jetzt warm anziehen, warnt sie mich vor dem Eintritt ins nächste Zimmer. Ich stehe vor dem Bett von Magdalena T. und höre, wie sie verbal um sich schlägt. Sie habe noch keine Lust ins Bett zu gehen, weil sie heute noch etwas unternehmen möchte. Die Pflegekraft muss sich anhören, dass sie so gut wie alles falsch macht. Auch andere Mitbewohner bekommen heftig ihr Fett weg. Manche Worte sind schlicht nicht zitierfähig.

Caroline Gergel ist dabei die Ruhe in Person, ich kann es kaum fassen. Sie spult ihr Programm mit all ihrer Herzlichkeit und Gelassenheit (Essen verabreichen und waschen sowie aus- und anziehen) ab und bleibt dabei immer freundlich. Im Flur sagt sie nur, dass Magdalena T. das alles nicht böse meint.

Manches ist einfach schwer zu ertragen

Kräftig teilt auch Norma E. aus, und zwar auf ganz andere Weise und immer erst ab 14 Uhr am Nachmittag. Bis zu dieser Zeit schafft es die an Parkinson erkrankte Bewohnerin, weitgehend alleine auszukommen. Gergel: »Da könnte ich sie knutschen.« Doch ab 14 Uhr ändert sich alles schlagartig. Bis zum Ende der Spätschicht gegen 21 Uhr klingelt sie die Pflegekraft über 40-mal herbei, weil sie nun überhaupt nichts mehr hinbekommt. »Das ist für uns schon ganz schwer zu ertragen«, räumt selbst Caroline Gergel ein.

Für Marco Maier ein typisches Beispiel dafür, dass oftmals alles aufs Pflegeheim abgeladen wird, wenn die Versorgung über Pflegedienste oder Angehörige an ihre Grenzen stößt. »Von uns wird dann gerade bei sehr schwierigen Bewohnern erwartet, dass wir alles auffangen und lösen sollen«, klagt Marco Maier. Diese falschen Erwartungen an ein Wohnheim machen dem gesamten Personal zu schaffen. »Denn auch wir können trotz größter Anstrengungen nicht alles richten, weil sich alte Menschen auch in neuer Umgebung nicht mehr ändern.«

Genauso schwer wiegt aber, dass Norma E. sage und schreibe ein Dreivierteljahr lang warten musste, bis sie jetzt endlich einen Termin bei einem Neurologen erhalten hat. Gergel: »Die Neurologen sind völlig überfordert und können aufgrund übervoller Praxen auch nicht mehr leisten.« Hausbesuche im Pflegeheim sind bei ihnen – von einer Ausnahme abgesehen – schon lange gestrichen. Trotz dieser Defizite finden in St. Elisabeth kaum Sedierungen

(Dämpfung von Funktionen des zentralen Nervensystems durch ein Beruhigungsmittel) statt. Auf der Station hofft man nun zumindest, dass Norma G. bald besser mit Medikamenten eingestellt werden kann. Es ist allen zu wünschen, dass diese Hoffnung nicht trügerisch ist.

Nur noch von der Hoffnung leben auch Norbert und Thea U. Denn Norbert U. hat es ganz böse erwischt. Im Alter von 47 Jahren erleidet er mitten in der Nacht einen Herzstillstand, begleitet von einem längeren Atemstillstand, was wiederum zu einem Hirnstillstand führte. So verfiel er in ein zweiwöchiges Koma, aus dem er zwar wieder aufwachte, seine Hirnfunktionen blieben allerdings schwer geschädigt. Daran haben bisher auch ein mehrwöchiger Krankenhausaufenthalt und mehr als sechs Monate Reha nichts ändern können.

Die Hoffnung stirbt zuletzt

Seit drei Monaten ist er nun im Pflegeheim. Ich komme in sein Zimmer, als er von seiner Frau gerade mit Chips gefüttert wird. »Ich hinke mit allem hinterher«, seufzt Thea U. Ständig steht etwas anderes an: Pfleggrad, Rente, Betreuungsgericht, Therapieplan, Heimtrainer und, und, und … Wenigstens hat sie jetzt durchgedrückt, dass sie ihre Steuererklärung verschieben konnte. Viermal kommt sie in der Woche vorbei, um damit ihrem Mann ihre Zuneigung zu zeigen und den in diesem Fall überforderten Pflegekräften, die am Morgen nur zu dritt die Pflege stemmen können, etwas Arbeit abzunehmen. Auch im Pflegeheim werden die diversen Therapien aus der Reha in reduzierter Weise fortgesetzt. Und wo bleibt die Hoffnung? Elf Monate nach dem tragischen Ereignis sitzt Norbert U. etwas aufrechter, kann schon ein klein wenig mit dem Rollator laufen und hat etwas weniger Wahrnehmungsstörungen. Kleine Fortschritte, die für den Laien gar nicht so deutlich erkennbar sind, für Thea und Norbert U. aber die Welt bedeuten. Und aus dieser Hoffnung heraus, dass manch anderes künftig vielleicht besser wird, schöpft Thea U., die schon häufiger selbst von ihrem Mann attackiert worden ist, ihre unbändige Kraft.

Viel Kraft kostet die gesamte Station auch Elke L., die als Letzte zu Bett gebracht wird. Es ist jetzt 20 Uhr. Rein körperlich ist sie noch recht fit, die vorzeitige Demenz schlägt aber immer mehr durch. Warum, so fragt sie, soll sie jetzt ins Bett gehen, wo sie doch gleich von ihrem Sohn und ihrer Tochter abgeholt wird, um nach Hause zu gehen? Deshalb zieht sie ihr Nachthemd auch nur über ihre Bluse, um es nachher schnell wieder ausziehen zu können. Doch weder die Tochter noch der Sohn werden heute Abend kommen. Sie sind auch in den vergangenen Monaten an keinem Abend gekommen, um Elke L. mit nach Hause zu nehmen. Und sie werden sie auch in den nächsten Monaten nicht mehr mit nach Hause nehmen können. Caroline Gergel beruhigt sie und versichert ihr, dass ihre Kinder wissen, dass sie heute hier die Nacht verbringen wird. Damit scheint sie fürs Erste zufrieden zu sein. Doch das täuscht. Bis weit nach 21 Uhr wird Elke L. noch mehrmals im Flur oder im Dienstzimmer der Pflegekräfte auftauchen und – einmal sogar mitsamt ihrer Reisetasche – nach Hause wollen. Stets beginnt dabei die Prozedur von Neuem – erst beruhigen und dann ins Zimmer zurückbegleiten. Irgendwann ist dann tatsächlich Ruhe, die Nachtschwester hat längst das Zepter übernommen.

Eine Nachtschwester für 36 Bewohner

Mit ihr erfolgt dann zwischen 20.30 und 21 Uhr die Übergabe an die Nachtschicht. Die Nachtschwester hat nun alleine bis sechs Uhr morgens 36 Patienten zu versorgen. Viel mehr kann sie mir aber nicht erzählen, weil sie zwischen 21 und 22 Uhr ihre erste Runde drehen muss. Auch Caroline Gergel ist mit ihrem Dienst noch längst nicht durch. Gerade sind neue Schmerzmittel geliefert worden, die nun registriert und dann verschlossen aufbewahrt werden müssen. Jetzt muss sie noch ihren Arbeitstag dokumentieren. Glücklicherweise müssen nicht mehr wie früher alle Routine- und Grundpflegetätigkeiten eines Tages bei sämtlichen von einer Pflegekraft verantworteten Bewohnern akribisch und zeitraubend festgehalten werden. Jetzt genügt es, bei der Grundpflege täglich nur noch die von der Pflegeplanung abweichenden Ereignisse und Leistungen einzutragen. »Strukturierte Informationssammlung« (SIS) heißt das neue Zauberwort bei der Dokumentation der Pflege. Dokumentiert werden müssen schließlich auch nur noch fünf statt der bisher 13 Themenfelder. Übrig geblieben sind die Bereiche Kognition und Kommunikation, Mobilität und Bewegung, krankheitsbezogene Anforderungen und Belastungen, Selbstversorgung und das Leben in sozialen Beziehungen. Bis diese Entlastung aber voll durchschlägt und alle damit vertraut sind, werden aufgrund der völlig veränderten Anforderungen bei der Dokumentation noch zwei Jahre vergehen, prophezeit Pflegedirektorin Ulrike Westermann.

Es ist jetzt 21.30 Uhr und die Spätschicht ist längst zu Ende. Wir sitzen noch ein wenig beisammen und ziehen Bilanz. Auch Caroline Gergel ist jetzt geschafft. Ihre Wunschliste, was sich ändern müsste, ist lang. »Wir brauchen einfach mehr Personal, das ist das Allerwichtigste.« 2019 wird der Stellenschlüssel im St. Elisabeth Wohnstift aufgrund der von der Bundesregierung zugesagten 13 000 neuen Stellen um zwei volle Fachkräftestellen erhöht werden. Durch eine weitere Schlüsselverbesserung beim Personal speziell in Bayern sind ab Oktober 2018 nochmals fast zwei neue Stellen hinzugekommen. Da aber auch die Anzahl der Pflegestellen in einem Wohnheim vom Pflegegrad abhängt und tendenziell immer weniger Bewohner mit Pflegrad 5 in das Wohnstift kommen, muss zugleich auch wieder an anderer Stelle Personal abgebaut werden.

»Ich würde derzeit alles nehmen, was ich noch zusätzlich kriegen könnte, auch Teilzeitkräfte oder Azubis«, sagt Caroline Gergel. Doch der Markt ist leer gefegt. Und viele halten es in der Pflege nicht lange aus, weil die Anforderungen und auch die Ansprüche ständig steigen und sich viele dieser Herausforderung auf Dauer nicht gewachsen fühlen. Und wenn dann noch »eine Zicke vom MDK kommt«, kann das das Fass zum Überlaufen bringen. Manche erkennen dann mit der Zeit, dass der Pflegeberuf für sie wohl nicht die richtige Wahl gewesen ist. Marco Maier schätzt, dass dies bei jeder zehnten Pflegekraft der Fall ist.

Es ist jetzt schon nach 22 Uhr und Caroline Gergel muss jetzt schnell nach Hause. Für sie beginnt der Arbeitstag am nächsten Morgen bereits wieder um 6.15 Uhr mit der Frühschicht. Das kommt zwar nicht so häufig vor, aber jetzt steht ihr eine kurze Nacht bevor, denn schon in acht Stunden muss sie wieder hellwach sein.

INFOBOX

Großes Pflegewohnheim

 Was spricht dafür?

Mit 170 Betten gehört das Wohnstift St. Elisabeth in Aschaffenburg schon zu den großen Pflegeheimen. In dieser Größe ist die Angebotspalette natürlich beträchtlich. Es gibt hier fast nichts, was es nicht gibt. In Fokus stehen dabei die neuen Lebenswelten, in die auch die Küche integriert ist, wo die meisten Aktivitäten stattfinden. Gerade die in den großzügig gestalteten Wohn- und Aufenthaltsbereichen erlebten gemeinsamen Freizeitaktivitäten oder auch das gemeinsame Kochen können der weitverbreiten Einsamkeit vieler pflegebedürftiger Menschen vorbeugen. Solche Angebote sollte daher in Zukunft in großen Pflegeheimen zum Standardrepertoire gehören.

Der weit überdurchschnittliche Anteil von Fachpflegekräften (66 Prozent) sorgt zudem auch für eine fachgerechte Pflege, die in kleineren Häusern mit einer zum Teil deutlich niedrigeren Fachpflegequote nicht immer selbstverständlich ist. Zudem ist die fachliche Versorgung auch nachhaltiger gewährleistet, weil ein größerer Personalstamm in besonderen Situationen (Krankheitswelle, Fortbildungen) Engpässe besser auffangen kann. Fragen Sie deshalb in allen Pflegeheimen nach, wie hoch die Fachkräftequote ist (das Minimun sollte 50 Prozent sein), weil dies auch ein ganz entscheidender Parameter für die pflegerische Qualität einer Einrichtung ist.

Und schließlich haben größere und in jüngster Zeit modernisierte Pflegeheime in der Regel auch ein größeres Repertoire an Einzelzimmern. Vor Kurzem hatte das Haus noch 58 Einzel- und 57 Doppelzimmer. Jetzt stehen 115 Einzel- und nur noch 29 Doppelzimmer zur Verfügung. Das kommt der deutlichen Mehrheit der Bewohner sehr entgegen. In einigen Bundesländern wie etwa in Baden-Württemberg gibt es sogar bereits Vorgaben, nach denen nur noch Einzelzimmer gebaut und angeboten werden dürfen.

👎 Was spricht dagegen?

Pflegebedürftige Menschen, die kognitiv und körperlich sehr stark eingeschränkt sind, profitieren von der Angebotsvielfalt von größeren Pflegeheimen nicht in vollem Maße, weil sie diese nur sehr eingeschränkt nutzen können. Wer zudem zu Aggressionen neigt oder gar Gewalt ausübt, kann eine ganze Station in Aufruhr versetzen. Zudem kann es aber auch ganz generell zu umso mehr Alltagsstreitigkeiten kommen, je mehr Bewohner in einem Pflegeheim – und dort jeweils auf einer Station – untergebracht sind. Das ist in einem Pflegeheim in keiner Weise anders als im richtigen Leben. Und schließlich muss man sich heute ein Pflegeheim, das gute Qualität bietet, aber zumeist dann auch im oberen Preissegment liegt, auch leisten können. So liegen die Preisunterschiede beim Eigenanteil des preiswertesten und teuersten Pflegeheims, das im näheren Einzugsgebiet des St. Elisabeth Wohnstifts liegt, immerhin bei 800 €.

Was kostet das alles?

Der Monatsbeitrag im Aschaffenburger Senioren-Wohnstift St. Elisabeth (Doppelzimmer, Stand 2018) liegt bei

- Pflegegrad 1 bei 75 € am Tag und damit bei 2 277 € im Monat. Da der Zuschuss der Pflegekasse nur 125 € beträgt, liegt der Eigenanteil bei 2 152 € und damit höher als bei den Pflegegraden 2 bis 5
- Pflegegrad 2: pro Tag 90 €, pro Monat 2 740 €. Zuschuss der Pflegekasse: 770 €, Eigenanteil: 1.969,50 €
- Pflegegrad 3: pro Tag 106 €, pro Monat 3 232 €. Zuschuss der Pflegekasse: 1 262 €, Eigenanteil: 1.969,50 €
- Pflegegrad 4: pro Tag 123 €, pro Monat 3 745 €. Zuschuss der Pflegekasse: 1 775 €, Eigenanteil: 1.969,50 €
- Pflegegrad 5: pro Tag 130 €, pro Monat 3 975 €. Zuschuss der Pflegekasse: 2 005 €, Eigenanteil: 1.969,50 €

Bereits in vier Jahren summiert sich so – wie in vielen anderen Pflegeheimen auch – der Eigenanteil bei Pflegegrad 2 bis 5 auf rund 100 000 €, bei Pflegegrad 1 auch über 100 000 €.

Ergänzende Hinweise:

- Einzelzimmer-Zuschlag pro Tag 3 € und damit pro Monat 91 € für alle Pflegegrade
- Zusammensetzung eines Pflegesatzes pro Tag im Detail am Beispiel des Pflegegrads 3 (106,23 €): Pflegeleistung: 71,33 €, Unterkunft: 9,99 €, Verpflegung: 11,31 €, Ausbildung: 2,60 €, Investition: 11,00 €
- Die Preise werden immer wieder – mitunter nach langwierigen Pflegesatzverhandlungen – neu nach oben angepasst. Das war 2018 wieder der Fall. Der Eigenanteil im Jahr 2019 und 2020 liegt im St. Elisabeth Wohnheim – wie in anderen vergleichbaren Einrichtungen auch – bei rund 2 300 €.

▶ **Mein persönlicher Rat**

Wer als pflegebedürftiger Mensch in ein großes Pflegeheim wie das Senioren-Wohnstift St. Elisabeth ziehen möchte oder ziehen muss, ist dort im Grunde gut aufgehoben. Es gibt nur wenige Klagen von den Bewohnern, häufiger eher von den Angehörigen – dies zum Teil aber auch aufgrund überhöhter Erwartungen und Ansprüche bis hin zum All-inclusive-Denken, dem ein großes Pflegeheim aber gar nicht entsprechen kann und muss.

Allerdings muss man sich auch an das Ambiente eines modern ausgerichteten Pflegeheims erst einmal gewöhnen. Der Vorwurf vieler Bewohner und Angehöriger, dass dort nur alte, sehr alte oder gar demente Leute leben, trifft heute mehr denn je zu. Das kann aber auch ein Vorteil sein, weil sich die Menschen in ähnlich hohem Alter (das Durchschnittsalter in St. Elisabeth liegt bei 85 Jahren) dort alle auf einer ähnlichen Ebene wiederfinden.

Ganz anders verhält es sich bei jüngeren Bewohnern, zumeist Unfallopfern oder jüngeren Menschen nach Herzversagen mit daraus resultierenden schwerwiegenden Hirnschädigungen oder Querschnittslähmungen. Sie werden im Pflegeheim St. Elisabeth zwar fürsorglich betreut, sind dort aber ganz und gar nicht gut aufgehoben. Sie liegen dort aber oft über Jahre, weil sie kaum eine Versorgungsalternative haben. Ein Armutszeugnis für eine Gesellschaft wie unsere.

Modell 2

Pflegeheime auf dem Land
Wie sich gute Pflege von schlechter Pflege unterscheidet

Mit einem etwas beklemmenden Gefühl bin ich heute mit dem Allgemeinarzt Dr. Gerhard Bawidamann im Argula-von-Grumbach-Haus, einem Pflegeheim mittlerer Größe der Diakonie Regensburg in Nittendorf bei Regensburg – tief in den ländlichen Gefilden der Oberpfalz –, unterwegs. Ob hier auch so vieles – wie in vielen Pflegeheimen in Deutschland – im Argen liegt? Mein erster Eindruck scheint dies zu bestätigen. Denn das Heim ist schon etwas in die Jahre gekommen, und das sieht man der Einrichtung auch deutlich an. Doch die Stimmung scheint gelöst und gut, sowohl unter den Bewohnern als auch unter den Pflegekräften. Das spüre ich schon beim Besuch des ersten Bewohners Franz G. Er kann von Glück sagen, dass er hier gelandet ist. Denn den 84-jährigen pensionierten Arzt hat es ganz böse erwischt: Niereninsuffizienz, Diabetes, Durchblutungsstörungen, Herzmuskelschwäche und jetzt auch noch Demenz. Zusätzlich gilt es, auch noch akute Herausforderungen zu meistern, wie zum Beispiel massive Schluckprobleme und die Behandlung der offenen Wunden, die durch die erforderliche Amputation des großen Zehs aufgetreten sind. Doch Gerhard Bawidamann hat dieses Problem mithilfe sehr kompetenter Pflegekräfte im Griff, und er ist erleichtert, dass die Wunde mittlerweile fast trocken ist und auch keinerlei Schmerzen mehr verursacht. Franz G. ist noch recht neu im Heim und wird nach meinem Eindruck von Ärzten und Pflegekräften mit viel Fürsorge gepflegt.

Noch halb lebendig oder schon halb tot?

Dies trifft seit langer Zeit auch für Friederike B. zu. Die 66-Jährige lebt mittlerweile schon über 22 Jahre im Pflegeheim. Sie hat das Down-Syndrom und wirkt etwas blass und irgendwie blutleer. Bis vor Kurzem ging es ihr relativ gut, seit einem halben Jahr aber liegt sie nur noch im Bett und baut mehr und mehr ab. Medizinisch sind alle Möglichkeiten längst ausgeschöpft, und der Eindruck der Pflegekräfte und des Hausarztes, wonach sich die tapfere 66-Jährige derzeit gerade von dieser Welt verabschiedet, decken sich. Sie liegt nur noch lethargisch im Bett – irgendwo zwischen Leben und Tod.

Ebenfalls ausschließlich pflegerisch wird auch Ludwig M. betreut. Ein Schlaganfall hat ihn entscheidend zurückgeworfen. Daher ist er seit knapp zwei Jahren nun Bewohner im Argula-von-Grumbach-Haus in Nittendorf. Er liegt nur noch im Bett und scheint lediglich darauf zu warten, was man ihm jeden Tag in Form von Breien einflößt. Er leidet zudem an einer ganzen Reihe chronischer Erkrankungen. Wenigstens ist es Gerhard Bawidamann gelungen, die gewaltigen Mengen an Medikamenten, die ihm Tag für Tag eingeflößt wurden, auf ein vernünftiges Maß zu reduzieren. Der Sohn von Ludwig M. arbeitet bei der EU in Brüssel und besucht ihn während seiner Homeoffice-Woche einmal pro Monat. Ludwig M.s Zustand hat sich seit längerer Zeit kaum verändert. Das könnte auch noch eine ganze Zeit lang so bleiben. Oder eben auch nicht, wenn nämlich der Körper des stark pflegebedürftigen Ludwig M. nicht mehr mitmacht oder er sich doch vollends aufgibt.

Der Heimarzt Gerhard Bawidamann – ein praktizierender Allgemeinarzt, der neben seiner Praxis auch einen Teil der Bewohner in diesem Heim betreut – ist bei seiner Visite voll gefordert. Einmal muss er akute Erkrankungen wie offen liegende Wunden nach dem Verlust eines großen Zehs versorgen, die zu allem Überfluss zu den vielen anderen Erkrankungen oder der beginnenden oder bereits eingetretenen Demenz noch hinzukommen. Bei anderen Patienten muss er versuchen, ihre Schmerzen in den Griff zu bekommen, und dabei das Kunststück vollbringen, dass zu den acht oder zehn bereits verordneten Medikamenten nicht noch zwei weitere Schmerzmittel hinzukommen. Und bei wieder anderen Heimbewohnern, bei denen das medizinische Potenzial weitgehend ausgeschöpft ist, muss er den Fokus eher auf eine möglichst optimale Pflege und mitunter auch schon palliativmedizinische Betreuung ausrichten. Es ist bewundernswert, mit welch großer Gelassenheit der Nittendorfer Allgemeinarzt das alles meistert.

Dennoch drängt sich bei mir die Frage auf: Wie ist eine Arbeit unter diesen Bedingungen, mit diesen hohen Belastungen für die Ärzte und die betreuenden Pflegekräfte auszuhalten? Eigentlich ganz gut, meint Maria Bawidamann, Pflegefachkraft im Nittendorfer Wohnheim und Ehefrau von Gerhard Bawidamann. Bis vor Kurzem war sie in einer großen geriatrischen Abteilung in einem Krankenhaus in Regensburg beschäftigt und wartet nun mit manchen überraschenden Erkenntnissen auf. So sei zum einen die Arbeit in einem Pflegeheim im Vergleich zur Akutgeriatrie oder der geriatrischen Reha einfacher, weil man die Bewohner über längere Zeit betreuen und viel besser kennenlernen könne, zumal ja auch die Fluktuation viel geringer ist. Zudem sei der Arbeitsrhythmus besser zu koordinieren, da in einem Pflegeheim weniger Akutfälle zu versorgen sind und auch weniger unvorhergesehene Ereignisse eintreten.

Die Belastung der Pflegekräfte in der Unfallchirurgie

Ich bin baff, aber das ist noch längst nicht alles. Die Arbeit ist nach Überzeugung der Pflegefachkraft auch psychisch weniger belastend als in einer Akutgeriatrie, weil sich alle zumeist recht lang auf das Lebensende und den Tod einstellen können. In der Unfallchirurgie und auch in der Akutgeriatrie sei das ganz anders.

Und dann erinnert Maria Bawidamann schließlich daran, dass Pflegeheimbewohner zwar alle ihre natürlichen Macken haben, aber auch der Arbeit von ihr und ihren Kolleginnen Respekt zollen: »Heimbewohner sind dankbar und zufrieden, und sie zeigen das auch«, stellt sie immer wieder fest.

Das kann auch die Einrichtungsleiterin Birgit Robin nur bestätigen. Es ist gut, wenn eine Pflegekraft die Bewohner genau kennt und weiß, ob sie ein oder zwei Stücke Zucker im Kaffee haben oder besser von links oder rechts angesprochen werden möchten. Doch das ist nur die eine Seite der Medaille. Die andere Seite sieht weit düsterer aus. Denn über den minimalen Anspruch, die Heimbewohner nach Schichtende satt und sauber und mit ein paar guten Worten und Wünschen im Gepäck zurückzulassen, können die Pflegekräfte im Alltag kaum hinausgehen. »Dazu bräuchten wir für unsere 92 Plätze drei bis vier versierte Pflegekräfte mehr«, sagt Birgit Robin. Doch wo sollen die herkommen? Die 13 000 Pflegestellen, die neu geschaffen werden sollen, seien da nur »ein Tropfen auf den heißen Stein«. Für das Argula-von-Grumbach-Haus springt dabei rein statistisch gerade einmal eine Stelle heraus. Gut, das es wenigstens die Betreuungsassistenten gibt, die in dem Nittendorfer Pflegeheim über die reine Pflege hinaus genau die Aufgaben übernehmen, für die eigentlich die Pflegekräfte einmal angetreten sind.

Das Lob der Patienten macht viel wett

Wenn schon die Politik und die Gesellschaft die Pflege nicht besonders würdigen, so ist für viele Pflegekräfte umso wichtiger, dass sie von den Heimbewohnern sehr geschätzt werden. »Das macht viel wett«, bekräftigt Birgit Robin. Erich H. ist so ein Beispiel, der trotz seines harten Schicksals immer optimistisch nach vorne schaut und nichts auf seine Pflegerinnen kommen lässt. Dabei hat es ihn wirklich schlimm getroffen. Seine Rückenmarksprobleme waren so gravierend, dass er dreimal operiert wurde und über drei Monate lang in einer Rehaklinik bleiben musste. »Ich war praktisch so gut wie gelähmt«, blickt er mit Schrecken zurück. Er konnte sich nur noch mit dem Rollstuhl fortbewegen. Jetzt ist er schon über drei Monate im Nittendorfer Pflegeheim und arbeitet ganz hart an sich selbst: Er hat dreimal am Tag Physiotherapie und nutzt zusätzlich das motomedizinische Bewegungsrad – ein spezielles Trainingsfahrrad – in seinem Zimmer. Da kommen schnell drei Stunden Bewegungstraining am Tag zusammen. Der Erfolg grenzt an ein Wunder. Denn der 82-Jährige kann wieder mit dem Rollator laufen und seit Kurzem sogar ein paar Schritte selbst frei gehen. Und die Zielsetzung von Erich H., der in der Gemeinde als ehemaliger Vorsitzender der Feuerwehr schon immer umtriebig gewesen ist, ist klar: wieder allein gehen und auch wieder länger laufen lernen.

Über die Pflege im Argula-von-Grumbach-Haus weiß er nur Gutes zu berichten. Seinen Pflegegrad kennt er gar nicht, aber er weiß, dass er pflegerisch in den zurückliegenden Monaten wieder enorm aufgepäppelt worden ist. Er sei zufrieden, sagt er, zumal seine bereits demente Frau vor Kurzem für zwei Wochen ebenfalls mit in seinem Zimmer lag, dann aber doch wieder heimwollte. Mit demenzkranken Menschen hat der 82-Jährige also Erfahrung. Deshalb stört ihn der enge Kontakt zu den vielen Demenzkranken im Pflegeheim auch nicht, zumal er von außerhalb sehr viel Besuch bekommt. Und er ist genügsam. Dass von zehn Frauen immer drei am Essen herummeckern, kann er nicht verstehen. Und von seinem Ziel, wieder voll belastungsfähig zu werden, können ihn diese Nebenkriegsschauplätze ohnehin nicht abbringen. Ob er aber so viel Mobilität aufbauen kann, dass er wieder ganz normal wird leben können, weiß heute niemand.

Hausarzt als Lotse für alte Menschen

Dass schwerwiegend kranke, hochbetagte und pflegebedürftige Menschen heute überhaupt wieder Mobilität aufbauen können, wäre vor 40 Jahren noch undenkbar gewesen, erinnert sich der pensionierte Allgemeinarzt Prof. Frank H. Mader, den ich im Anschluss an meinen Nittendorfer Pflegeheimbesuch treffe. In den Siebzigerjahren stand allein die akute Behandlung chronisch kranker alter Menschen im Fokus. An Rehabilitation gerade von Pflegebedürftigen oder Hochbetagten, die es damals in dieser großen Anzahl auch noch gar nicht gab, war überhaupt nicht zu denken. Heute wird dagegen von vielen Patienten »das Machbare eingefordert«. Um das Machbare aber auch vernünftig zu dosieren, müsse der Hausarzt in Zukunft als echter Lotse für die alten Menschen die zentrale Rolle spielen, meint auch der Nittendorfer Allgemeinmediziner und Pflegeheimarzt Dr. Raphael Weißgerber. »Nur wir Hausärzte haben das erforderliche Hintergrundwissen und sehen den Gesamtkontext, in dem ein Pflegebedürftiger sich befindet«, sagt er. Daran darf sich auch in Zukunft nichts ändern, da selbst der Geriater als weiterer Facharzt in dem Betreuungsgefüge genau diesen Part nicht allein ausfüllen kann. Da ist was dran. Und es stimmt wohl auch, dass die Heimbewohner in Nittendorf mitten im Oberpfälzer Land so gut es geht versorgt werden. Dass es noch viel besser sein könnte, ist natürlich allen klar.

Es geht aber auch viel schlechter, wie ich beim Besuch meines nächsten Pflegeheims ernüchternd feststellen muss. Ich bin unterwegs in einem Pflegeheim ebenfalls irgendwo im oberpfälzischen Land. Ich begleite den Allgemeinarzt Dr. Martin T., der schon auf der Fahrt mit dem Auto dorthin dem Pflegeheim kein gutes Zeugnis ausstellt. Ständig wechsele dort in kurzen Abständen – mitunter gar im Vier-Wochen-Rhythmus – das Personal, so dass die Kontinuität der pflegerischen Betreuung fehlt. Manche Bewohner würden schlichtweg links liegen gelassen, wenn sie das Pflegepersonal nerven. Aus pflegerischer und natürlich auch aus medizinischer Sicht sei dies höchst problematisch und in keiner Weise zu rechtfertigen. Und Zeit – für pflegebedürftige Bewohner eines Pflegeheims das allerwichtigste Gut – bringt in diesem Pflegeheim sowieso keine Pflegekraft mit, so dass viele Patienten allein vor sich hin dösen und froh sein müssen, wenn wenigstens Angehörige hin und wieder mal vorbeischauen, um die pflegerischen Defizite ein wenig aufzufangen.

Maria P. ist erst kurz da und will gleich wieder weg

Dass so der Pflegealltag in Deutschland in vielen Pflegeheimen aussehen soll, wie es die Boulevardmedien und kritische Fernsehmagazine immer wieder an einzelnen Beispielen darstellen, will ich noch immer nicht glauben. Doch ich werde beim Besuch gleich der ersten Bewohnerin eines Besseren belehrt. Maria P. ist noch neu in diesem Heim und will auch gleich wieder weg. »Wenn ich die Klingel läute, kommt keiner«, beklagt sie sich. Dabei fällt es ihr, die mit ihrer fortgeschrittenen Makuladegeneration fast gar nichts mehr sieht, schon schwer, den Druckknopf überhaupt zu finden und dann zu betätigen. Wir machen vor Ort die Probe aufs Exempel: Der 88-Jährigen gelingt es tatsächlich – wenn auch mit Mühe –, den Klingelknopf zu drücken. Wir warten und warten, aber keiner schert sich darum. Die Angehörigen von Maria P. sind ratlos, Martin T. sogar sichtlich verärgert. Hinzu kommt, dass Maria P. sowieso wieder nach Hause möchte. »Mir geht es psychisch hier viel schlechter«, klagt sie. »Ich will hier weg.« Ihre drei Söhne – nach dem Tod des Ehemanns die nächsten Angehörigen – stehen diesem Wunsch aber mit gemischten Gefühlen gegenüber. Denn sie sind nicht in der Lage, ihre 88-jährige Mutter zu pflegen, zumal einer der drei Söhne unter einer sozialen Phobie leidet und selbst betreuungsbedürftig ist. Der Pflegeaufwand der fast blinden Maria P. ist beträchtlich, da sie auch massive Rückenprobleme hat, an starker Arthrose und schwerwiegenden Durchblutungsstörungen im linken Fuß leidet. Was also tun? Der Hausarzt schlägt vor, es erst noch einmal ein paar Tage im Pflegeheim zu versuchen und erst dann Maria P. wieder nach Hause zu holen, wenn das Pflegeheim weiter so fahrlässig und verantwortungslos handelt. Aber selbst in einem schlechten Pflegeheim sei sie jetzt erst mal besser aufgehoben als zu Hause, wo der ambulante Pflegedienst und das notwendige Pflegebett erst einmal organisiert werden müssten. Martin T. spielt damit auf Zeit und weiß, dass er das Spiel wohl verlieren wird. Denn letztlich ist allein der Wille der Patientin, die nach Hause drängt, entscheidend. Das Beispiel zeigt aber auch, dass Betroffene und Angehörige aus unterschiedlichen Motiven oft etwas anderes wollen und jeder auf seine Weise durchaus recht haben kann.

Laura G. versucht immer wieder auszureißen

Doch wenigstens kann Maria P. noch selbst sagen, was sie möchte. Dieser Zug ist für die 78-jährige Laura G. längst abgefahren. Seit fünf Jahren schreitet ihre dementielle Entwicklung fort. Heute grummelt sie nur noch vor sich hin, was niemand mehr versteht. Sie ist freundlich, kann noch essen und trinken, ist körperlich gut beieinander, kennt sich aber nicht mehr aus. So sitzt sie entweder in ihrem Sessel oder sie versucht, aus dem Heim wegzulaufen. Deshalb trägt sie einen Responder, der dann ausschlägt, wenn die umtriebige demente Bewohnerin das Heim zu verlassen sucht. Allgemeinarzt Martin T. muss bei ihr genau hinschauen, da die 78-Jährige keine Arzneien mehr bekommt, die sie noch zuvor in Massen geschluckt hat. Doch auch er scheint zu resignieren: »Was soll man noch machen?«, fragt er sich selbst. Bei Laura G. ist nicht mehr viel möglich, zumal von ihr auch gar nichts mehr zurückkommt. Warum also die gesamte Diagnostik- und Behandlungsmaschinerie immer wieder neu anwerfen? Einziger Vorteil: Sie ist nicht aggressiv und stellt damit für sich und alle anderen Bewohner keine Gefahr dar. Aber auch sie wird im Pflegeheim weitgehend links liegen gelassen, und erfährt in keiner Weise die Zuwendung und Unterstützung, die sie ganz besonders benötigen würde.

Waltraut G.: Weit weg von der realen Welt

Noch schlimmer ist für mich aber das Schicksal von Waltraud G. Die psychisch stark angeschlagene Frau, die lediglich Schilddrüsen- und Blutdruckmedikamente einnehmen muss, ist erst 64 Jahre alt. Ihre langjährige Alkoholabhängigkeit hat sie in diese Lage gebracht und den dementiellen Prozess mit beschleunigt. Ihr Hausarzt spricht von der sogenannten Alzheimer-Demenz, ein Krankheitsbild, das alle Lebenssituationen von himmelhochjauchzend bis zu Tode betrübt umfasst. Wie sich diese auswirkt, wird mir erst am Ende meines Besuchs in ihrem Zimmer klar. So erzählt sie mir, dass sie ihre beiden Söhne niemals besuchen und dass es immer Streit darüber gibt, ob ihr Elternhaus verkauft werde. Das lehnt die 64-Jährige strikt ab, weil sie selbst wieder in das Haus zurückmöchte. Auf dem Flur erfahre ich später im Gespräch zwischen Hausarzt und Pflegefachkraft, dass zumindest ein Sohn regelmäßig zu Besuch kommt, dass das Haus längst verkauft ist und dass sie aufgrund ihres kognitiv stark eingeschränkten Zustands für immer im Pflegeheim bleiben wird. Der Bezug zur Realität ist bei ihr also völlig abhandengekommen. Real ist indes, dass ihr Sohn 3 200 € pro Monat für die Vollzeitbetreuung im Heim hinblättern muss. Für das Heim ein einträgliches Geschäft, weil die 64-Jährige nicht besonders pflegeaufwendig ist. Und falls Waltraud G. einmal aus Versehen den Klingelknopf drücken sollte und dann wieder keiner kommt, würde das gerade bei ihr auch gar nicht groß auffallen. Da ist es schon fast makaber, wenn es im Hausprospekt des Seniorendomizils so schön heißt: »Besonders in der Pflege und Betreuung von dementen und schwerstpflegebedürftigen Menschen kennen wir uns aus.«

Schlechte Pflegeheime und dennoch alternativlos

Dagegen ist die 76-jährige Nora R. ausgesprochen hilfsbedürftig und pflegeaufwendig. Sie lebt seit zwei Jahren hier und ich begegne ihr mit dem Rollator auf dem Flur. Von einer Pflegekraft ist weit und breit nichts zu sehen. Sie hatte schon einiges zu überstehen: einen Herzinfarkt, einen Magendurchbruch und zwei kapitale Stürze. Aktuell plagt sie sich mit ihrem dicken Knie, das so angeschwollen ist, dass es gleich zu platzen droht. Sie schluckt pro Tag etwa zehn Medikamente, auch gegen die starken Schmerzen und gegen ihre Depressionen. Glücklicherweise weiß sie sich umsorgt. Weniger von den Pflegekräften im Heim als vielmehr von ihren beiden Söhnen, die sie regelmäßig besuchen, und von ihrem Ehemann, der sogar zweimal in der Woche kommt. Trotz der auch für sie nicht optimalen Betreuung im Heim ist sie hier noch am besten aufgehoben, meint Haus- und Heimarzt Martin T. Denn die Sturzgefahr sei in dem barrierefreien Heim mit seinen breiten Gängen und den guten Lichtquellen noch am geringsten.

Dennoch liegt hier vieles im Argen und entspricht in keiner Weise den im eigenen Hausprospekt proklamierten Ansprüchen. Statt »Alles aus einer Hand« müsste es eher heißen »Alles aus der Hand gegeben« oder »Wir legen die Pflege in andere Hände«. Doch das Pflegeheim ist für Nora R. erst einmal alternativlos, weil es nicht mehr so einfach ist, von heute auf morgen ein anderes Pflegeheim zu finden. Auch schlechte Pflegeheime können für pflegebedürftige Menschen in bestimmten Situationen – zumindest für eine gewisse Zeit – die bessere Lösung sein. Das ist insbesondere dann der Fall, wenn gewisse Durststrecken überwunden werden müssen und das Umfeld und die Netzwerke drum herum nicht in der Lage sind, Tag für Tag die erforderliche Pflege zu leisten.

INFOBOX

Kleine und mittelgroße Pflegewohnheime

 Was spricht dafür?

Das 1994 entstandene Pflegeheim Argula-von-Grumbach-Haus im 13 Kilometer von Regensburg entfernten Nittendorf bietet in 56 Einzel- und 18 Zweibettzimmern Wohnraum für 92 Bewohnerinnen und Bewohner. Das Pflegeheim steht als typisches Beispiel für viele Pflegeheime in Deutschland, die am Rande von Großstädten oder in der Peripherie in den vergangenen Jahrzehnten auf- und ausgebaut worden sind.

Die Zimmerausstattung ist in solchen Wohnheimen meist schon etwas in die Jahre gekommen, aber dennoch mit dem Notwendigen versehen. Sie enthalten zum Beispiel eine Nasszelle, einen Balkon und Anschlüsse für TV, Telefon und Internet. Eigene Möbel können mitgebracht werden, von der Heimleitung ist dies sogar erwünscht. In den Wohnbereichen gibt es je zwei zusätzliche Aufenthaltsräume und eine Cafeteria mit Wintergarten, die an fünf Nachmittagen in der Woche geöffnet ist. Weiter steht ein Veranstaltungs-, Bewegungs- und Andachtsraum, in dem regelmäßig Gottesdienste stattfinden, zur Verfügung. Als Service wird zudem ein Friseur, Fußpflege, ambulante Therapien sowie auf Wunsch eine Begleitung bei Einkäufen und Besorgungen angeboten. Das sind alles Leistungen, die Sie als Angehörige heute von solchen Einrichtungen erwarten dürfen. Natürlich müssen bei solchen Heimen, die aus Platznot nicht alle diese Angebote unterbreiten können, Abstriche gemacht werden. Dann sollte aber die Qualität der Pflegekräfte entsprechend hoch sein. So wie das zum Beispiel in Nittendorf der Fall ist. Die durch Fort- und Zusatzausbildungen immer wieder qualitativ untermauerten Pflegestandards werden als »ganzheitlich aktivierend« angepriesen. Ziel dabei ist es im Nittendorfer Pflegeheim wie in vielen anderen Pflegeheimen auch, besonders noch vorhandene Fähigkeiten zu stärken und verloren gegangene Fähigkeiten wiederherzustellen. Diesem Anspruch versucht man dann auch mit den begrenzten Ressourcen so gut wie möglich gerecht zu werden.

Was spricht dagegen?

Viele Pflegeheime sind in die Jahre gekommen. Das trifft auch für das Nittendorfer Pflegeheim zu. Im Vergleich zu neu erbauten Pflegeheimen oder auch vollständig renovierten Häusern sind ältere Einrichtungen vom Wohnkomfort und dem Zuschnitt der Zimmer und Flure natürlich mit der Zeit ins Hintertreffen geraten. Doch dieser erste negative Eindruck sollte nicht überbewertet werden.

Denn diese Nachteile können wieder wettgemacht werden, wenn die Betreuung der Heimbewohner passt. Je mehr gezielte Angebote in Pflegeheimen angeboten werden, desto größer ist die Chance, dass sich die Bewohner mit baulichen Defiziten besser arrangieren.

Das anonymisierte Pflegeheim in der Oberpfalz hat dagegen um die 60 frisch renovierte und herausgeputzte Einzelzimmer. Das Gesamtergebnis der – allerdings äußerst umstrittenen – MDK-Begutachtung über die Qualität einer Einrichtung fällt mit der Gesamtnote 1,2 auch sehr gut aus. Und dennoch spricht vieles – wie eindrücklich dargestellt – gegen ein solches Pflegeheim.

€ Was kostet das alles?

Im Pflegegrad 2 bis 5 fallen im Nittendorfer Pflegeheim 1 926 € Eigenanteil für ein Doppelzimmer und 2 109 € für ein Einzelzimmer an. Die restlichen Beträge werden – in zunehmender

Höhe mit steigendem Pflegegrad – von der Pflegeversicherung erstattet. Bei Pflegegrad 1 fallen die Zuflüsse aus der Pflegeversicherung geringer aus, weshalb die selbst zu erbringenden finanziellen Leistungen höher ausfallen (2 208 € für ein Doppelzimmer und 2 390 € für ein Einzelzimmer). Für einen Tag Kurzzeitpflege fallen im Doppelzimmer 36,85 € und im Einzelzimmer 42,85 € an. Insgesamt erstattet die Pflegeversicherung 1 612 € pro Jahr und zu pflegender Person für die Kurzzeitpflege.

Im zweiten anonymisierten Pflegeheim fallen die Eigenanteile je nach Pflegegrad bis zu einer Höhe von maximal 2 000 € um einiges niedriger aus.

▶ Mein persönlicher Rat

Besonders wertvoll sind nach meinem Eindruck für viele Bewohner die Angebote zum Mitmachen und zum aktiven Gestalten. Dazu gehören im Nittendorfer Pflegeheim ein Singkreis, die Bastelrunde, die Literarische Stunde, der Sitztanz, das Gedächtnistraining, Gymnastik, die Bibelstunde und die Gottesdienste im Haus sowie ein würdiger Umgang mit den im Heim Verstorbenen. Ein entscheidendes Kriterium für die betreuerische Qualität eines Pflegeheims ist neben der Anzahl der eigentlichen Pflegekräfte die Zahl der Betreuungsassistenten. In Nittendorf kommen acht solcher Kräfte zum Einsatz, zwei je Stockwerk, und noch einmal je eine Betreuerin für Gruppenangebote und als Springerin. Die Betreuungsassistenten übernehmen dann genau die Aufgaben, für die Pflegekräfte keine Zeit haben: dort mitanpacken, wo es nötig ist. Oder – oftmals das Wichtigste – miteinander reden oder einfach nur mal zuhören. Deshalb sollten Sie in einem Pflegeheim nicht nur nach dem personellen Schlüssel für Pflegekräfte und speziell auch für den Nachtdienst, sondern immer auch nach der Stellenanzahl der Betreuungsassistenten fragen! Denn dieser Stellenschlüssel ist ein ganz entscheidendes Kriterium dafür, ob Bewohner in einem Pflegeheim nicht nur gut gepflegt, sondern auch gut betreut werden.

Modell 3

Wohnen und Pflege im Quartier
Das »Upladin« als Bürgerzentrum in Leverkusen-Opladen

Es ist noch gar nicht so lange her, da wäre das Wohnhaus Upladin in Leverkusen-Opladen nicht unbedingt einen Besuch wert gewesen. Seit 1984 fungierte es als Wohnstift mit einer kleinen separaten Pflegeabteilung für besser gestellte ehemalige Werksangehörige der Bayer AG. Heute ist daraus ein modernes und besonderes Wohnhaus für ältere und pflegebedürftige Bürger im Stadtteil geworden, weil es fest eingebunden in das örtliche Quartier und in die unmittelbare Umgebung ist. Das ist aber noch längst nicht alles. Das ehemals renovierungsbedürftige (abgewirtschaftete) Pflegeheim hat sich heute zu einem echten Quartierszentrum nicht nur für seine Bewohner, sondern für alle Bürger des Stadtteils gemausert, stellt Astrid Gruska, die das Quartiersmanagement im Wohnhaus Upladin managt, nicht ohne Stolz fest. Man muss sich das mal vorstellen: Ein Haus mit vielen alten und pflegebedürftigen Menschen, das sonst eher weitab vom Zentrum liegt, wird zu einem echten Bürgerhaus und zum Kristallisationspunkt eines ganzen Stadtteils. Wie ist so etwas möglich gewesen?

Kurz gesagt mit Fantasie, Hartnäckigkeit, Konsequenz und Geduld gleichermaßen. Dennoch war es ein langer und harter Weg bis zum Ziel. Da die konventionelle Altenpflegeeinrichtung der Bayer AG große finanzielle Verluste verzeichnete, ging das Haus 1989 in die Trägerschaft der CBT (Caritas-Betriebsführungs- und Trägergesellschaft mbH) über. Heute unterhält die CBT 22 Einrichtungen in 16 Städten im Rheinland. Von Anfang an verfolgte die CBT dabei das Konzept »Wohnen und Pflegen als Einheit«, erläutert Franz J. Stoffer, seit Gründung bis 2011 Geschäftsführer der CBT. Heute verfügt das Haus im Herzen der Opladener Fußgängerzone über 275 Wohnangebote: alle barrierefrei, mit einer abschließbaren Wohnungstür, Haustürklingel, Notrufsystem, Diele, kleiner Pantryküche und einem eigenen Bad, umrahmt von Gemeinschaftsräumen mit kleinen Küchenzeilen. 50 Plätze davon werden als »Wohnen mit Service« angeboten. Dieses Paket umfasst die Miete plus feste Grundleistungen oder verschiedene Wahlleistungen wie Reinigung oder Einkaufshilfen sowie – bei Bedarf – die Nutzung ambulanter Pflegedienste. 225 Plätze sind Wohnangebote mit stationärer Pflege (Heimplätze) und – je nach Bedarf – entsprechend intensiver Pflege.

Pflege ist spürbar im Wandel

Doch das Haus ist mittlerweile schon wieder in die Jahre gekommen und muss nun dringend renoviert und modernisiert werden. Die stationären Heimplätze werden nunmehr um 60 auf dann 166 Plätze verringert, die Wohnappartements(plätze) mit Service um 39 auf 89 erhöht. Dieser Wandel sei ein Spiegelbild der Zeit, erläutert Stoffer. Denn auf die stationäre Pflege greifen heute in der Regel nur noch die hochgradigen Pflegebedürftigen mit Pflegegrad 3 bis 5 zurück. Alle anderen verbleiben so lange wie möglich in den eigenen vier Wänden oder mieten sich in den Servicewohnungen ein.

Zudem stehen (im Quartiershaus gegenüber) zehn Kurzzeitpflegeplätze (für die Kurzzeit- oder Verhinderungspflege oder auch zum Probewohnen) sowie in einem separaten Gebäudeteil 14 Tagespflegeplätze zur Verfügung. Doch neben neuen Plätzen gibt es auch immer wieder neue Konzepte. Bis 2020 sollen nun im Rahmen der Modernisierung die Zimmer im Bereich des Servicewohnens von den Pflegebereichen getrennt werden. Bisher war dies bewusst nicht der Fall, um auch zwischen diesen beiden Bereichen lebendige Synergien herzustellen. Doch in Zeiten, in denen Pflegestationen immer mehr schwer pflegebedürftige und demente Bewohner aufnehmen und betreuen müssen, funktioniert dieses Zusammenspiel nicht mehr so gut, muss auch Stoffer zähneknirschend eingestehen. Da 30 Prozent der Bewohner im Laufe eines Jahres versterben, rückt auch die individuelle Lebensbegleitung bis zum Tod immer stärker in den Fokus. Franz J. Stoffer verfolgt dabei die Devise, dass jeder Bewohner »so versterben kann, wie er geboren wurde – nicht allein«. So hat sich im Laufe der Zeit eine »verbindliche Abschieds- und Trauerkultur« entwickelt, die viele im Haus sehr schätzen. Für verstorbene Bewohner finden Gottesdienste statt, zu denen auch Angehörige und Freunde aus der Gemeinde eingeladen werden, und das »Buch des Lebens« erinnert an jeden Bewohner, der hier einmal gelebt hat.

Ein Bürgerhaus mitten im Quartier

Geschäftsleiter Wolfgang Pauls und die Quartiersmanagerin Astrid Gruska versuchen, das Wohnhaus Upladin immer wieder für die Bewohner des Stadtteils zu öffnen. Und das mit überaus großem Erfolg. Denn die Liste der Beispiele, wie gut das Wohnhaus mittlerweile im Quartier verankert ist, ist lang und hebt sich dadurch deutlich von anderen Anbietern ab:

● Beispiel Marktcafé: An Markttagen können demenziell erkrankte Menschen aus dem Stadtteil sowie ihre pflegenden Angehörigen und Pflegekräfte sich in der Einrichtung treffen. Bis zu zehn Demenzkranke können in extra Wohnungen des Hauses von geschulten Haupt- und Ehrenamtlichen betreut werden, so dass die pflegenden Angehörigen den Vormittag für Einkäufe oder auch zur Entspannung nutzen können. Ein – ebenfalls ehrenamtlicher Fahrdienst – sorgt für den Transfer. Abgerundet wird der Vormittag oft mit einem gemeinsamen Mittagessen im Hausrestaurant. Finanziert wird das Angebot über die Pflegekassen und aus Eigenmitteln.

- Austausch von Jung und Alt: Besonders im Fokus steht hier die Kooperation mit einem benachbarten Gymnasium. Schüler führen dabei die Senioren und unmittelbare Nachbarn des Wohnhauses Upladin in die Welt des Internets und der Mobiltelefone ein. Von diesem unkonventionellen Zusammenspiel der unterschiedlichen Generationen profitieren die alten Menschen genauso wie die Jugendlichen. Die Schüler räumen mit ihren häufig vorhandenen Vorurteilen auf, dass alte Menschen lediglich passiv und desinteressiert sind, stellt Astrid Gruska immer wieder fest. Und die Senioren lernen, dass viele Jugendliche nichts mit der immer wieder propagierten »Null-Bock-Mentalität« gemein haben und das Alter durchaus wertschätzen können.

- Bürgernetz Opladen: Hier ist das Haus Upladin nicht nur aktiver Projektpartner, sondern es stellt auch das Büro für die ehrenamtliche Koordination in Kooperation mit der Stadt Leverkusen und dem Gemeinnützigen Bauverein Opladen. Dazu zählen zum Beispiel Angebote wie der »Bürgerstammtisch«, der Tanznachmittag 60+ oder das »Weihnachtscafé« für Alleinstehende, die Rommé-Runde mit Haus- und Stadtteilbewohnern sowie die »Silberdisteln«, eine eigene Theatergruppe älterer Bürger aus dem Stadtteil und dem Wohnhaus.

- Anmietung von Räumen des Quartierszentrums: Bewohner und Unternehmen des Stadtteils können den Festsaal im Haus – zum Beispiel für Weihnachts-, Geburtstags- oder Betriebsfeiern oder auch für kulturelle Veranstaltungen – für bis zu 100 Personen anmieten.

- Quartiersportal Opladen: Mit diesem webbasierten und ebenfalls vom benachbarten Gymnasium begleiteten Projekt hat das Haus Upladin – unterstützt vom Kuratorium Deutsche Altershilfe – einen weiteren innovativen Weg beschritten. Unter www.

netzwerk-opladen.de kann jeder Interessierte Veranstaltungen, Termine, Aktivitäten und Adressen aus dem Stadtteil jederzeit abrufen oder sich darüber informieren, was im Quartierszentrum Upladin stattfindet.

In Opladen ist also schon vieles in Bewegung gekommen, aber noch längst nicht alles, was Wolfgang Pauls und Astrid Gruska auf ihrem Wunschzettel stehen haben. So würde sie zum Beispiel gerne einen ehrenamtlichen Fahrdienst aufbauen und ehrenamtliche Fahrer akquirieren, um die Quartiersbewohner noch enger mit der Bevölkerung zusammenzubringen. Das wäre zum Beispiel dann der Fall, wenn der Fahrdienst die Bewohner in Einkaufszentren bringen oder zu speziellen Veranstaltungen fahren könnte, die andernfalls nicht vom Quartierszentrum aus erreichbar wären. Zudem möchten sie nicht nur die Sitzgelegenheiten für Senioren im Stadtteil verbessern, sondern die Bewohner des Wohnhauses Upladin bei der Aufwertung und Umgestaltung der Fußgängerzone – etwa mit der Berücksichtigung von mehr Ruhezonen – aktiv mit einbinden. Ihr Engagement geht sogar so weit, auch die Städtebauförderung im Quartier mit ins Visier zu nehmen, um auf Dauer noch mehr niedrigschwellige Angebote auch für ältere und pflegebedürftige Menschen zu etablieren.

Ehrenamtliche, die eine Menge stemmen

Doch wie können solche ambitionierten Projekte überhaupt umgesetzt werden? Haben Pflege- und Betreuungskräfte nicht auch in Leverkusen-Opladen alle Hände voll zu tun, um den normalen Alltag einigermaßen zu bewältigen? Ja, haben sie, also müssen Ehrenamtliche her. In Upladin stehen sage und schreibe gleich 100 ehrenamtliche Kräfte zur Verfügung, zumeist aus dem Stadtteil, direkte Nachbarn, Angehörige von Bewohnern oder Mitarbeitern.

Sie helfen mit bei haushaltsnahen Leistungen (etwa Balkonpflege), bei Bankgeschäften oder Verwaltungsangelegenheiten oder auch in der Cafeteria oder im Markt-Café. Oder sie bieten eigene Veranstaltungen wie einen Literaturkreis, Gymnastik, eine Singrunde oder auch Filmabende und Vorträge an. Und – wie es sich für ein Bürgerzentrum gehört – für Bewohner und Stadtteilbürger gleichermaßen.

Für Franz J. Stoffer sind das Paradebeispiele, die Mut machen. Denn seiner Ansicht nach schaffen nur solche Gemeinschaftsangebote in einem abgegrenzten Sozialraum Nähe. Und diese Nähe schafft wiederum Teilhabe. Ohne eine »werteorientierte Führungskultur« könne man all das aber nicht auf die Beine stellen, ist Ulrich Moser, Pflegedienstleiter im Wohnhaus Upladin, überzeugt. »Franz J. Stoffer hat diese Haltung vorgelebt und uns damit geprägt.«

Für Wolfgang Pauls und Ulrich Moser ist der in Upladin beschrittene Weg ein leuchtendes Beispiel dafür, dass mit viel Engagement, Charisma und Mut viel bewegt werden kann. Das allerdings sind zwei Eigenschaften, die bis heute in der breiten und mitunter sehr festgefahrenen Pflegedienstlandschaft hierzulande immer noch weitgehend fehlen.

INFOBOX

Pflegeheim im Quartier

 Was spricht dafür?
Mit dabei und richtig mittendrin – so könnte man Pflegeheime beschreiben, die mitten in einer Stadt, einem Stadtteil, einer Gemeinde oder eben im Quartier angesiedelt sind. Dieser Standort mitten im Geschehen einer Gemeinschaft ermöglicht ein nahes Zusammenleben zwischen den Heimbewohnern und den Menschen in der Umgebung. Wenn es gut läuft und Konzept, Angebote und Struktur passen, kann ein Pflegeheim – wie

in Leverkusen-Opladen – sogar zum Mittelpunkt im Stadtteil werden. Pflegebedürftige Menschen stehen damit automatisch im Fokus und nicht – wie so oft – im Abseits. Und auch die Bevölkerung im Stadtteil profitiert von dieser Nähe, weil Veranstaltungs- und Freizeitangebote gemeinsam – zumeist im Pflegeheim selbst – geplant und auch umgesetzt werden. Das schafft Vertrauen, reduziert Vorurteile und führt zu einem besseren Miteinander.

 Was spricht dagegen?

Platzmangel ist für ein Pflegeheim oft ein Hindernis, um zu einem Quartierszentrum aufzusteigen. Denn eine solche Einrichtung benötigt viel Raum, um ihrem Anspruch auch gerecht werden zu können. Doch die dafür benötigten Flächen stehen im Zentrum einer Kommune oft gar nicht oder nur bedingt zur Verfügung. Falls zudem nicht genügend ehrenamtliche Kräfte rekrutiert werden können, sind die an ein Quartierszentrum gestellten hohen Ansprüche kaum zu erfüllen. Das sind die beiden wesentlichen Gründe, warum es heute noch viel zu wenige Pflegeheime gibt, die sich mitten im Quartier zu einem Kristallisationspunkt für alle Bürger entwickeln konnten.

Wenn jedoch wie im Fall Upladin ein Pflegeheim Leistungen auch für die Bürger des Stadtteils erbringt, ist es zwingend erforderlich, dass sich die Kommune an der Finanzierung beteiligt.

€ Was kostet das alles?

Die Kosten hängen wie überall vom Pflegegrad ab. Hinzu kommen – wie üblich – Kosten für Unterkunft und Verpflegung sowie ein Umlagebeitrag für die Altenpflegeausbildung. Der Monatsbeitrag im Pflegehaus Upladin in Leverkusen-Opladen addiert sich zum Beispiel bei Pflegegrad 2 auf 3 313 € im Doppelzimmer. Er setzt sich aus den Pflegeleistungen (1743 €), der

Umlage zur Altenpflegeausbildung (112 €), den Unterkunftsaufwendungen (617 €), den monatlichen Verpflegungskosten (475 €) und den Investitionskosten (365 €) zusammen. 770 € trägt davon bei Pflegegrad 2 die Pflegeversicherung. Verbleibt am Ende ein monatlicher Eigenanteil von 2 543 € im Doppelzimmer und 2 577 € im Einzelzimmer. Bei Pflegegrad 4 und 5 sind die Eigenanteile genauso hoch. Zwar steigen bei Pflegegrad 4 die monatlichen Pflegeleistungen auf 2 748 € (Pflegegrad 5: 2 978 €) an. Dafür fallen aber die Zuwendungen aus der Pflegeversicherung mit 1 775 € (Pflegegrad 4) und 2 005 € (Pflegegrad 5) deutlich höher aus. Pflegewohngeld-Empfänger können den Eigenanteil im Einzelzimmer gegebenenfalls noch um 439 € verringern.

Doch das Quartierszentrum Upladin kann gegen vergleichsweise geringe Kosten auch von den Bürgern der Stadt genutzt werden. Die Mietkosten der Räume im Quartierszentrum fallen recht bescheiden aus. Für den maximal 120 Personen fassenden Festsaal sind 150 € Mietkosten pro Tag (82,50 € für einen halben Tag) zu entrichten. Für den maximal 32 Personen umfassenden Konferenzraum sind es 62,50 € Mietkosten pro Tag. Hinzu kommen Kosten für die Medientechnik (40 € pro Tag für einen Beamer) sowie umfassende und recht preisgünstige Verpflegungsangebote von »Verwöhn-Pausen« (Vitaminpause für 7,80 € pro Person) über »Kleine Leckereien« bis hin zu einer reichhaltigen »Buffet- und Menüauswahl«. Damit kann das Haus sein frei verfügbares Budget ein wenig aufstocken.

 Mein persönlicher Rat

Wer als pflegebedürftiger Mensch über die Bewohner im Pflegeheim hinaus regelmäßige Begegnungen mit alten Bekannten oder sogar neue Freundschaften aus der unmittelbaren Umgebung finden möchte, ist in einem Pflegeheim mitten im Quartier bestens aufgehoben. Angehörige sollten dann in jedem Fall eine solche Einrichtung wählen, wenn sie in unmittelbarer

Nähe zur Verfügung steht. Das ist aber längst noch nicht überall der Fall. Auch demente Menschen, die aufgrund kognitiver Einschränkungen kaum mehr kommunikationsfähig sind, können sich in größeren Gesellschaften durchaus wohlfühlen.

Ob ein solches Angebot aber individuell tatsächlich passt, sollten Angehörige vorher genau ausloten. Denn wer nicht so sehr auf ein lebendiges und stark auf Aktion ausgerichtetes Wohnheim setzt, sondern als pflegebedürftiger Mensch eher zurückgezogen und ruhig leben möchte, kann sich zwar immer in sein eigenes Pflege-Appartement zurückziehen. Dennoch sollte man in diesem Fall besser eine andere – weniger lebendige – Einrichtung vorziehen.

Modell 4

Autarke Hausgemeinschaften in einem Pflegeheim
Das Katharinenstift in Remscheid-Lennep

Im Katharinenstift in Remscheid-Lennep erinnert auf den ersten Blick kaum etwas daran, dass man in einem Pflegeheim ist. Gut, die Menschen, denen man dort begegnet, sind alt, zum Teil sehr alt. Dennoch wähnt man sich eher in einer Wohngemeinschaft, in einem Haus, das viel Atmosphäre und Gemütlichkeit ausstrahlt. Und genau dahin wollte Franz J. Stoffer, der Initiator und Gründer des Katharinenstifts, auch kommen. Alle scheinen entspannt, und das meiste läuft auch entspannt ab. Nirgends springen – wie anderswo – Pflegekräfte herum, die nicht wissen, was sie zuerst erledigen sollen. Und alle Bewohnerinnen und Bewohner, die man anspricht, scheinen zufrieden und mit sich im Reinen zu sein. Träume ich hier gerade einen Traum oder befinde ich mich gar im Paradies?

Nein, das nicht gerade. Aber im Katharinenstift wird Tag für Tag ein Leben gelebt, das sich die meisten pflegebedürftigen Menschen nur wünschen können. Ich befinde mich in einem Haus, das bereits 1916 errichtet worden ist und nach dem Auszug der letzten Ordensschwestern 1986 von oben bis unten auf den Kopf gestellt wurde. Und zwar von Franz J. Stoffer, der bis 2011 Geschäftsführer des Unternehmens CBT – der Caritas-Betriebsführungs- und Trägergesellschaft – gewesen ist. Doch der Volkswirt hat nicht nur das Katharinenstift auf die Beine gestellt. 14 Pflegeheime, 15 Heime für betreutes Wohnen und drei Mehrgenerationenhäuser unterstehen der CBT. Zudem fünf Wohnheime für Menschen mit geistiger Behinderung sowie eine Mutter-Kind-Klinik für Vorsorge und Rehabilitation, die die CBT aber mittlerweile an andere Träger weiterveräußert hat.

Ein neuer Geist zieht ein

Doch keine dieser Einrichtungen ist vergleichbar mit dem Katharinenstift, das 2008 mit einem völlig neuen und damals revolutionären Konzept vorgeprescht ist. Zusammen mit der Geschäftsleiterin Ursula Olbrich bezogen 66 Bewohner das neu erbaute Haus, das über drei Etagen verteilt ist und insgesamt sechs Hausgemeinschaften mit je zehn bis zwölf Bewohnern beherbergt. Alle Gemeinschaften verfügen über eine autarke Haushaltsführung und verzichten dabei auf sämtliche zentralen Versorgungsstrukturen, wie sie üblicherweise in einem Pflegeheim vorhanden sind. So sucht man im Katharinenstift vergeblich nach einer Großküche, einer Wäscherei oder einer Rezeption. Stattdessen trifft man neben schönen Bewohner-Appartements auf eine großzügige offene Wohnküche und das direkt angrenzende behagliche Wohnzimmer. Doch das ist noch längst nicht alles, weil auch richtige Kleinode wie ein Sinnesgarten oder ein Nostalgie- und Märchenzimmer sowie ein im orientalischen Stil gestaltetes Wellnessbad genutzt werden können. Pflegekräfte muss man fast mit der Lupe suchen, vielleicht auch deshalb, weil sie in ihren Schichten gleich für drei Hausgemeinschaften zuständig sind. Und der Alltag und die Tagesgestaltung finden weitgehend nach den Wünschen und Möglichkeiten der Bewohner statt und nicht nach festen und fixen Zeiten, auf die die sonst üblichen starren und zentralistischen Versorgungsstrukturen in einem Pflegeheim normalerweise ausgerichtet sind.

Die Hauswirtschafterin gibt den Ton an

Das alles klingt gut, doch funktioniert es auch? Um mir davon ein Bild zu machen, schaue ich mir eine Hausgemeinschaft zusammen mit Ursula Olbrich und Franz J. Stoffer näher an. Schon beim Eintreten – es ist später Vormittag – wird mir klar, dass die Wohnküche die zentrale Stelle und die dafür verantwortliche Hauswirtschafterin die zentrale Bezugsperson ist. Nicht nur weil hier seit 2008 jeden Tag von der Hauswirtschafterin das Essen für die bis zu zwölf Bewohner frisch zubereitet wird. In allen sechs Hausgemeinschaften werden dabei separat die gleichen Gerichte gekocht. Jede Hauswirtschafterin versucht dabei – so weit wie möglich – die Bewohner von der Zubereitung bis hin zum Abwasch aktiv miteinzubeziehen. Und selbst die dementen oder hochbetagten Bewohner sind mit dabei, indem sie bereits am Esstisch oder neben der Küche sitzen und einfach zuschauen. Weiterer Vorteil: Es kann jeden Tag so passgenau gekocht werden, dass nur wenig Reste anfallen. Doch läuft das eigentliche schmale Essensbudget, das in einem Wohnheim normalerweise zur Verfügung steht, da nicht aus dem Ruder? »Keineswegs«, beteuert Ursula Olbrich: »Alle dachten, dass uns das Lebensmittelbudget das Genick brechen wird. Doch genau das Gegenteil ist der Fall. Mit 5,40 € pro Pflegetag liegen wir sogar weit unter dem üblichen Schnitt.«

Die Hauswirtschafterin ist auch darüber hinaus die »gute Seele« einer jeden Wohngemeinschaft, weil sie die Bewohner – so weit nur irgend möglich – mit in den ganz normalen Tagesablauf integriert. Dazu gehört zum Beispiel, den Tisch zu decken (mit eigens von der Innenarchitektin Petronella Sitsen entworfenem Porzellan), abzuräumen oder beim Kochen mitzuhelfen. Da greift auch ein Hochbetagter mal wieder zum Kartoffelschäler, den er eigentlich längst vergessen hatte. Oder die Bewohner helfen mit, die Wäsche zusammenzufalten. »Wir sind immer wieder erstaunt darüber, was auch bei Demenzkranken alles geht«, stellt die Geschäftsleiterin immer wieder fest. Hierbei und auch ansonsten werden stets die folgenden Grundsätze beachtet:

- Der alte Mensch darf so sein, wie er ist.
- Sämtliche Ressourcen der Bewohner werden im Alltag immer wieder abgerufen.
- Jeder wirkt an der Alltagsgestaltung mit, so gut er kann.

- Überschaubare räumliche Strukturen und die wohnliche Ausstattung vermitteln Geborgenheit.
- Angehörige, Ehrenamtliche und Netzwerkstrukturen im Stadtteil werden ausgiebig genutzt.

Alles scheint Hand in Hand zu gehen, jeder scheint im Katharinenstift für den anderen da zu sein. Da kann es schon mal vorkommen, dass die examinierte Altenpflegerin den Tisch mit deckt und die Hauswirtschafterin bei Bedarf bei der Morgentoilette unterstützt. In jeder Hausgemeinschaft sind am Tag zwischen sieben und zehn Mitarbeiter aus der Pflege, der Hauswirtschaft und der psychosozialen Begleitung im Einsatz. Die Teilhabe der Bewohner steht dabei stets im Vordergrund. Jeder hat eine Aufgabe und wird getreu dem Motto des Katharinenstifts fest in den Alltag miteingebunden. Ganz besonders gilt dies in der Wohnküche und drum herum. Da wird täglich mit frischen Waren und Zutaten von der Geflügelbrühe mit Ei über die Wirsingroulade mit Specksauce bis hin zu Griesflammerlie mit Kirschen ein Drei-Gänge-Menü aufgetischt, von denen viele Bewohner zuvor selbst zu Hause nur träumen konnten.

Man kann sich auch aus dem Weg gehen

Doch auch außerhalb der Wohnküche ist Leben in der Bude. Die 81-jährige Ingeborg F., die mit ihrem Rollator unterwegs ist, bestätigt das. »Irgendjemand ist immer da, wenn man auf der Etage unterwegs ist«, freut sie sich. »Wenn man immer im Zimmer ist, ist man doch nur alleine.« Das sieht die 86-jährige Martha F. genauso. »Ich höre gerne zu, weil alte Menschen viel mehr zu erzählen haben als jüngere. Da steckt einfach viel mehr dahinter.« Doch die enge Kommunikation suchen nicht alle in der Hausgemeinschaft. Einem männlichen Bewohner geht das »ganze Gequatsche auf den Geist«. Deshalb bleibt er beim Essen zumeist lieber in seinem Zimmer.

Und selbst die umtriebige Ingeborg F. schaut sich immer wieder mal um, wenn sie auf der Etage ihre Runden dreht: »Mit einer Person«, so sagt sie, »komme ich nicht so klar. Und der möchte ich auch nicht begegnen.« Um das zu vermeiden, zieht auch sie sich hin und wieder zurück.

Begegnung und Zuwendung sind dennoch die Stichworte, auf die es beim pflegebedürftigen Menschen besonders ankommt. Die vielfach überforderten Pflegekräfte haben dafür oft nicht genügend Zeit, stellt auch Ursula Olbrich ernüchtert fest. Dafür springen im Katharinenstift über 30 Ehrenamtliche, fünf Bewohnerassistentinnen mit je einer halben Stelle (die anderswo Betreuungskräfte heißen) und drei psychosoziale Begleiterinnen (ebenfalls mit je einer halben Stelle) ein. Olbrich sagt, was ich oft zu hören bekomme: »Die machen nun das, wofür wir Pflegekräfte mal angetreten sind.«

Pflegekräfte werden enorm entlastet

Überhaupt nimmt in Lennep die Pflege in keiner Weise die dominierende Rolle ein wie sonst in Pflegeheimen üblich. Vormittags sind lediglich acht Pflegekräfte für das gesamte Haus im Einsatz, nachmittags sechs, und nachts sind es zwei, eine Pflegefachkraft und eine Pflegehelferin. Franz J. Stoffer erklärt, dass dennoch gute Pflege geleistet werden kann, weil dort, wo Pflegebedarf besonders besteht, die Pflegekräfte auch präsent sind. Durch die enorme Bedeutung der Hauswirtschafterin und den Einsatz sämtlicher Betreuungskräfte und der Ehrenamtlichen werden die Pflegekräfte jedoch enorm entlastet. Stoffer: »Bei uns läuft eben nicht wie üblich alles über die Pflege.« Vielmehr werden die Verantwortlichkeiten aufgeteilt und so die Pflegekräfte von pflegefremden Aufgaben entlastet, so dass sie sich verstärkt um ureigene pflegerische Tätigkeiten kümmern können.« Das zahlt sich aus. Der Verbrauch und der Einsatz von Medikamenten oder Beruhigungsmitteln liegen im

Katharinenstift weit unter dem Durchschnitt anderer Pflege- und Altenheime.

Auch eine Rezeption – sonst ebenso Standard und erste Anlaufstelle in einem Pflegeheim – sucht man im Katharinenstift vergebens. Dafür gibt es für jede Hausgemeinschaft eine Klingel und für jeden einzelnen Bewohner gleich am Eingang des Wohnstifts einen Briefkasten. Ärzte und Angehörige erhalten über einen Chip überall den für sie erforderlichen Zugang. Das alles wurde anfangs durchaus kritisch beäugt und auf Dauer für kaum tragfähig gehalten. »Heute«, so erzählt die Geschäftsleiterin, »fragt hier kein Mensch mehr nach der Rezeption oder dem Postboten.«

Warum gibt es Lennep nicht überall?

Doch warum gibt es solche Einrichtungen nicht überall? Stoffer nimmt an dieser Stelle kein Blatt vor den Mund und redet sich so richtig in Rage. Die Träger bremsen solche Modelle häufig von vornherein aus, weil sie oft träge sind und keinen Mut zu Veränderungen haben, da sie fürchten, dass es zu teuer werden und die auf die Hauswirtschaft konzentrierte Ausrichtung scheitern könnte, beklagt er. Vielfach blockieren auch die Pflegefachkräfte solche innovativen Ansätze, weil sie nicht ins zweite oder dritte Glied rücken wollen. Deshalb würde Ursula Olbrich gerne viel mehr in die Offensive gehen, damit solche alternativen Pflegeeinrichtungen bekannter und populärer werden und irgendwann zum ganz normalen Standard gehören.

Das erhofft sich auch Franz J. Stoffer, und er geht sogar noch einen Schritt weiter: Herkömmliche Heime sind – von wenigen Ausnahmen für schwerstpflegebedürftige alte Menschen abgesehen – »nicht menschenwürdig und gehören geschlossen«. Mit dem berühmt-berüchtigten Motto der drei S »still, satt und sauber« könne man sich heute einfach nicht mehr zufriedengeben. »Zeit,

Zuwendung und Zärtlichkeit« – die drei Z hat sich Stoffer auf die Fahnen geschrieben. In Lennep werden diese drei Z tatsächlich gelebt. Und Lennep sollte doch eigentlich in einem wohlhabenden Land überall möglich sein.

INFOBOX

Hausgemeinschaftsmodell in einer Pflegeeinrichtung

 Was spricht dafür?

Individualität wird in einem Hausgemeinschaftsmodell ganz großgeschrieben, obwohl wir nach wie vor von einem Pflegeheim sprechen. Wie ist das möglich? Obwohl das Haus im Remscheid-Lennep über 66 Betten verfügt, wirkt die Einrichtung in keiner Weise wie ein mittelgroßes Pflegeheim. Entscheidend hierfür sind die lichtdurchflutete Architektur, die das Haus wie ein normales Mehrfamilienhaus aussehen lässt und die kleinteiligen Hausgemeinschaften, die zudem auch noch autark ohne zentralistische Strukturen aufgebaut sind. Auch im Alltag richtet sich das Handeln weitgehend nach den Wünschen und Fähigkeiten der Bewohner und weniger – wie sonst so häufig – nach festen und starren Vorgaben. Erstaunlich auch, welch tragende und auch anerkannte Rolle die Hauswirtschafterinnen in diesem Wohnkonzept spielen, wodurch die Wohnküche zum wichtigsten Platz in jeder Hausgemeinschaft wird. Dort wird dann auch versucht, die Bewohner so aktiv wie möglich in das Geschehen in der Wohnküche und drum herum miteinzubeziehen. Das Gefühl, zu nichts mehr nutze zu sein, kommt dabei bei den meisten Pflegebedürftigen erst gar nicht auf.

 Was spricht dagegen

Bewohner, die laut Konzept ganz bewusst in das Alltagsgeschehen in und um die große Wohnküche eingebunden und immer wieder kommunikativ angeregt werden, können damit überfordert sein. Dann bleibt nur noch der Rückzug in die mit eigenen Möbeln eingerichteten Einzelappartements, der aber ja bewusst eingeschränkt werden soll. Auch manchen Pflegekräften fällt es schwer, mit ihrer neuen Rolle klarzukommen. Zwar werden sie in Remscheid-Lennep deutlich entlastet, was ihre Alltagsarbeit insgesamt erleichtert. In gewisser Weise werden sie aber auch entmachtet, weil das verantwortliche Handeln im Alltag auf mehrere Schultern verteilt wird.

 Was kostet das alles?

Finanziell scheint die Rechnung aufzugehen, weil die Einrichtung anerkannt ist, nach wie vor schwarze Zahlen schreibt und die Bewohner so auch die üblichen Pflegesätze über die Pflegeversicherung erhalten. Zwar bewegen sich die Preise für einen Platz im Vergleich mit anderen Pflegeheimen im oberen Drittel. (Der Eigenanteil pro Monat von Pflegegrad 2 bis 5 liegt im Einzelzimmer bei 2 717 €.) Dafür bekommt man aber auch überdurchschnittlich viel geboten.

In NRW werden die investiven Kosten von der Kommune erstattet. Dabei handelt es sich um bestimmte Betriebsausgaben (etwa Leasingraten für ein Firmenauto). Pflegedienste dürfen solche »betriebsnotwendigen Investitions-Aufwendungen« auf die Pflegebedürftigen umlegen, wenn sie dies vertraglich so verankert haben. Abhängig von der jeweiligen Vermögenssituation wird in NRW zudem ein Pflegewohngeld von bis zu 735,86 € gezahlt, so dass sich der Eigenanteil auf 1 981,14 € reduziert.

Reicht die Rente zur Finanzierung des Heimplatzes nicht aus, kann die Übernahme des Eigenanteils auf Antrag ebenfalls von der Kommune übernommen werden. Dies sollte im Bedarfsfall vor Einzug mit dem Sozialamt geklärt werden.

Wenn jemand zu Hause seine Wohnung aufgibt, hofft er, woanders eine neue Wohnung zu finden, die zugleich auch seine neue Heimat ist. »In einem herkömmlichen Pflegeheim ist diese Hoffnung zumeist trügerisch«, moniert Franz J. Stoffer. Im Katharinenstift scheint dieses Kunststück – allerdings bei etwas höheren Kosten – aber doch zu gelingen.

 Mein persönlicher Rat

Autarke Hausgemeinschaften – und das in einem Pflegeheim –, das ist ein zukunftsweisendes Konzept, das bisher viel zu wenig Nachahmer gefunden hat. Als besonders positiv ist dabei herauszustellen, dass die Hausgemeinschaft aus einem bunten Mix von alten, pflegebedürftigen und dementen Bewohnern besteht. Das ist sicherlich anregender und abwechslungsreicher als eine WG, in der ausschließlich demente Menschen wohnen, oder eine ambulante Pflege zu Hause, in der die weitverbreitete Einsamkeit häufig in die Depression führt. Die besondere Qualität hat natürlich auch einen höheren Preis, den nicht unbedingt jeder stemmen kann. Deshalb sollte man ein solches Wohnmodell zuvor genau durchrechnen, um sich finanziell nicht zu überheben.

Wenn Angehörige für die Pflege zu Hause alles geben
»Ich möchte nicht ins Heim«

Erich K. hat es gut, auch wenn es ihm nicht gut geht. Für einen, der unter anderem erfolgreich den Mont Blanc bestiegen hat, war es ein harter Einschnitt, nun mit vielen gravierenden körperlichen Beschwerden und weichen, kaum mehr widerstandsfähigen Knien leben zu müssen. Und auch die Muskeln, Sehnen und Knochen halten immer weniger den Belastungen im Alltag stand. »Früher habe ich sogar die Eigernordwand gepackt, heute komme ich kaum mehr aus dem Haus raus«, stellt er nüchtern-sachlich fest.

Und dennoch fühlt sich der 85-Jährige, der geistig voll auf der Höhe ist, recht wohl. Das wird mir schnell klar, als ich mit Dr. Frederik Mader, dem Hausarzt der Familie, die Wohnung zum wieder mal fälligen Hausbesuch betrete. Denn fürsorglich wird er von seiner Frau und zu großen Teilen von seiner Tochter ver- und umsorgt. Um all dies zu schaffen, hat die mittlerweile auch schon 60-jährige Tochter ihre Arbeitszeit von 40 auf 30 Stunden reduziert. Damit sind nun die Voraussetzungen geschaffen, dass Erich K. so lange wie möglich zu Hause bleiben kann. In der Familie hat dies schon Tradition, denn auch seine Mutter hat der 85-Jährige bis zu ihrem recht frühen Tod mit 76 Jahren zwei Jahre lang zu Hause selbst gepflegt. »Ich möchte auch zu Hause sterben«, sagt er klipp und klar. In jedem Fall möchte er nicht wie seine Schwester als Pflegefall in einem Heim enden. Das wäre für ihn die »Katastrophe schlechthin«.

Doch sein körperlicher Zustand verschlechtert sich zusehends. Das sieht sein Hausarzt mit gewisser Besorgnis. Auf einem Ohr liegt seine Hörfähigkeit nur noch bei 30 Prozent, aufs Hörgerät hat er aber »keine Lust«. Auch die Spannungskopfschmerzen nehmen stetig zu. Seine Muskulatur wird immer instabiler, so dass er seinen Kopf nicht mehr drehen kann. Da ist der erfahrene Facharzt für Allgemeinmedizin gefordert, der ganz in der Nähe seine Gemeinschaftspraxis hat. Und Mader weiß, was zu tun ist, schließlich kennt er die Familie seit Langem. Doch Erich K. muss nun auch mit immer mehr Einschränkungen leben. So fällt seit einiger Zeit auch das Autofahren für ihn flach. Seinen Humor hat er dennoch nicht verloren: »Für die Allgemeinheit wäre das ein Schrecken, wenn ich noch am Steuer sitzen würde.« Eine Einsicht, die viele pflegebedürftige Menschen in der Regel vermissen lassen.

Ohne seine Tochter wäre Erich K. längst im Heim

Erich K. setzt bei der Pflege und auch bei anderen Fragen rund um die Betreuung (Mahlzeiten, Botengänge) voll auf seine Familie und ist bisher damit gut gefahren. Seine Tochter ist extra ihm zuliebe vom 15 Kilometer entfernten Regensburg wieder zurück in ihren Heimatort Nittendorf gezogen. »Ohne sie wäre es sehr schwer und auf Dauer unmöglich, zu Hause zu bleiben«, räumt er ein. Und weiter sagt er: »Ich habe ein gutes Gefühl, dass das auch noch lange so bleibt.«

Das hofft Frederik Mader auch für seine nächste Patientin. Fremde Unterstützung käme für das Ehepaar R. ganz und gar nicht infrage. Doch eigentlich würde Manfred R., einem fürsorgenden Ehemann, etwas Unterstützung für seine bereits demente Ehefrau schon guttun. Doch weder er noch seine Frau Helga sind bereit, fremde Hilfe – etwa über einen Pflegedienst – anzunehmen. Es ist bewundernswert, was der 77-Jährige deshalb seit sieben Jahren für seine weitgehend hilflose Frau alles stemmen muss. Jeden Tag kocht er für sie frisches Essen, in Erinnerung an die schwäbische

Heimat vorzugsweise Nudeln und Käsespätzle. Mehrmals am Tag muss er ihr die Windeln wechseln. Und stets muss er aufpassen, dass seine den ganzen Tag auf dem Sofa sitzende Frau nicht aufsteht und unkontrolliert irgendwohin hingeht oder etwas anstellt. Das kann ganz schnell passieren. Da Helga R. am Tag noch rund 20 Zigaretten – mehr aus Gewohnheit und Langeweile und weniger zum Genuss – raucht, besteht immer wieder akute Brandgefahr, zumal die Asche oder das letzte Stück einer brennenden Zigarette nicht immer im Aschenbecher landet. Immer wieder versucht Frederik Mader daher, der orientierungslosen und stark pflegebedürftigen Frau ihre Zigaretten zu entziehen. Mit Manfred R. wird da aber nicht viel zu machen sein. Er würde das als Liebesentzug ansehen und sich für seine demente Frau eher noch mehr ins Zeug legen. »Ich würde für sie sogar durchs Feuer gehen«, gibt er uns zum Abschied – passend zur letzten gerade wieder verglühenden Zigarette – mit auf den Weg.

Wenn Angehörige – wie in diesem Fall – alles für ihre Liebsten tun, steht Frederik Mader vor einem Dilemma. Das ist zum Beispiel auch dann der Fall, wenn in der Wohnung Kabel kreuz und quer herumliegen oder sich auf dem Boden Teppichfalten bilden, über die gerade gebrechliche Menschen leicht stolpern können. Seine Ratschläge, diese Gefahrenherde abzustellen, finden nicht immer Gehör. Wenn sie aber ungehört verpuffen, sind sie häufig Ursache für schwere Stürze zu Hause, die dann schnell – oder erst recht – in die Pflegebedürftigkeit führen können.

»Im Heim sind zu viele alte Leute«

Ortswechsel in das knapp 300 Kilometer westlich gelegenere Aschaffenburg in Unterfranken am äußersten nördlichen Zipfel Bayerns. Ich bin unterwegs auf Hausbesuchstour mit dem Allgemeinarzt Dr. Robert Löwer. Diesmal geht es zu einer bettlägerigen

Patientin, zu deren Wohnung sich der Hausarzt mit dem vor der Wohnung versteckten Schlüssel Zugang verschafft. Ich bin schockiert, dass die nicht mehr gehfähige und inzwischen depressive 87-Jährige nach einem Hirninfarkt ganz alleine im Bett liegt. Doch Robert Löwer beruhigt mich. Die in der Nachbarschaft wohnende Tochter holt sie stets mithilfe eines Rollstuhls zum Essen zu sich in die Wohnung, und die Schwestern von der Sozialstation kommen zweimal am Tag, um Maria Z. zu pflegen. Dennoch frage ich mich, ob sie nicht besser in einem Pflegeheim aufgehoben wäre. Der Hausarzt gibt diese Frage an seine Patientin weiter, die – so heftig es noch geht – mit dem Kopf schüttelt. Nein, keinesfalls, denn im Pflegeheim sei sie schon gewesen. Dort habe es ihr ganz und gar nicht gefallen. Zum einen sei es zu teuer gewesen, und zum anderen seien dort viel zu viele »alte Leute« gewesen, sagt Maria Z. Und dann war sie dort auch noch ein ständiger Unruheherd, hat häufig Alarm geschlagen, ergänzt Löwer. Da sei sie zu Hause jetzt mit der Hilfe ambulanter Pflegekräfte und der Betreuung durch die Tochter einfach besser aufgehoben, auch wenn sie weite Teile des Tages alleine zu Hause im Bett verbringen muss.

Ganz und gar nichts möchte auch die 90-jährige Hanna D. von einem Pflegeheim wissen. Für ihren 62-jährigen, im gleichen Haus wohnenden Sohn, der zuletzt noch in Teilzeit gearbeitet hat und nun bald in Rente geht, wäre aber genau das eine gute Lösung. Denn er steht Tag und Nacht für seine Mutter parat und wird nur von der Sozialstation entlastet, die die wesentlichen Leistungen der Grundpflege erbringt. Zuletzt war nicht einmal mehr ein Kurzurlaub für den erschöpften und völlig desillusionierten Sohn drin gewesen, weil seine Mutter bislang sogar eine einwöchige Kurzzeitpflege kategorisch ausgeschlossen hat. Der Sohn ist aber nunmehr mit den Kräften am Ende, zumal auch seine Ehefrau mittlerweile den Druck auf ihn erhöht, weil er sich ständig von der Mutter vereinnahmen und widerstandslos herumkommandieren lässt.

Umzug ins Heim – das kommt nicht infrage

Besonders frustrierend sei es aber, dass »seine Mutter sein Engagement für sie in keiner Weise zu würdigen weiß«, erzählt mir der Sohn. Nun will die Familie mit Unterstützung des Hausarztes und bedingt durch die anstehende Wohnungsrenovierung einen neuen Anlauf unternehmen, um Hanna D. zu einer ihr ja auch gesetzlich zustehenden Kurzzeitpflege zu bewegen. Angesichts der Sturheit und Unbeweglichkeit der 90-Jährigen eine schwierige Herausforderung für alle Beteiligten mit offenem Ausgang. Und ob über die Kurzzeitpflege vielleicht auch die völlig ablehnende Haltung zum Pflegeheim aufgeweicht werden kann, bezweifeln eigentlich alle Beteiligten.

Ein Ausweg, insbesondere für den Sohn, ist erst mal nicht in Sicht. Es sei denn, dass durch ein akutes Ereignis wie ein Sturz, ein Schlaganfall oder ein Herzinfarkt neue Fakten geschaffen werden. Dann würde zunächst ein Krankenhausaufenthalt anstehen, dem der direkte Gang in ein Pflegeheim folgen würde. Denn Hanna D. wäre danach vermutlich so geschwächt, dass sie nicht mehr nach Hause zurückkehren könnte.

»Machen Sie bloß nichts Riskantes«

Neidvoll kann die Familie da nur in die Nachbarschaft blicken, in der die Pflege der 87-jährigen Clara F. bestens geregelt ist. Neben der nur auf niedrigem Niveau erforderlichen ambulanten Pflege und einer Türkin, die sich zwei Stunden pro Woche – ermöglicht durch das Pflegestärkungsgesetz – mithilfe des Entlastungsbetrags um den Haushalt kümmert, betreuen ihr Sohn (eine Woche pro Monat) und ihre Tochter (zwei Wochen pro Monat) ihre noch recht rüstige Mutter, die vor allem an ihrer Schulterarthrose leidet. Das Besondere daran: Der Sohn wohnt in Königswinter und die Tochter in Düsseldorf, beide rund zwei Stunden von der Wohnung von Clara F. entfernt. Da kann es dann auch schon einmal sein, dass die 87-Jährige drei Tage allein zurechtkommen muss. »Das ist aber immer noch viel besser, als im Pflegeheim zu landen«, sagt sie. Darüber habe sie schon so viel Negatives gehört, dass sie allein den Gedanken daran ablehnt. Über das Leben und die Versorgung in einem Pflegeheim weiß sie aber eigentlich nichts. Und vielleicht braucht sie das auch nicht, wenn das ausgeklügelte Hilfesystem auch in Zukunft weiter so gut funktioniert. »Machen Sie bloß nichts Riskantes«, rät ihr Hausarzt Robert Löwer mehrmals während des Hausbesuchs und beim Abschied dann noch einmal nachdrücklich. Spätestens beim nächsten Hausbesuch in vier Wochen wird er wissen, ob dieses ganz spezielle Rezept auch tatsächlich aufgegangen ist.

INFOBOX

Pflege durch Angehörige

 Was spricht dafür?
Fragt man hierzu betroffene pflegebedürftige Menschen, bekommt man immer das Gleiche zu hören. Im eigenen Heim ist schlichtweg alles besser. Zu Hause kennen sich alle aus und zu Hause hofft jeder auf eine individuelle und auf die persönlichen Belange abgestimmte Betreuung. Dies ist zumindest dann der Fall, wenn die Pflege durch die Familie und/oder durch nahe Angehörige oder durch einen ambulanten Pflegedienst und/oder eine ausländische Pflegekraft geleistet wird. Wer da den besten Mix auslotet, kann lange – mitunter bis zum Lebensende – zu Hause leben und damit das Thema Pflegeheim sehr lange hinausschieben oder gänzlich umgehen.

Was spricht dagegen?

Gerade intensiv zu pflegende Menschen, die noch zu Hause wohnen und partout nicht in ein Pflegeheim umziehen wollen, können die meisten nahen Angehörigen psychisch wie auch körperlich auf Dauer enorm überfordern. Mitunter leidet darunter auch die pflegerische Kompetenz, da Angehörige keine ausgewiesenen Pflegekräfte sind. Ob mit oder ohne professionelle Unterstützung: Wer seine eigenen Eltern in den eigenen vier Wänden pflegt, kann in eine Drucksituation kommen, aus der es kaum mehr ein Entrinnen gibt. Eine 24-Stunden-Betreuung entzieht einem zudem jeglichen Spielraum für eine eigenständige Lebens- und Freizeitgestaltung und schränkt die eigene Freiheit enorm ein. Dieser drastische Verlust an Lebensqualität wird erheblich unterschätzt und als umso gravierender empfunden, je länger diese Situation anhält und je fordernder und kompromissloser die zu pflegenden Personen sind.

 Was kostet das alles?

Viel weniger als jede andere Form der Pflegebetreuung. Wenn nicht knapp drei Viertel aller Pflegebedürftigen zu Hause primär von pflegenden Angehörigen versorgt würden, wäre das System längst kollabiert.

Mit finanzieller Unterstützung können aber auch die Angehörigen rechnen. Wie hoch diese ausfällt, hängt ganz stark davon ab, welcher Pflegegrad zuerkannt wird, wie aufwendig die Pflege ist und wer bei der Pflege über die Angehörigen hinaus noch mit im Boot ist. Stemmen die Angehörigen die Pflege ganz alleine, können sie ab Pflegegrad 2 mit folgendem Pflegegeld rechnen: Pflegegrad 2 mit 316 €, Pflegegrad 3 mit 545 €, Pflegegrad 4 mit 728 € und Pflegegrad 5 mit 901 €. Der Bezug ist recht unproblematisch (mehr Details hierzu auf S. 76).

Wenn Pflegebedürftige zu Hause nicht oder nicht komplett von den eigenen Eltern oder nahen Angehörigen wie Geschwistern oder den eigenen Kindern gepflegt werden können, greifen die sogenannten Pflegesachleistungen. Auch in diesem Fall finanziert die Pflegekasse je nach anerkanntem Pflegegrad Leistungen, die von einem zugelassenen ambulanten Pflegedienst (Sozialstation) erbracht werden müssen. Ab Pflegegrad 2 kann mit folgenden Mitteln aus der Pflegeversicherung kalkuliert werden: Pflegegrad 2 mit 689 €, Pflegegrad 3 mit 1 289 €, Pflegegrad 4 mit 1 612 €, Pflegegrad 5 mit 1 995 €.

Pflegegeld und Pflegesachleistungen können auch nach einem bestimmten Schlüssel aufgeteilt werden (Berechnungen im Detail siehe S. 79 ff.). Grundsätzlich sollte man allerdings gerade in der Anfangszeit nur solche Leistungen in Anspruch nehmen, die aus pflegerischer und medizinischer Sicht unbedingt notwendig sind. Ansonsten können die jeweiligen monatlichen Budgets aus der Pflegeversicherung schnell aufgebraucht sein, so dass man dann selbst zur Kasse gebeten wird.

 Mein persönlicher Rat

Angehörige von Pflegebedürftigen oder Dementen sollten sich vorab bei der Entscheidung für oder gegen eine dauerhafte Pflege zu Hause immer die Frage stellen, ob sie die enorme auf ihnen liegende Last auf Dauer auch wirklich aushalten können oder wollen. Viele Angehörige fühlen sich wieder in ihre Elternzeit zurückversetzt, weil der Betreuungsaufwand ähnlich hoch sein kann wie bei einem Kleinkind. Auch die Freiheit hin zur eigenen freien Lebensgestaltung, die man spätestens nach dem Auszug der Kinder zu schätzen gelernt hat, geht wieder verloren. Ob man dafür – wie bei einem Kind – viel an Liebe und Dankbarkeit zurückbekommt, hängt entscheidend von den Charakteren und Verhaltensweisen der Pflegebedürftigen selbst ab. Die Sturheit und zum Teil auch Undankbarkeit vieler alter und betreuungsbedürftiger Menschen kann zu einer großen familiären Belastungsprobe werden, wenn sich die Pflege über Jahre oder mitunter gar über Jahrzehnte hinzieht. Deshalb ist es manchmal besser, eine stationäre oder teilstationäre Versorgung in Anspruch zu nehmen, auch wenn man damit die Verantwortung primär auf andere überträgt.

Wer zudem selbst im Haus der zu pflegenden Person wohnt, hat es zwar leichter, weil Anfahrtswege entfallen und die ständige Erreichbarkeit auch die Risiken minimiert. Allerdings kann eine solche Nähe den Leidensdruck weiter erhöhen, weil man rund um die Uhr erreichbar ist und bei jeder Kleinigkeit parat zu stehen hat. Deshalb sollte jeder ehrlich mit sich selbst sein. Diese Ehrlichkeit lassen aber viele Angehörige vermissen und schaden damit auch sich selbst.

Modell 6

Ambulante Pflege zu Hause durch die Sozialstation

»Wir geben viel und kriegen noch mehr zurück«

Über das Thema Pflege wird heute viel geredet: in Talkshows, bei Reportagen über Skandale in Pflegeeinrichtungen oder bei politischen Debatten. Mit der alltäglichen Pflegewirklichkeit haben diese Diskussionsrunden oder Öffentlichkeitsaktionen jedoch meist sehr wenig zu tun. Denn die Realität spielt sich vielmehr bei sieben von zehn Pflegebedürftigen in Deutschland weitgehend in der Familie und in den eigenen vier Wänden ab. Und sehr oft werden dabei die Pflegeleistungen im engen Zusammenspiel zwischen nahen Angehörigen und den ambulanten Pflegediensten – auch bekannt als Sozialstationen – erbracht.

Gründe genug, um mich dort einmal konkret umzuschauen. Nach diversen Vorgesprächen stehe ich pünktlich zu Beginn der Frühschicht bei der ältesten und größten Sozialstation in Aschaffenburg bereit. Welche Ausmaße eine solch große Sozialstation heute bereits in einer 70 000 Einwohner großen Stadt annimmt, belegen die Zahlen, die mir Franziska Rolf, Geschäftsführerin und Pflegedienstleiterin der Caritas Sozialstationen in Aschaffenburg, präsentiert: vier Zweigstellen mit insgesamt 40 Fahrzeugen und 85 Mitarbeitern (inklusive Hauswirtschaftskräften), die im Monat 550 Patienten pflegerisch und 200 Patienten hauswirtschaftlich versorgen. Darüber hinaus kommen zwei Kräfte hinzu, die rein beraterische Tätigkeiten ausüben. Gefahren werden Früh- und Spätschichten, natürlich auch an den Wochenenden. Angesichts von 13 000 ambulanten Pflegediensten in Deutschland kann man hier allenfalls erahnen, welche Tragweite die ambulante Pflege heute hat. Zu bewältigen ist das alles nur, wenn die Touren optimal ausgetüftelt sind und ausreichend Personal bereitsteht, dass sich diesem »Knochenjob« (Franziska Rolf) – zwölf Tage Dienst am Stück und dann lediglich zwei Tage frei – stellt.

Eine Tour mitten aus dem Leben

Mit der Pflegefachkraft Doreen Sander bin ich heute um 7.15 Uhr verabredet, um sie eine Schicht lang bei einer von insgesamt zwölf Touren zu begleiten. Sicherlich kann eine solche Tour nur eine kleine Momentaufnahme sein. Denn jeder Dienst, den ein ambulanter Pflegedienst leistet, sieht im Detail anders aus. Doch das typische und breite Spektrum an Pflegebedürftigen wird in jeder Tour abgebildet. Denn zusammen mit Doreen Sander werde ich an diesem Tag leichter betroffene Patienten zu Hause aufsuchen, die nur wenig Pflege und Behandlungen benötigen. Ich werde aber auch auf pflegebedürftige Menschen treffen, die nach einer Krebserkrankung oder einem Schlaganfall nun wieder auf die Beine zu kommen versuchen und erst einmal pflegerisch aufgepäppelt werden müssen. Und ich werde – wen wundert's angesichts der demografischen Entwicklung – eine fast 100-Jährige kennenlernen, die ich so schnell nicht vergessen werde.

Doch der Reihe nach. Los geht's am frühen Morgen zunächst mit der 79-jährigen Irma B., die vor einem Jahr schwer an Darmkrebs erkrankt ist und eigentlich nur noch ein halbes Jahr leben sollte. »Ja«, bekräftigt sie, »vor einem halben Jahr ging es mir so schlecht, dass ich gedacht habe, jetzt mach ich den Abflug.« Doch heute lebt sie immer noch, und das sogar recht gut. »Es ist schon ein Wunder, wie gut es ihr geht«, sagt auch Doreen Sander, während sie ihr – wie jeden Tag – die Kompressionsstrümpfe anzieht. Einmal in der Woche wird sie von der Pflegerin geduscht. An den anderen Tagen muss sie sich selbst um ihre Hygiene kümmern. Mehr Pflege benötigt sie derzeit nicht – trotz ihrer schweren Erkrankung und Pflegegrad 2. Heute ist sie etwa beunruhigt, weil die nächste Chemotherapie ansteht. Diese kann sich mitunter bis zu fünf Stunden hinziehen. Da können dann schmerzhafte wunde Stellen entstehen. Deshalb braucht sie ein Dekubitus-Sitzkissen.

»Es geht nicht mehr alleine«

Auch darum hat sich Doreen Sander gekümmert. All diese Unterstützung nimmt die 79-Jährige mit großem Dank an. »Man will keine Hilfe, doch es geht doch nicht mehr alleine«, räumt sie ein. Es ist deshalb gut, dass jeden Morgen eine noch etwas rüstigere Nachbarin kommt und nach dem Rechten schaut. Zwei Wochen später besuche ich sie noch einmal, diesmal mit ihrem Hausarzt Dr. Robert Löwer, der zum Hausbesuch vorbeischaut. Besorgt zeigt sie ihrem Hausarzt eine neu aufgetretene Zyste. Oder ist es vielleicht erneut ein tumorbedingter Auswuchs? Irma B. ist beunruhigt: »Als ob es nicht schon genug ist, was ich alles hab.« Sonst ist sie aber guter Dinge und stolz darauf, jetzt seit Langem wieder richtig kochen zu können. Und gut austeilen kann sie auch schon wieder: »Das Essen auf Rädern stinkt doch schon, wenn man den Deckel aufmacht.«

Irma B. ist wie viele alte und pflegebedürftige Menschen, die in sich abgeschlossenen Stadtteilen oder auch in den dörflichen Strukturen leben, gut versorgt, bekräftigt Claudia Amthor, die Leiterin der Caritas-Zweigstelle. In der Regel sind heute hier noch nahe Verwandte wie Geschwister, Kinder, Nichten oder Enkel und eben Nachbarn zur Stelle. In den Zentrumslagen von größeren Innenstädten sei dies heute längst nicht mehr der Fall. Dort laufe heute mehr und mehr alles auseinander, und alte und pflegebedürftige Menschen fallen dort oft durchs Raster. Auch finanziell. Gerade in den sozialen Brennpunkten von Städten müsse viel häufiger das Sozialamt einspringen, um eine Grundpflege auf Mindestniveau überhaupt sicherstellen zu können. Außerhalb der Innenstädte sei das ganz anders. Amthor: »In eher dörflichen Strukturen ist meist immer jemand da, der auch finanziell aushilft. Notfalls wird geschaut, ob irgendwo noch ein Acker ist, der zur Finanzierung der Pflege verkauft werden kann.«

Die ambulante Pflege hat viele Aufgaben

Bei unserer Tour geht es weiter zu Hans M., der nach einem Schlaganfall und einer dreiwöchigen Reha nun den ersten Tag wieder zu Hause ist. Doreen Sander ist ein wenig angespannt, weil sie nicht weiß, wie es ihm geht. Sie ist überrascht, wie gut er beieinander ist und wie gut es auch bereits wieder mit dem Laufen klappt. Doch gerade in solchen Situationen ist sie besonders gefordert. Nicht unbedingt mit der aktiven Pflege, weil auch Hans M. lediglich Kompressionsstrümpfe benötigt. Aber nach einem solch einschneidenden Ereignis muss nun eine Menge organisiert werden, um die Pflege zu Hause auf Dauer sicherzustellen: ein Pflegebett, ein Rollstuhl, ein Dekubitus-Sitzkissen, um Wundstellen zu verhindern, diverse Pflegehilfsmittel, ein Toilettenstuhl neben dem Bett und vieles weitere mehr. Um das alles zu erhalten, hat sich bereits der Medizinische Dienst der Krankenkassen (MDK) angekündigt, damit der Pflegegrad bestimmt werden kann. »Auch da versuchen wir von der Sozialstation, möglichst immer dabei zu sein«, sagt die Pflegefachkraft. Denn viele wollen sich bei der Einstufung des Pflegegrades »keine Blöße geben und holen alles raus, was sie für kurze Zeit aufbieten können«. Da sei es gut, wenn der ambulante Pflegedienst korrigierend eingreifen kann, damit die wahren Einschränkungen einer pflegebedürftigen Person in die Bewertung eingehen. Und noch etwas sei nach einschneidenden Ereignissen wie Stürzen oder einem Schlaganfall für einen ambulanten Pflegedienst besonders wichtig. Beratung, Beratung und nochmals Beratung. Hans M. solle sich nicht so oft bücken, um damit einem

Sturz vorzubeugen, rät Doreen Sander. Ob er das beherzigen wird? Vielleicht, so hofft sie zumindest. »Bei vielen kann man aber immer wieder sagen, was man will, die hören überhaupt nicht. Und dann passiert es eines Tages.«

Der Fuß – eine einzige Wundbaustelle

Wie bei Helene G., die einige Wochen zuvor im Garten gestürzt ist, weil sie wieder einmal zu viel machen wollte. Obwohl sie mit 81 Jahren vier Jahre älter als ihr Mann ist, betreut und pflegt sie ihn selbst. Bis zu ihrem Sturz eben. Seitdem ist Doreen Sander mit im Spiel. Sie zieht ihm Kompressionsstrümpfe an, prüft seine Medikamente und unterstützt ansonsten, wo sie kann. Sie glaubt, dass das nun auch auf Dauer so sein wird, weil die 81-Jährige auch nach ausgeheiltem Armbruch dazu nicht mehr in der Lage sein dürfte.

Noch weit intensivere pflegerische Versorgung benötigt auch Wolfgang Z., dessen gesamter Fuß eine einzige große Wundbaustelle ist. Hier ist nun bei der Pflegefachkraft ihre gesamte pflegerische Kompetenz gefragt, weil sie den Fuß entsprechend fachgerecht versorgen, eincremen und verbinden muss. Während sie das tut, lässt sie auch kleine Seitenhiebe auf die von den Kassen nach einer ärztlichen Verordnung oder auch privat finanzierten Wundberater los, die ebenfalls ins Haus kommen und deren Arbeit sie für überflüssig hält. Das sei »reine Geldverschwendung«, meint sie. Ein guter Arzt und eine gute Pflegekraft reichen ihrer Meinung nach auch bei schwerwiegenden Wunden immer aus. Doch diese hohe Kompetenz der Pflegekräfte bei der Wundversorgung und in vielen anderen Versorgungsbereichen werde ohnehin unzureichend honoriert, kritisiert die Geschäfts- und Pflegedienstleiterin der Sozialstation, Franziska Rolf: »Unsere Leistungen werden von den Kranken- und Pflegekassen sehr schlecht vergütet. Dies steht in Diskrepanz zu einer guten Bezahlung und entsprechenden Sonderleistungen wie Weihnachtsgeld, 30 Tage Urlaub und anderen Leistungszulagen, die unsere Mitarbeiter verdient haben.«

Bei der nächsten 80-jährigen Patientin, Gudrun H., zu der ich auf deren Wunsch hin nicht mit hereinkommen darf, steht eine Rundum-Pflege auf dem Programm, die entsprechend lange dauert und deutlich macht, wie wichtig eine gute Pflege ist, die dann aber auch ihren Preis hat. Das sieht auch Doreen Sander ganz nüchtern: »Wir sind halt schon auch ein Dienstleistungsunternehmen, bei dem die Bezahlung auf die erbrachte Leistung folgt: Da kann mitunter eine Menge zusammenkommen: Ganzkörperwäsche für 14,65 €, Hilfe beim An- und Auskleiden für 2,93 €, Hilfe beim Essen und Trinken inklusive mundgerechter Herrichtung der Nahrung und der Getränke für 14,65 € oder auch Entsorgung von Ausscheidungen (1,17 €). Und das sind zunächst einmal nur die Leistungen, die als Gesamtpaket vereinbart und über die Pflegeversicherung abgerechnet werden.

Auch eine Sozialstation »verkauft« Pflege

Hinzu kommen aber zumeist noch Leistungen der häuslichen Krankenpflege, die nach Verordnung durch den Arzt über die Krankenversicherung laufen. Dazu zählen zum Beispiel – sämtliche Preise gelten für Bayern Ende 2018 – das Anziehen von Kompressionsstrümpfen an zwei Extremitäten (4,94 €), das Anlegen und Wechseln eines Kompressionsverbands an zwei Extremitäten (9,86 €), das Richten von Medikamenten im Wochendispenser (5,97 €), das Anlegen von stützenden oder stabilisierenden Verbänden (je Verband 4,92 €) oder auch die Blutdruckmessung je Hausbesuch für 2,05 €. Je mehr Leistungen angefordert werden, desto eher lohnt sich für einen ambulanten Pflegedienst die Pflege zu Hause. Da Gudrun H. eine Menge dieser Leistungen benötigt und wünscht, kommt hier bei jedem Hausbesuch ein hübsches Sümmchen zusammen.

»Ja, es ist schon richtig, im Prinzip verkaufen auch wir Pflege«, bekräftigt auch Claudia Amthor. Und Franziska Rolf, verantwortlich für alle Caritas Sozialstationen in Aschaffenburg, ergänzt: »Auch wir müssen schauen, dass wir finanziell über die Runden kommen und kein Minus machen.« Das ist mitunter schwierig, weil eine Reihe der von der Pflegeversicherung finanzierten Leistungen (etwa die Wundversorgung) gar nicht kostendeckend sind. Andererseits müsse aber genauso darauf geachtet werden, dass die Pflegebedürftigen nicht finanziell überfordert oder dass ihnen unnötige Leistungen aufgeladen werden. Damit die Gelder aus der Pflegeversicherung ausreichen, sei es deshalb gut, wenn die Angehörigen oder gegebenenfalls auch eine Pflegekraft aus Polen mit im Boot sind. »Denn wenn wir Pflegefachkräfte die Rundum-Versorgung allein stemmen müssten, wären gerade beim Pflegegrad 2 oder 3 die Mittel für einen Monat ganz schnell aufgebraucht«, beteuert Claudia Amthor.

Oder es sind erst gar keine Mittel da, wie bei der 80-jährigen Russin Tatjana E. Bei ihr absolvieren wir nur einen Kurzbesuch, weil regelmäßig der Blutzucker gemessen werden muss. Heute geht es ihr ganz und gar nicht gut, weil zwei Tage zuvor ihre Tochter gestorben ist. Sie hadert nun mit dem Schicksal, möchte das aber mit sich alleine oder allenfalls mit ihrer russischen Gemeinde ausmachen. Auch Doreen Sander kommt heute an sie nicht richtig heran, und so lassen wir sie auch in Ruhe.

Bestens versorgt und dennoch unzufrieden

In Ruhe gelassen werden möchte eigentlich auch Norma H. Auch sie hat einen schweren Verlust zu verkraften, da acht Wochen zuvor ihr Mann verstorben ist. Anders als Tatjana E. plagen Norma H. aber keinerlei Geldsorgen. Sie lebt in einem sehr großzügigen Anwesen, und ich erfahre auch, dass sie zusammen mit ihrem Mann – einem Zahnarzt – ein erfülltes und höchst abwechslungsreiches Leben geführt hat. Zumindest bis zum Jahr 2006, ihrem Schicksalsjahr. Nach einem Schlaganfall ist sie auf der linken Seite teilweise gelähmt. Seitdem ist sie auch in ihrer Bewegung und Feinmotorik erheblich eingeschränkt. Ihren Alltag zu Hause kann sie nur noch mit einem beträchtlichen Hilfsapparat leisten, zu dem auch Doreen Sander zählt. Sie kommt jeden Tag zu ihr, wäscht sie von oben bis unten, zieht sie an, kämmt sie und hievt sie dann in den Treppenlift, an dessen Ende schon der Rollstuhl wartet, in dem sie tagsüber im großen Wohnzimmer mit Blick in den Garten sitzen wird. Auch ansonsten stehen ihr weitere Hilfsmittel wie ein Gehstock, ein Pflegebett, ein Toilettenstuhl und eine Antidekubitusmatratze zur Verhinderung des Wundliegens zur Verfügung. Eine Haushaltshilfe sorgt fast rund um die Uhr für die weitere Versorgung über die Pflege hinaus. Und einer von den drei Stiefsöhnen ihres Mannes sorgt für alles andere, was privat geregelt werden muss.

Norma H. wird also bestens versorgt, und dennoch macht sie einen hoch unzufriedenen Eindruck. Sie sei eine »taffe Frau, vor der ich den Hut ziehe, und sie ist zudem noch sehr geduldig«, lobt Doreen Sander. Mein Eindruck ist dagegen, dass sie in einer tiefen Lebenskrise steckt, weil sie nach dem Tod ihres Mannes in ein Loch gefallen ist, aus dem sie sich noch nicht befreien konnte.

Besuch bei Werner T.: Pflege total und noch viel mehr

Diese Erfahrung kennt Werner T., obwohl er in den vergangenen Jahren so viele Hochs und Tiefs erlebt hat, dass diese für mehrere Leben ausreichen. Los ging alles vor zehn Jahren, als bei ihm Darmkrebs diagnostiziert wurde, der eine lange Chemotherapie und eine Lungenteilentfernung zur Folge hatte. Und diese Maßnahmen waren durchaus erfolgreich, weil der primäre Tumor zunächst bekämpft werden konnte. Mit der Zeit hatten sich aber Metastasen in der Lunge gebildet, die nun immer stärker auf den Lendenwirbel und das Becken drücken und mittlerweile auch das Gehirn erreicht haben. Werner T. ist nun ein Pflegefall. Sowohl seine Ehefrau Hilde T. wie auch Doreen Sander sind komplett gefordert. Die Ehefrau kümmert sich um den Ablauf des Tages, die Pflegekraft um die reine Pflege, die täglich auch eine Ganzkörperwäsche beinhaltet, und um das Richten der Medikamente. Das Schlimme ist aber, dass beide neben der schwierigen Pflegesituation auch noch jede Menge Widerstände überwinden müssen. So hat es allein dreieinhalb Tage gedauert, bis der Liegendtransport vom Krankenhaus nach Hause organisiert werden konnte. Hilde T. ist stinksauer: »Überall zerrei-ßen sich die Schwestern und Pfleger förmlich, aber die Bürokratie ist tödlich und macht alles wieder kaputt.«

Und zu Hause setzt sich dann das Dilemma fort, gegen das auch Doreen Sander Tag für Tag ankämpfen muss. Denn hier fehlt es an allem, was ein pflegebedürftiger Patient mit dieser schwer-wiegenden Krankheit benötigt: Der Lifter und das Pflegebett sind aber wenigstens schon einmal genehmigt, zum ebenso benötigten Toilettenaufsatz und Rollator hat sich die Pflegekasse noch nicht einmal gemeldet. Weiteres Dilemma: Alles muss einzeln beantragt und genehmigt werden. Jetzt stehen der Pflegerin nur zwei Wege offen, um kurzfristig aus dem Dilemma herauszukommen. Ent-weder schafft sie von irgendwo gebrauchte Hilfsmittel herbei, die sie erst einmal einsetzen kann. Und wenn das nicht klappt, geht die Pflege auf ihre Gesundheit: »Dann mache ich mir meinen Rücken noch mehr kaputt.« Die Situation ist also äußerst angespannt, als wir das Haus wieder verlassen, zumal völlig unklar ist, wie lange Werner T. noch durchhalten wird.

Zwei Wochen später besuche ich Werner T. erneut, diesmal mit seinem Hausarzt Dr. Robert Löwer. Seine Situation hat sich drama-tisch zugespitzt. Er liegt nur noch im Bett, ist kaum ansprechbar und zeigt auch ansonsten kaum noch Reaktionen. Ich bin scho-ckiert: Wie kann ein Mensch in nicht mal zwei Wochen so verfallen? Der Hausarzt tut, was er kann: Er macht einen Medikamentencheck zusammen mit der Ehefrau, verabreicht Mittel zur Verhinderung der vermehrten Schleimproduktion und verabreicht ihm Tröpfchen auf die Zunge, damit der Blutdruck runtergeht. Es sind nur noch palliative Maßnahmen, obwohl die Sozialstation und der Hausarzt im Rahmen ihrer ambulanten Pflege und Betreuung ihr Bestes geben. Doch Löwer sagt auch: »Irgendwann sind die Krankheitssymptome halt stärker.« Zehn Tage später ist es so weit. Werner T. hat seinen langen Kampf gegen seine Krankheiten verloren.

»Ist heute etwa mein Sterbetag?«

Diesen Kampf hat die 98-jährige Berta R. noch lange nicht aufgegeben. Wir betreten ihre Wohnung und stehen mit der sie betreuenden Tochter und deren Ehemann vor ihr. »Oh, so viele Menschen um mich herum, ist heute etwa mein Sterbetag?«, begrüßt sie uns. »Nein, ganz im Gegenteil, heute ist ein guter Tag, weil ich einen Journalisten mitgebracht habe, der sich für alte Menschen und die Pflege interessiert«, erwidert die Pflegerin. Berta R., die nicht nur schlecht hört, sondern auch schlecht sieht, schaut mich verwundert an, überlegt eine Weile und fragt mich dann: »Sind Sie auch ein Helfer in Not?«

Helfer in der Not benötigt Berta R. tatsächlich viele. Ihre Tochter und deren Ehemann, die seit mittlerweile 30 Jahren im gleichen Haus wohnen und die ihr Leben voll auf die 98-Jährige ausgerichtet haben. Tagsüber sind sie für die Betreuung und Versorgung da, abends bringen sie die alte wackere Dame ins Bett, und um Mitternacht führen sie sie noch einmal auf die Toilette, bis sie dann bis sechs oder sieben Uhr morgens durchschläft. Besonders wichtig sind ihr auch ihre vierjährigen und sechs Monate alten Urenkel, die sie regelmäßig besuchen und gerade nach dem kürzlichen Tod ihrer Schwester psychisch immer wieder aufbauen. Und ganz wichtig ist natürlich Doreen Sander, die sie jeden Tag von oben bis unten wäscht, pflegt, eincremt, Zähne putzt und, und, und ... Und das weiß Berta R. sehr wohl zu schätzen. Ihre Tochter lobt sie, weil sie von ihr jeden Tag in ein bereits vorgewärmtes Bett gebracht wird. Doreen Sander lobt sie, weil sie von ihr so gut gepflegt wird. Ihre Angehörigen lobt sie, weil keiner jemals mit ihr geschimpft hat. Und sich selbst lobt sie schließlich auch, weil sie verschmitzt feststellt, dass sie sich trotz ihres hohen Alters »nicht in die Hose macht, wenn ich mal plötzlich muss«.

Wir verabschieden uns. Vom Sterbetag ist plötzlich keine Rede mehr. Ganz im Gegenteil: »Jetzt bin ich schon so alt geworden, jetzt will ich auch noch hundert werden«, gibt sie uns zum Abschied mit auf den Weg.

Der Wert der ambulanten Pflege wird oft verkannt

An diesen typischen Beispielen kann man den »Wert der ambulanten Pflege« genau bemessen, bekräftigt Claudia Amthor. Ein Wert, der aber so nicht immer erkannt wird. Von der Politik nicht, weil die Pflege ansonsten längst einen anderen Stellenwert hätte. Von den Angehörigen mitunter auch nicht, weil sie eine zu starke Abhängigkeit vom Pflegedienst fürchten und darüber klagen, dass die Pflege zu teuer ist oder auf Dauer zu teuer werden könnte. Von den Krankenkassen teilweise auch nicht, da sie sonst früher Pflegehilfsmittel bewilligen oder die schlechte Vergütung der Leistungen der Pflegekräfte aufbessern müssten.

Einzig die Pflegebedürftigen selbst, die zu Hause von den weit über 13 000 Sozialstationen versorgt werden, sind sich weitgehend einig. Ohne die ambulante Pflege wäre für viele ein Weiterleben zu Hause nicht mehr möglich. Das wird nicht nur bei den Lobeshymnen von Berta R., sondern auch bei allen anderen Pflegebedürftigen deutlich, die ich auf meiner Tour besuchen durfte. Für

Claudia Amthor ist das genau der Schlüssel, der die Pflegekräfte bei der Stange hält: »Wir können gar nicht so viel geben, wie wir zurückbekommen.«

Bis zum Tod die Würde bewahren

Zum Beispiel auch von der heute 82-jährigen Frieda T., die sieben Jahre lang ihren 88-jährigen Ehemann mit Unterstützung der Caritas Sozialstation gepflegt hat. Sieben Jahre lang hatte er keinerlei Reaktionen mehr gezeigt, nachdem er nach mehreren Operationen an der Wirbelsäule zunehmend seine Orientierung verloren hatte und dann noch vollständig dement wurde. Alle zusammen sorgten dafür, dass der 88-Jährige bis zu seinem Tod niemals seine Würde verlor – sein Pflegebett stand all die Jahre mitten im Wohnzimmer. Und genau darauf kommt es Claudia Amthor an. Dies wird auch im Dankesschreiben an die Sozialstation von Friederike T. deutlich, in dem sie sich ausdrücklich »für die langjährige liebevolle Pflege an meinem Mann« bedankt. Oder in einer weiteren Dankeskarte, in der es heißt: »Ohne Sie hätten wir es nicht geschafft, dass er die letzte Zeit seines Lebens zu Hause verbringen konnte.« Oder noch eindrücklicher: »Es war schwer genug mit Euch, es wäre unmöglich gewesen ohne Euch.«

Dem ist nichts mehr hinzuzufügen.

INFOBOX

Ambulante Pflege zu Hause

 Was spricht dafür?

Ein ambulanter Pflegedienst hat für Pflegebedürftige eine ganze Reihe von Vorzügen. Die Pflegeleistungen werden professionell erbracht, weil Pflegefachkräfte zumeist über große Erfahrung verfügen und auch viele Kenntnisse über die reine Pflege hinaus (Gesetzesbestimmungen, Antragsverfahren, Widersprüche) einbringen können. Zudem bringen sie den zu Pflegenden sehr oft ein hohes Maß an Empathie entgegen und können sich auch der Sorgen und Nöte annehmen, mit denen nahe Angehörige schnell überfordert sind. Für die Angehörigen kann die ambulante Pflegekraft genau die Entlastung bringen, die sie ein- bis zweimal am Tag auch dringend benötigen. Das ist gerade dann der Fall, wenn die Pflegebedürftigen besonders pflegeintensiv sind und zum Beispiel täglich eine Ganzkörperwäsche brauchen oder Unterstützung bei der medizinischen Versorgung. Ganz wichtig kann eine ambulante Pflegekraft aber für vereinsamte Menschen sein, weil sie häufig die einzige regelmäßige Kontaktperson am Tag ist und somit als Bezugsperson über die eigentliche Pflege hinaus eine bedeutende Rolle spielt.

 Was spricht dagegen?

»Ich will niemanden bei mir im Haus haben.« – Mit dieser kompromisslosen Haltung werden ambulante Pflegekräfte von Pflegebedürftigen oft schon dann abgebügelt, bevor sie überhaupt das erste Mal das Haus betreten haben. Man will keine Abhängigkeiten schaffen und lehnt daher, so lange es geht, jede fachliche Unterstützung ab. Wer so denkt, dem sollte ein ambulanter Pflegedienst nicht unbedingt aufgezwungen werden, sofern die Versorgung nicht darunter leidet.

Doch auch die pflegenden Angehörigen selbst verzichten häufig bewusst auf die Unterstützung durch die ambulante Pflege, weil sie dann das Pflegegeld für sich selbst – anstelle der Pflegesachleistungen für den Pflegedienst – in Anspruch nehmen können. Viele können zudem nicht nachvollziehen, dass die Pflegeleistungen so teuer sind, und fürchten, schnell finanziell überfordert zu sein. Aus all diesen Gründen hat der ambulante Pflegedienst in vielen pflegebedürftigen Familien nicht selten erst einmal einen schweren Stand.

Schwierig ist es zudem für die ambulanten Pflegekräfte, angesichts der Vielzahl der zu betreuenden Menschen sich immer in voller Weise in die Welt von pflegebedürftigen Personen hineinzuversetzen. Das fällt Angehörigen sicher leichter, birgt aber auch die Gefahr, dass diese Nähe und Vertrautheit zu Streit und Frustrationen und mitunter auf Dauer sogar zu Gewaltausbrüchen führen kann.

 Was kostet das alles?

Je nach Pflegegrad werden über die Pflegeversicherung diese Mittel pro Monat für ambulante Pflegesachleistungen (als Alternative zum Pflegegeld) bereitgestellt:

Pflegegrad 1: 0 €
Pflegegrad 2: 689 €
Pflegegrad 3: 1 289 €
Pflegegrad 4: 1 612 €
Pflegegrad 5: 1 995 €

Mehr dazu siehe S. 77.

 Mein persönlicher Rat

Angehörige und Pflegebedürftige profitieren von der Unterstützung durch einen ambulanten Pflegedienst fast immer. Pflegefachkräfte bringen Kompetenz, Erfahrung, Entlastung,

Ansprache, Abwechslung und vieles mehr mit. Der tägliche Kontakt bringt auch eine gewisse Struktur in den Tag, die viele pflegebedürftige Menschen ansonsten gar nicht mehr haben.

Wer allerdings zu sehr auf pflegerische Unterstützung von außen setzt, muss aufpassen, dass er den Bogen finanziell nicht überspannt. Bei voller Inanspruchnahme von Pflegeleistungen kann das von der Pflegeversicherung bereitgestellte Budget mitunter schon lange vor dem Ende eines Monats ausgeschöpft sein. Deshalb müssen vorab immer Kostenvoranschläge erstellt werden, die die Basis für klare Absprachen und vertragliche Regelungen mit der jeweiligen Sozialstation sind. Darin sollte festgehalten werden, welche Pflegeleistungen oder Krankenpflegedienste unabdingbar sind, welche wünschenswert wären und wie teuer all diese Leistungen sind. Erst dann ist es möglich, ein individuelles und finanziell gesichertes Paket von Pflegeleistungen schnüren zu können.

24 Stunden
Rundum-Betreuung zu Hause
Warum die osteuropäischen Pflegeengel nicht mehr wegzudenken sind

Ich bin mit Dr. Frederik Mader im Auto unterwegs zu Hausbesuchen im ländlichen Raum in der Region Regensburg. Dabei besuchen wir pflegebedürftige Patienten, die – wie fast zwei Drittel der zu pflegenden Menschen in Deutschland – zu Hause versorgt werden. Doch diesmal ist es nicht nur die Ehefrau, die sich um Harald G. kümmert, sondern auch eine bei ihm wohnende Polin. Ich bin gespannt, ob und wie diese Dreiergemeinschaft funktioniert.

Bei unserer Ankunft treffen wir zunächst auf den von den Geschehnissen im zurückliegenden Jahr traumatisierten Harald G., der sich mit seinem Schicksal noch nicht abgefunden hat und wohl nie so richtig abfinden wird. Was war passiert?

Wie so häufig bei alten und nicht mehr so trittsicheren Menschen war es bei dem 81-Jährigen ein Sturz – und zwar von der Treppe. Die Folgen waren fatal: Schädelfraktur, Hirnblutung, Beckenbruch und einiges mehr. Mehrere Krankenhausaufenthalte und eine intensive neurologische Reha folgten, an denen der zuvor aktive Radsportler mit guter sportlicher Figur arg zu knabbern hatte. Zwar sei dabei im engeren medizinischen Sinne alles recht gut verlaufen, räumt sein Hausarzt ein. Doch was heißt das schon für einen zuvor noch rüstigen Rentner, der sich immer hohe Ziele gesetzt hatte und nun schon froh sein muss, ganz kleine Ziele zu erreichen.

Harald G. hadert mit seinem Schicksal

Zum Beispiel, wenn man ihn heute – zumindest im Vergleich zu den Zeiten nach dem Sturz – wieder etwas besser verstehen kann. Doch diese minimalen Erfolge helfen dem 81-Jährigen nicht über seine schwierige Situation hinweg. Er hadert mit seinem Schicksal – und wie: »Ich kann nicht mehr gescheit reden, und davon hängt doch alles ab«, klagt er. Oder: »Das macht mich närrisch, dass mir schlichtweg die Wörter fehlen.« Fatal auch, dass er auf den Rollstuhl angewiesen ist und es noch nicht einmal selbstständig vom Rollstuhl auf die Toilette schafft. Auch mit seinem iPad kann er nicht mehr wie früher umgehen, weil ihm hierfür die motorischen Fähigkeiten weitgehend abhandengekommen sind. Und zu allem Unglück fällt ihm jetzt auch noch das Lesen schwer. Dabei wird alles versucht, um in den unterschiedlichen Bereichen Verbesserungen zu erzielen. So stehen je zweimal pro Woche Krankengymnastik und Ergotherapie und einmal wöchentlich Logopädie auf dem Programm.

Wäre Harald G. angesichts dieser Krankheitsgeschichte mit Pflegegrad 3 da eigentlich nicht besser im Pflegeheim aufgehoben? Nein, antworten seine 80-jährige Ehefrau, Frederik Mader und die Polin Svatjana E. unisono, die sich gemeinsam um das Wohl des stark Pflegebedürftigen kümmern. Insbesondere bei der polnischen Pflegekraft, die seit mehr als einem halben Jahr im Haus wohnt, fühlt sich die Familie bestens aufgehoben. Kein Wunder, kümmert sie sich doch um die Grundpflege am Morgen, um das Frühstück und das Mittagessen, um den Haushalt und den Einkauf und natürlich auch um die Pflege am Abend. Zweimal pro Woche wird geduscht. Doch auch ansonsten ist die Polin eng in den Alltag eingebunden: zum Beispiel beim gemeinsamen Fernsehschauen oder bei Besuchen von Angehörigen, Freunden oder Verwandten.

Svatjana E. – der polnische Pflegeengel

Alles scheint bestens abgestimmt, was natürlich insbesondere an Svatjana E. liegt. Doch ihren großen Einsatz muss sie sich auch teuer erkaufen. So lebt sie die meiste Zeit im Jahr weit von ihren fünf in Polen lebenden inzwischen erwachsenen Kindern entfernt. Ein Glück für sie, dass wenigstens ihr Ehemann ebenfalls in Deutschland arbeitet, nur zwei Stunden von Regensburg entfernt. So kann sie zumindest ihren Mann einmal im Monat für ein Wochenende treffen, ansonsten wird der Kontakt zur Familie über Skype und WhatsApp aufrechterhalten. Was die polnische Pflegekraft wert ist, zeigt sich zumeist dann, wenn sie einmal für 14 Tage in ihre Heimat fährt oder Urlaub hat. Dann wird Harald G. von einer ambulanten Pflegekraft versorgt, die natürlich nicht die Gewohnheiten und Abläufe so gut kennt und auch in dieser kurzen Zeit kaum die Empathie aufbauen kann, die Svatjana E. tagtäglich frei Haus erbringt.

So sorgt sie zum Beispiel auch mit dafür, dass die selten gewordenen Ausflüge, wie zum Beispiel zuletzt in eine für Orgelmusik bekannte Kirche im 15 Kilometer entfernten Regensburg, möglich werden. Das war für Harald G., der barocke Orgelmusik über alles liebt, wieder einmal ein absolutes Highlight in seinem ansonsten von Pflegekräften und mitbetreuenden Angehörigen völlig abhängigen Leben. Doch der Aufwand hierfür ist hoch, weil der 81-jährige Pflegebedürftige mitsamt Rollstuhl aus dem ersten Stock über eine recht enge Treppe nach draußen getragen werden muss. Harald G. ist damit praktisch von der Außenwelt abgeschnitten.

Doch die Hoffnung stirbt zuletzt. Und dieses Sprichwort trifft für Harald G. in ganz besonderer Weise zu. Da seine beiden Töchter im Raum Pasing wohnen, wird er nun nach Pasing in eine behindertengerechte Erdgeschosswohnung umziehen. Dort wird er dann von seinen beiden Töchtern und zweimal täglich von einer ambulanten Pflegekraft betreut werden. Von Svatjana E. muss die Familie aber Abschied nehmen, weil sie in dieser neuen Konstellation nicht mehr gebraucht wird und auch selbst nicht nach München ziehen will. Dafür hat der 81-Jährige dann seine gesamte Familie um sich. Frederik Mader möchte zudem eine weitere vierwöchige stationäre Reha in Bad Aibling auf den Weg bringen, damit die Mobilisierung weiter verbessert werden kann. Erst die Zukunft wird aber zeigen, ob diese Hoffnungen für Harald G. nicht wieder trügerisch sein werden. Eines steht aber schon jetzt fest: Svatjana E. wird ihm mit Sicherheit fehlen.

Tamara S. ist rund um die Uhr da

Auch der 74-jährigen Marianne T. würde die 65-jährige Bulgarin Tamara S. fehlen. Seit sechs Monaten betreut die bulgarische Pflegerin die inzwischen weitgehend bettlägerige Patientin, die zudem auch schwere kognitive Beeinträchtigungen hat und dement ist. Ich besuche sie zusammen mit ihrem Hausarzt Dr. Robert Löwer, der sich heute wieder ein aktuelles Bild über ihr Befinden machen will. Der Hausarzt, Tamara S. und der Sozialdienst, der zweimal am Tag kommt, sorgen gemeinsam für die Rundum-Versorgung der pflegebedürftigen Patientin. Los geht es für die bulgarische Pflegekraft bereits am Morgen, noch lange bevor der ambulante Pflegedienst um zehn Uhr eintrifft. Marianne T. wird erst einmal gewaschen und der Stuhlgang wird beseitigt. Danach frühstücken beide zusammen, bis der Sozialdienst klingelt, um die ausführliche Pflege inklusive Ganzkörperwäsche und weitere pflegerische Leistungen zu übernehmen. Um 12 Uhr sorgt die Bulgarin dann fürs Mittagessen, und nach einer Mittagsruhe dann gegen 15 Uhr für das Kaffeetrinken, heute sogar mit einem selbst gebackenen Kuchen. Danach geht es an die frische Luft, mit dem Rollstuhl ist das eine gute Stunde lang möglich. Danach wieder etwas ausruhen, Abendessen und fernsehen, bis gegen 19 Uhr wieder der Sozialdienst vorbeischaut. Nun wird Marianne T. fürs Zubettgehen vorbereitet, nochmal gewaschen und an- beziehungsweise ausgezogen, bevor dann gegen 20 Uhr die Lichter ausgehen. Seit Neuestem schläft sie ruhig ein, nachdem sie nach einem Aufenthalt auf einer geriatrischen Station medikamentös neu eingestellt worden ist. Vorher, so sagt Tamara S., sei sie sehr unruhig gewesen und mitunter zehnmal in der Nacht aufgewacht. Hilfreich für einen Rest von Lebensqualität sind auch die regelmäßigen Besuche ihres Bruders, ihrer Neffen und Nichten und der Nachbarn, nachdem ihr Ehemann, den sie noch selbst mitgepflegt hatte, drei Jahre zuvor verstorben ist.

Entscheidend ist, dass die Chemie stimmt

»Diese Rund-um-die-Uhr-Betreuung mit all diesen Personen ist natürlich für eine Patientin wie Marianne T. optimal«, räumt ihr Hausarzt Robert Löwer ein. Die Pflegebedürftigen, die alternativ sonst nur in einem Pflegeheim versorgt werden könnten, können weiter in ihren eigenen vier Wänden bleiben und werden in der Regel gut betreut. Allerdings sei das nicht immer der Fall, weil es auch Konstellationen gibt, in denen die Rechnung mit ausländischen Pflegekräften nicht aufgeht, weil die Chemie nicht stimmt, unüberwindbare Verständigungsprobleme auftreten oder noch gravierendere Hindernisse (Unzuverlässigkeit, Alkoholkonsum, Diebstahl) einem guten Miteinander im Weg stehen. Das genau braucht man bei Tamara S. nicht zu befürchten. Sie arbeitet als Pflegekraft schon sieben Jahre in Deutschland und hat bereits etliche andere pflegebedürftige Menschen mit Demenz und Parkinson betreut. »Traurig ist es nur, wenn viele Patienten schon nach kurzer Zeit versterben«, klagt sie. »Dann geht für mich in einer anderen Familie alles wieder von vorne los.«

Doch finanziell scheint die 65-jährige Bulgarin kaum eine Alternative zu haben. In Bulgarien können sie und ihr 67-jähriger Ehemann nur mit einer ganz geringen Rente rechnen. Als bulgarische Pflegekraft bei Marianne T., mit der sie einen Vertrag geschlossen hat, verdient sie im Monat ein Vielfaches. Finanziert wird sie vom Pflegegeld, das Marianne T. mit Pflegegrad 4 erhält, und von den Rücklagen, auf die die 74-Jährige glücklicherweise zurückgreifen kann. Und was vermisst sie am meisten? Ihre Familie natürlich, sagt sie, mit der sie dann zumeist abends telefoniert oder über Skype kommuniziert – mit ihrem Mann, der weiter in Bulgarien lebt, und mit ihren beiden Söhnen und auch schon einem Enkel, die alle in London wohnen.

Alles muss Hand in Hand gehen

Der Hausbesuch neigt sich dem Ende zu. Der Hausarzt überprüft noch einmal alle Medikamente, sortiert wieder einmal das eine oder andere Präparat aus und ist erst mal zufrieden. »Wenn alles wie hier passt, können Pflegebedürftige wie Marianne T. zu Hause gar nicht besser versorgt werden.« Das bekräftigt auch Claudia Amthor, die die Perspektive des unterstützenden ambulanten Pflegedienstes einnimmt: »Wenn es gut läuft, geht alles Hand in Hand. Wir machen die Pflege und die viel zitierte Ludmilla, die hier Tamara heißt, ist für die Betreuung da.« Oder anders ausgedrückt: Ohne eine Pflegekraft aus dem Osten wäre die Pflege und Betreuung zu Hause für viele gerade schwerwiegende pflegebedürftige Menschen nicht leistbar und schon gar nicht bezahlbar.

Zwar kann es durchaus vorkommen, dass die polnischen Pflegekräfte den Sozialdienst auf Dauer mehr und mehr ersetzen, weil sie mit der Zeit immer mehr Aufgaben übernehmen. »Damit aber«, so sagt Claudia Amthor, »können auch wir dann leben, wenn davon der Pflegebedürftige tatsächlich profitiert.«

Svatjana T. und Tamara S. sind nur zwei Beispiele für ausländische Pflegekräfte, die in Deutschland arbeiten. 2017 waren nach Darstellung des Bundesgesundheitsministeriums 128 000 Pflegerinnen und Pfleger aus dem Ausland sozialversicherungspflichtig angestellt. 2013 waren es erst 74 000. Hinzu kommen noch rund 6 000 geringfügig Beschäftigte.

Asiatische Pflegekräfte strömen auf den Markt

Man geht aber davon aus, dass in bundesdeutschen Haushalten mindestens 300 000 pflegebedürftige Menschen unter anderem auch von nicht gemeldeten Osteuropäerinnen oder von über Agenturen vermittelten osteuropäischen freien Mitarbeitern versorgt werden. Die Hausengel GmbH, die Betreuungskräfte im häuslichen Umfeld aus Osteuropa schult, spricht gar von 700 000. Tendenz weiter steigend. Gerade dieser Pflegemarkt befindet sich aber nach wie vor in einer großen Grauzone, zumeist zum Nachteil der osteuropäischen Pflegekräfte, wie die Hans-Böckler-Stiftung in einer Studie herausgefunden hat.[41]

Auch asiatische Pflegekräfte – zum Beispiel aus den Philippinen oder aus China – spielen zunehmend eine Rolle. Da der Bedarf nach einer 1:1-Betreuung zu Hause hierzulande hoch ist und es allein auf den Philippinen 100 000 arbeitslose Krankenschwestern und -pfleger gibt, werden die Pflegekräfte aus Osteuropa mehr und mehr ihr bisheriges Alleinstellungsmerkmal verlieren. Man wird sich also nun auch an Namen wie Song Xi und Jie Lu, Imelda oder Tala gewöhnen müssen.

P.S. Drei Tage nachdem ich Marianne T. besucht hatte, erfahre ich, dass sie überraschenderweise einen Tag nach meinem Besuch verstorben ist. Tamara T. wird sich nun also schon wieder eine neue Familie suchen müssen. Auch das gehört zum Alltag einer osteuropäischen Pflegekraft, was immer wieder große örtliche Umstellungen mit sich bringt und stets aufs Neue eine Herausforderung ist.

INFOBOX

Pflegekräfte aus dem Ausland

 Was spricht dafür?

In keiner anderen Pflegeform wird eine solch intensive Rundum-die-Uhr-Betreuung für pflegebedürftige Menschen zu Hause sichergestellt wie durch eine osteuropäische oder asiatische Pflegekraft. Dabei gibt es für ausländische Pflegekräfte drei ganz unterschiedliche Konstellationen, die wie folgt aussehen:

1. Entsendemodell über ein Entsendeunternehmen oder eine Vermittlungsagentur: Hier schließen Sie als zu pflegende Person oder Angehörige mit einer Vermittlungsagentur einen Vertrag. Vorteil: Sie müssen sich um nichts weiter kümmern, weil die Agentur Sozialabgaben, Krankengeld oder die Urlaubsvertretung organisiert. Nachteil: Der Markt an Agenturen ist kaum zu überblicken. Ein Merkmal einer seriösen Agentur ist der Nachweis eines legalen Beschäftigungsverhältnisses, das Sie vertraglich absichern sollten. Natürlich fällt auch eine Vermittlungsgebühr oder ein Betreuungshonorar an, das stark variiert, sich im Mittel aber zwischen 700 und 900 € pro Vermittlung bewegt.

2. Arbeitgebermodell: Die Pflegekraft wird von Ihnen als Arbeitnehmer direkt im Privathaushalt angestellt. Damit vermindern Sie einerseits den Aufwand (Vermittlungsgebühr, Wechsel der Pflegepersonen), müssen aber andererseits sämtliche damit zusammenhängende Formalitäten (zum Beispiel Verträge, Abgaben, Steuern) selbst regeln.

3. Selbstständigkeit: Hier arbeitet die ausländische Pflegekraft auf eigene Rechnung, muss aber dafür eine Gewerbeanmeldung im Heimatland oder in Deutschland vorweisen, damit das Arbeitsverhältnis legal ist. Diese sollte man sich vorlegen lassen, um überprüfen zu können, ob es sich um eine legal registrierte Pflegekraft handelt. Ansonsten besteht die Gefahr, dass die Beschäftigung illegal ist oder unter

Schwarzarbeit fällt. Bei selbstständigen Pflegekräften werden alle Formalitäten direkt mit der Pflegekraft abgewickelt.

Alle drei Modelle haben also Vor- und Nachteile, wobei insgesamt die Tätigkeit als Pflegekraft auf selbstständiger Basis die kostengünstigste, aber auch risikoreichste Variante ist.

👎 Was spricht dagegen?

Für viele pflegebedürftige Menschen, die finanziell nicht so betucht sind, könnten die hohen Kosten einer ausländischen Pflegekraft eine entscheidende Hürde sein (siehe folgender Punkt). Hinzu kommt, dass der Markt für diese Kräfte aus Osteuropa und Asien inzwischen derart unübersichtlich ist, dass es schwer ist, die richtige Pflegeperson zum richtigen Zeitpunkt zu vernünftigen Konditionen zu finden. Und das dauerhaft, weil viele Pflegekräfte aus Osteuropa nur eine bestimmte Zeit im Land bleiben dürfen und dann erst einmal wieder in ihre Heimat zurückkehren müssen. Dann muss schnell eine Ersatzkraft her, was aber nicht immer – zumal zeitlich und menschlich passend – gelingt.

Viele Internetportale versprechen »Transparenz im Dschungel« der 24-Stunden-Pflege, stiften aber stattdessen vielfach eher Verwirrung oder blenden viele Fragen und Probleme schlichtweg aus. Zum Beispiel die Tatsache, dass Pflegekräfte aus Osteuropa zumeist Haushaltshilfen und keine gelernten Fachkräfte sind. Oder doch ausgebildete Pflegerinnen, deren Abschlüsse hierzulande aber nicht anerkannt sind oder keinen guten Ruf genießen. Eine nicht nach unseren Maßstäben kompetente polnische Pflegekraft muss allerdings nicht in jedem Fall ein Nachteil sein. Wenn sich die ausländische Pflegekraft vorwiegend auf die hauswirtschaftlichen Dienstleistungen und die reine Grundpflege konzentriert und weitere pflegerische/medizinische Leistungen vom professionellen Pflegedienst und dem Hausarzt erbracht werden, kann dieses Zusammenspiel gut funktionieren. Allerdings ist es dann oft schwierig, das alles auf Dauer auch finanziell zu stemmen, wenn nicht ausreichend Rücklagen vorhanden sind. Schließlich können selbst Pflegeengel zur Belastung werden, wenn sie sich nicht an Absprachen halten, sich bereichern oder die Sprachdefizite so groß sind, dass auf Dauer keine richtige Kommunikation möglich ist.

€ Was kostet das alles?

Die Kosten, die pro Monat für eine ausländische Pflegekraft entrichtet werden müssen, sind höchst unterschiedlich. Die Preisspannen reichen insgesamt von 1 400 bis rund 3 000 €. Im Mittel fallen Kosten zwischen 1 900 und 2 500 € an, die aber von vielfältigen Faktoren und Voraussetzungen abhängen. Den größten Einfluss auf den Preis haben die jeweilige Berufserfahrung und Sprachkenntnisse: Es gibt Agenturen, die insbesondere das Sprachniveau genau aufschlüsseln. Für Pflegekräfte aus Osteuropa, die nur einzelne Wörter sprechen, müssen zum Beispiel 1 470 €, bei befriedigendem Deutsch 1 700 € und bei sehr gutem Deutsch bis 2 270 € veranschlagt werden. Die Preise differieren aber je nach Agentur, tendenziell eher nach oben. Generell gilt: Je länger eine ausländische Betreuungskraft bereits im Beruf arbeitet und je besser die Deutschkenntnisse sind, desto höher ist der Preis. Doch auch andere Fähigkeiten spielen eine Rolle: Führerschein, Kommunikation oder der Nachweis von Fortbildungen für grundpflegerische Tätigkeiten. Umfassende Kenntnisse in der Hauswirtschaft bringen fast alle osteuropäischen Pflegekräfte mit, weil sie zumeist selbst zu Hause eine größere Familie großgezogen haben.

Doch wie kann eine solche Pflegekraft finanziert werden und welche Kosten fallen an? Dazu folgende konkrete Rechenbeispiele:

Beispiel 1: Kostet die Pflegekraft pro Monat 2 000 € brutto, kann der Pflegebedürftige bei Pflegegrad 3 das ihm zustehende Pflegegeld in Höhe von 545 € ansetzen, so dass dann ein Eigenanteil von 1 455 € pro Monat übrig bleibt. Den Eigenanteil können Sie noch um 134 € verringern, wenn Sie die Mittel für die Verhinderungspflege (1 612 € pro Jahr) in jedem Monat ansetzen.

Beispiel 2: Fall Sie einen ambulanten Pflegedienst zusätzlich hinzuziehen und sich für das Modell der Kombinationspflege entscheiden, wird das Pflegegeld mit den Pflegesachleistungen verrechnet. Je mehr Pflegesachleistungen Sie benötigen – bei Pflegegrad 3 besteht ein Anspruch von 1298 € – desto geringer fällt das Pflegegeld aus. Über sogenannte Pflegegeldrechner (zum Beispiel www.pflege-durch-angehoerige.de/pflegegrade-pflegeleistungen/rechner oder www.pflegegeldrechner.com) können Sie sich die gesamte Summe stets individuell ausrechnen lassen. Im vorliegenden Kostenbeispiel von 2 000 € würden bei Kosten des ambulanten Pflegedienstes von 900 € im Monat (70 Prozent der Pflegesachleistungen) noch 167 € Pflegegeld (30 Prozent des möglichen Pflegegeldes) übrig bleiben. Der Eigenanteil pro Monat würde damit von 1 455 auf 1 833 € anwachsen. Allerdings wäre dann auch die professionelle Pflege mit im Boot, und die Gesamtkosten würden auch nicht höher ausfallen als im Schnitt bei der stationären Vollversorgung im Pflegeheim.

Bei allen Berechnungen schlagen zu zahlende Fahrtkosten und ggf. Vermittlungsgebühren zusätzlich zu Buche, wobei andererseits gerade bei Festanstellungen im Haushalt auch wieder steuerliche Entlastungen anfallen.

 Mein persönlicher Rat

In Ergänzung mit den Angehörigen, dem ambulanten Pflegedienst und dem betreuenden Hausarzt kann jeder mit den sogenannten Pflegeengeln ein auf seine Bedürfnisse zugeschnittenes Versorgungskonzept für zu Hause entwickeln. Strikt davon abzuraten ist es allerdings, nur auf die ausländische Pflegekraft zu setzen, um Geld zu sparen. Denn sie ist in der Regel keine ausgewiesene Pflegekraft, so dass auf den ambulanten Pflegedienst gerade bei pflegeintensiveren Patienten in keiner Weise verzichtet werden sollte.

Eine solche 1:1-Betreuung ist aber auch nur für solche pflegebedürftigen Personen geeignet, die nicht gern alleine sein wollen und die sich durch die ständige Präsenz einer 24-Stunden-Kraft nicht bedrängt fühlen. Andererseits ist der enge Einbezug einer solchen Pflegekraft rund um die Uhr für schwerwiegendere Pflegebedürftige die einzige Möglichkeit, den Umzug in ein Pflegeheim so lange wie möglich hinauszuschieben oder ganz zu umgehen.

Modell 8

Pflege-WGs
Die bessere Alternative?

Es ist irgendwie eine gespenstische, aber zugleich auch anheimelnde Atmosphäre, als ich das Wohnzimmer der Pflege-WG im oberpfälzischen Nittendorf betrete. Anheimelnd, weil sechs alte und mehr oder weniger stark pflegebedürftige Menschen in einem Raum dicht beeinandersitzen, gemütlich auf diversen Sesseln und Sofas verteilt, und damit voll und ganz zufrieden zu sein scheinen. Gespenstisch aber auch, weil diese sechs Menschen kaum miteinander kommunizieren. Nicht weil sie sich nichts zu sagen hätten, sondern weil sie gar nicht mehr viel sagen können. Denn die meisten der insgesamt sieben Bewohner in der Pflege-Wohngemeinschaft sind dement oder zumindest kognitiv stark eingeschränkt.

Da kommt der Hausbesuch von Dr. Frederik Mader, als Hausarzt für die medizinische Betreuung in der Pflege-WG zuständig, gerade recht. An diesem Tag darf ich den Allgemeinarzt, der in einer Gemeinschaftspraxis in Nittendorf in der Nähe von Regensburg niedergelassen ist, begleiten. Und so erfahre ich auch gleich mehr über die Bewohner, die allesamt von der deutsch-russisch-stämmigen Olga Lang rund um die Uhr im Haus betreut und gepflegt werden.

Arzneien immer wieder auf den Prüfstand stellen

Zum Beispiel über Klementina I., die seit zwei Jahren in der Pflege-WG lebt, an der Hüfte operiert wurde und an starker COPD

(Lungenkrankheit) und so heftigem Diabetes leidet, dass sie gleich viermal am Tag gespritzt werden muss. Weiteres Manko der 81-Jährigen ist, dass sie immer noch raucht, glücklicherweise keine zehn Päckchen mehr pro Woche wie früher. Bei ihr muss Frederik Mader aufgrund ihrer diversen Erkrankungen und den potenziellen Neben- und Wechselwirkungen ihrer Medikamente ganz genau schauen, ob das für sie geschnürte Arzneipaket noch passt oder wieder neu angepasst werden muss.

Das gilt noch mehr für die 89-jährige Tamara J., für die es nach der Diagnose Gebärmutter-Mastdarmtumor »Spitz auf Knopf« gestanden hatte, wie Mader einräumt. Doch jetzt funktioniert ihr Darm nach einer Operation wieder gut, und sie kann auch selbstständig wieder die Toilette benutzen. Doch immer wieder stellen sich für den betreuenden Allgemeinarzt der Pflege-WG neue medizinische Probleme, weil zum Beispiel Tamara J. derzeit zehn verschiedene Medikamente schlucken muss, die er nun gerne reduzieren möchte. Gepflegt wird sie laut Mader »wunderbar«, insbesondere ihre stark strapazierten Füße hat Olga Lang »wieder prima hinbekommen«. Mit Pflegegrad 2 gehört sie noch zu den fitteren Bewohnern der Pflege-WG.

Das kann man von Lothar R., der Pflegegrad 4 hat und in seinem Zimmer teilnahmslos und im Dauerhalbschlaf liegt, nicht gerade sagen. Er muss ständig überwacht und zurzeit auch gefüttert werden. An diesem Tag ist er gar nicht wachzubekommen, weil er den ganzen Tag lang nur vor sich hindämmert. Auch diese schweren Fälle sind Alltag in der Pflege-WG. So wie eine vor Kurzem gestorbene Bewohnerin, die ein Jahr lang im Bett gelegen hatte und dabei bis zum letzten Tag »liebevoll« gepflegt worden ist, bekräftigt Mader. Oder eine Schlaganfall-Patientin, die auf der linken Seite vollständig gelähmt war und nur mit einem Personenlifter aus dem Bett gehievt werden konnte.

Alle werden in den Alltag eingebunden

Doch in der Pflege-WG wohnt auch Hannelore I., die »erst« 72 Jahre alt ist und noch einen recht fitten Eindruck macht. Sie hilft in der Küche mit, bereitet das Frühstück vor, geht auch mal mit den Hunden raus und legt die Wäsche zusammen. Alle Bewohner werden, so gut es eben geht, in den Alltag miteingebunden. Ein Alltag, der stark von den Mahlzeiten und den erforderlichen Ruhezeiten der WG-Bewohner bestimmt wird. Hannelore I. fällt diese Unterstützung für Olga Lang auch deshalb nicht schwer, weil sie selbst Pflegefachkraft gewesen ist und damit eine Arbeitskollegin. Sie weiß also, wo der Schuh gerade drückt und wo in einer derartigen WG mit angepackt werden muss. Und das ist fast ständig der Fall, Tag und Nacht, 24 Stunden lang. Sei es beim Mittagessen, beim Toilettengang, bei der Freizeitgestaltung oder auch beim Spaziergang oder Ausflug.

Die 55-jährige Olga Lang weiß durchaus, worauf sie sich dabei eingelassen hat. Nachdem ihr Mann und ihre Tochter recht früh gestorben sind, hat sie zunächst fast 20 Jahre lang in einem Pflegeheim gearbeitet und zudem ihre Schwiegermutter und schwer kranke Tochter betreut. Danach ist sie dann das Wagnis eingegangen, eine Pflege-WG zu gründen. Dafür hat sie eine Doppelhaushälfte in Nittendorf angemietet, das über zwei Doppel- und fünf Einzelzimmer verfügt. Ein kleines Zimmer ist für sie selbst vorgesehen, alle anderen Zimmer werden an pflegebedürftige Menschen vermietet.

Keine Demenz-WG, aber zum Teil »herrlich dement«

Und das hat für die Bewohner der Pflege-WG sehr viele Vorteile. So können sie zum Beispiel – ganz anders als in einem herkömmlichen Pflegeheim – morgens aufstehen, wann sie möchten. Manche schlafen gerne länger – zum Teil bis zehn Uhr am Vormittag –, andere wiederum sind typische Frühaufsteher, weil sie gar nicht mehr so lange im Bett liegen können. Und auch Angehörige können gerne über Nacht kommen und bleiben, um selbst beobachten zu können, wie ruhig oder unruhig die Nächte verlaufen. Natürlich ist es schön, wenn sie mit anpacken, und sie tun dies auch, je nachdem wie weit weg die Angehörigen wohnen und wie oft sie zu Besuch kommen. Die Bewohner sind zum Teil sehr pflegebedürftig, fast die Hälfte von ihnen hat Pflegegrad 4. Drei von ihnen sind »herrlich dement«, so drückt es Hausarzt Frederik Mader aus. »Wir sind aber keine Demenz-WG«, betont Olga Lang ausdrücklich. Und das spricht sich mit der Zeit rum. Kein Wunder, dass die Warteliste für einen Platz in der Pflege-WG immer länger geworden ist. Und das ohne Werbung und ohne einen einzigen Flyer.

Mit der Pflege und Betreuung der Bewohner an sich und auch mit der medizinischen Betreuung gibt es keinerlei Probleme, sagen Olga Lang und Frederik Mader übereinstimmend. Der Hausarzt kann sich auf seine kompetente und engagierte Pflegekraft verlassen, die Pflegekraft wiederum auf ihren Hausarzt, der – wie neulich im Notfall – in fünf Minuten im Haus sein kann, wenn zum Beispiel ein Patient ganz akut versorgt oder gar reanimiert werden muss. Und auch die Pflegebedürftigen scheinen mit ihrer Situation zufrieden zu sein. Das äußern zumindest diejenigen, die ich dazu noch befragen kann. Repräsentativ für die WG insgesamt ist das aber nicht, weil mir die meisten Bewohner gar nicht mehr antworten können.

Die Bürokratie macht allen zu schaffen

Dagegen hadern beide mit der Pflegebürokratie. Hier kann sich Olga Lang sehr schnell in Rage reden. Eine Pflegevisite findet alle drei Monate statt, und die Heimaufsicht kreuzt zusätzlich zweimal im Jahr auf, um nach dem Rechten zu sehen. Dabei beklagt die Pflegefachkraft vor allem die überbordende Bürokratie, die zum

Teil auch noch unsinnig ist. So würden zum Beispiel seit Neuestem von der Heimaufsicht Trinkprotokolle gefordert. Olga Lang ist darüber empört: »Ich weiß doch am besten, was alle am Tag trinken und was sie auch trinken müssen. Wer gerade darauf nicht besonders achtet, der handelt doch fahrlässig.« Und dieser immense Dokumentationszwang setzt sich in allen Bereichen fort. Dagegen müsse man sich wehren. Denn die pflegebedürftigen Menschen wollen doch gut versorgt werden und möchten hier gut leben und nicht verwaltet werden, empört sie sich. Sie wünschen sich auf dem letzten Weg in ihrem Leben eine würdevolle Sterbebegleitung bis hin zum Tod. Doch die falle individuell immer ganz anders aus und könne nicht einfach verordnet werden.

Deshalb hat sie nur einen Wunsch: Die Politik solle endlich mal »ein bisschen lockerlassen« und der Pflege mehr Gestaltungsspielräume geben. Beim Essen setzt sie genau das auch um. Obst, Salate und Kuchen stehen in der Hitliste ganz oben. Der »Reiberdatschi« sei für die meisten Bewohner aber die absolute Krönung. Deshalb richte sie sich beim Kochen ausschließlich nach den Wünschen der Bewohner, selbst wenn das Budget auch mal überschritten wird.

Unterstützung erfährt die 55-Jährige punktuell von ihrer Tochter, einer Nichte und einer weiteren professionellen Pflegekraft, falls sie krankheits- oder urlaubsbedingt einmal ausfällt oder einmal größere Unternehmungen – etwa ins Theater, zum Weihnachtszirkus oder zum Bummel durch Regensburg – plant. Ansonsten ist aber alles auf Olga Lang ausgerichtet. Frederik Mader hofft, dass sie noch lange durchhält. Irgendwann möchte sie aber zurück – wahrscheinlich in die Nordukraine. Man kann nur hoffen, dass das noch nicht so bald der Fall ist. Für die sieben Bewohner in der Pflege-WG kann es dann eigentlich nur schlechter werden.

Zurück im Wohnzimmer. Frederik Mader ist bei der letzten Bewohnerin angekommen. Bei Bettina A. muss er sich erst mal ein Bild machen und die Daten aufnehmen. Sie ist heute den ersten Tag hier und hatte vorher fast drei Monate lang im Krankenhaus gelegen. Da sie von ihrem Mann getrennt lebt, benötigt sie jetzt

Pflege. In ihre eigene Wohnung kann sie – wie so viele alte Menschen nach einem langen stationären Aufenthalt – nicht wieder zurück. Auch sie soll in der Pflege-WG schnell heimisch werden. Gemütlich hat sie sich gleich auf einem der bequemen Liegesessel eingerichtet und schaut so entspannt drein, als ob sie schon immer da wäre. Erst die nächsten Wochen werden aber zeigen, ob für sie eine Pflege-WG das Richtige ist. Denn auch in einer bunt zusammengewürfelten Gemeinschaft kommt nicht jeder mit jedem aus. Da kann dann die Integration auch gründlich schiefgehen. Doch Frederik Mader wird auch Bettina A. – wie die anderen Bewohnern zuvor – wieder begleiten und mit Rat und Tat – weit über seine Rolle als Arzt hinaus – bereitstehen.

INFOBOX

Pflege-WGs

 Was spricht dafür?

Pflege-WGs sind trotz der normal fließenden Zuschüsse aus der Pflegeversicherung zumeist keine anerkannten Pflegeheime, aber dennoch mehr und mehr beliebt. Die Pflege-WG in Nittendorf ist eine von sieben derartigen Einrichtungen in und um Regensburg und speziell in den Kliniken der Umgebung weithin bekannt. Pflege-WGs sind mittlerweile auch in allen Regionen der Republik verbreitet. Vorteile von Pflege-WGs sind die individuelle, ja sogar persönliche Betreuung, wie sie in einem größeren Pflegeheim niemals möglich sein kann. Wer kontaktfreudig ist oder sich rein kognitiv noch mit anderen Bewohnern beschäftigen oder unterhalten kann, ist hier gut aufgehoben.

 Was spricht dagegen?

Pflegebedürftige Menschen, die im Alter lieber die Ruhe suchen und sich eher zurückziehen möchten, sind in einer Pflege-WG nicht gut aufgehoben. Mit den dort herrschenden insgesamt doch beengten Räumlichkeiten und häufig lediglich einem einzigen gemeinsamen Wohnzimmer können sich kontaktscheue alte Menschen rasch eingeengt oder gar bedroht fühlen. Nähe kann eben auch neue Ängste hervorrufen. Dies trifft insbesondere dann zu, wenn die Bewohner noch zusätzlich ihr Zimmer als einzigen richtigen Rückzugsraum mit einem anderen Bewohner teilen müssen. In diesen Fällen sind manche in einem Einzelzimmer in einem modernen und gut geführten Pflegeheim durchaus besser aufgehoben.

 Was kostet das alles?

Pflege-WGs sind durchaus bezahlbar. In Nittendorf fallen lediglich 400 € Miete und 200 € Essensgeld an. Hinzu kommt der Betrag, den jeder einzelne Bewohner je nach Pflegegrad von der Pflegekasse erhält und der für die Komplettversorgung in der Pflege-WG gleich einbehalten wird. Diese Aufwendungen können aber auch variieren. Der Eigenanteil, den die Bewohner einer Pflege-WG stemmen müssen, fällt allerdings in der Regel um einiges niedriger aus als in einem herkömmlichen Pflegeheim.

 Mein persönlicher Rat

Angehörige von Pflegebedürftigen oder Dementen sollten sich vorab bei der Entscheidung für oder gegen eine Pflege-WG immer die Frage stellen, ob die zu pflegenden Menschen die Enge aushalten oder ob sie den Kontakt zu neuen Bekanntschaften suchen. Davon hängt ganz entscheidend ab, ob Pflege-WGs die richtige Wahl für die Pflege im Alter sind. Eine Pflege-WG kann aber auch für dementiell erkrankte Menschen gut geeignet sein. Gerade Menschen, die aufgrund kognitiver Einschränkungen nicht mehr oder nur noch bedingt kommunikationsfähig sind, genießen häufig die besonders individuelle Fürsorge der Pflegekräfte wie auch eine besondere Aufmerksamkeit von den anderen, noch nicht dementen Mitbewohnern.

Ambulant betreute Wohngemeinschaften
Neue Lebensform für Demenzbetroffene

Berta L. blättert in einem Fotobuch. Es ist ihr Fotobuch – ein Spiegelbild ihres Lebens bis zum heutigen Tag. Und es ist ein langes Leben. Berta L. ist jetzt 92 Jahre alt. Sie ist dement, wohnt in einer Wohngemeinschaft für Demenzbetroffene und kann ihrer Umgebung nicht mehr vermitteln, was sie denkt und fühlt. Beim Gang durchs Leben in ihrem Fotobuch zeigt sie aber eindeutige Regungen und Empfindungen. Sie lächelt mitunter und deutet mit ihrem Finger immer wieder auf verschiedene Fotos und die dort abgebildeten – wohl irgendwie noch vertrauten – Personen. Menschen, die Berta L. in ihrem Leben begleitet haben. Ihre Eltern und ihre neun Geschwister damals noch in Rumänien, dann ihr Ehemann und schließlich ihre beiden schon in Deutschland geborenen Töchter und jetzt ihr Zuhause in der WG.

Diese Töchter waren es dann auch, die vor neun Jahren entschieden haben, dass ihre Mutter – damals 83 Jahre alt – nicht mehr weiter in den eigenen vier Wänden versorgt werden konnte. Sie war zu Hause sehr unglücklich und zog sich immer mehr zurück, während die kognitiven Einschränkungen weiter spürbar voranschritten. In dem von der St. Vinzenz von Paul gGmbH erbauten »Haus Louise von Marillac« – sie gilt seit dem 17. Jahrhundert als Patronin aller in der Sozialarbeit Tätigen – genau an der hessisch/bayerischen Grenze ist seit 2006 eine Wohngemeinschaft für Demenzbetroffene beheimatet. Genau hier fanden die Angehörigen eine Einrichtung, die bis heute das neue Heim von Berta L. werden sollte.

WG vermittelt familiäre Atmosphäre

In dem Haus wird maximal zwölf Menschen ein Aufenthalt in der familiären Atmosphäre einer Wohngemeinschaft wie im häuslichen Umfeld ermöglicht, das die Bewohner meist sehr schnell als ihr neues Zuhause annehmen. Dies liegt nicht nur daran, dass manche derart kognitiv eingeschränkt sind, dass sie gar nicht mehr wissen, wo sie sich gerade aufhalten. Es liegt vor allem daran, dass diese Lebensform individuelle Pflege und Betreuung ermöglicht, die man in einem Pflegeheim lange suchen muss. Und die Angehörigen werden durch den Aufenthalt ihrer demenzerkrankten Eltern oder nahen Verwandten stark entlastet, stehen aber weiter in vielfacher Weise in der Verantwortung. Doch dazu später mehr.

Zurück zu Berta L. Ganze neun Jahre ist sie nun schon hier. Wie die meisten Bewohner hat sich auch die 92-Jährige nach einiger Zeit sehr gut eingelebt, bestätigt mir die Einsatzleiterin der betreuenden Sozialstation der WG, Elke Vogt. Einen entscheidenden Beitrag dazu leisten die Biografiebögen, die Aufschluss über den Menschen mit all seinen Vorlieben und Eigenarten liefern. So informiert der Biografiebogen »Kindheit und Familienleben« zum Beispiel darüber, wie das Verhältnis zu den Eltern gewesen ist und welche Vorlieben der betreute Mensch bereits in der Kindheit hatte. So erfahren wir darin, dass der Vater bereits früh gestorben ist. Berta L. war da gerade 13 Jahre alt. Wir lesen auch, dass schon früher zu Hause sehr viele deutsche Kinderlieder gesungen wurden. Und genau hier versuchen die Betreuerinnen in der WG den Hebel anzusetzen, um die 92-Jährige zu Aktivitäten anzuregen. Vogt: »Passend zur Musik gehen bei ihr stets die Hände hoch. Sie ist dann immer rhythmisch mit tanzenden Bewegungen gut dabei. Alte Lieder sind so im Inneren verankert, dass sie auch 80 Jahre später noch parat sind.« Bei den Kleidern wird zusammen mit den Angehörigen vorsortiert: leichte Kleidung wie Röcke oder Blusen oder eher wärmere Bekleidung wie Pullover oder dickere Socken? Bei der 92-Jährigen war schnell klar, dass sie ein »ausgeprägtes

Bedürfnis nach Wärme« hat, bestätigt Elke Vogt. Und so hält sie sich an die Vorlieben der ihr Anvertrauten.

Biografiebögen blicken weit zurück

Im Biografiebogen »Essen und Trinken« wird unter anderem erfragt, ob gegen bestimmte Lebensmittel Abneigungen oder Allergien bestehen. So wissen die Hauswirtschafterinnen in der WG vom ersten Tag an, dass Berta L. keinen Quark und keinen Käse verträgt. Damit werden Komplikationen verhindert, bevor sie überhaupt entstehen. Nicht alles kann aber auf den Bögen erfasst werden. So hat sich erst mit der Zeit herausgestellt, dass Berta L. die einzige Bewohnerin in der WG ist, die keine Katzen mag – und damit auch nicht Katze Lilly aus der Nachbarschaft. Als Möchtegern-Haustier versucht Lilly, sehr zum Ärger der 92-Jährigen und sehr zur Freude der anderen WG-Bewohner, es sich jeden Tag aufs Neue in einem anderen Bett der WG bequem zu machen.

Bequem haben es auch die zwölf Bewohner in der WG in ihren behindertengerechten Einzelappartements. Sie können ihre eigenen Möbel und Einrichtungsgegenstände mitbringen und empfinden schon damit oft ein hohes Maß an Vertrautheit, Sicherheit und Geborgenheit. Zu bequem wird es den Bewohnern aber auch nicht gemacht. Das zeigt der Tagesablauf, der in der WG klar strukturiert und geregelt ist und der den Demenzpatienten so viel abverlangt, wie eben möglich ist. Ab 6.45 Uhr übernehmen zwei Pflegekräfte die Morgentoilette, die Körpergrundpflege, das Aus- und Anziehen (zum Teil mithilfe eines Bettlifters) und begleiten dann die Bewohner in den Wohnbereich, wo bereits das von einer Hauswirtschafterin zubereitete Frühstück wartet. Manche schlafen etwas länger, und so kann es sich schon mal bis 10 Uhr hinziehen, bis alle am Frühstückstisch zusammensitzen.

Jeder kommt am Tag einmal raus

Bis zum Mittagessen um 11.30 Uhr kann dann im Grunde jeder das machen, was er am liebsten möchte. Die Angebotspalette ist vielfältig: Die fitteren Bewohner helfen in der Küche bei der Vorbereitung des Mittagessens, andere werden draußen auf die Terrasse gesetzt, um etwas Frischluft zu tanken, wieder andere drehen mit Unterstützung die eine oder andere Runde im Garten oder ums Haus herum, und manche helfen den Betreuern beim Wäschezusammenlegen. Beim Mittagessen benötigt die Hälfte der Bewohner Unterstützung beim Essen. Danach folgt eine zweistündige Mittagspause – entweder auf den Zimmern oder in den Ruhesesseln in den Gemeinschaftswohnräumen. Ab 14.30 Uhr wird dann mit dem Kaffeetrinken der Nachmittag eingeläutet, bevor es – an jedem Wochentag unterschiedliche – feste Programmangebote gibt. Dazu zählen Gartenpflege, ein Musiknachmittag oder auch der obligatorische Friseurbesuch. »Wichtig ist für uns vor allem, dass am Tag jeder einmal in der Gemeinschaft ist«, bekräftigt Elke Vogt.

Das alles hört sich ganz nach einem auf demente Bewohner zugeschnittenen Tagesablauf an, der rein von professionellen Kräften getragen wird. Doch ab dem späten Nachmittag treten die Profis plötzlich in den Hintergrund. Ab 17.30 Uhr übernehmen vorwiegend die Angehörigen das Zepter, die ohnehin die Schlüsselfiguren in diesem Wohnkonzept für Demenzbetroffene sind. Und das aus vielerlei Gründen. Denn während in einem Heim normalerweise die Heimleitung und der Vorstand die Entscheidungen treffen und die Pflegefachkräfte dem Alltag eines Wohnstifts normalerweise ihren Stempel aufdrücken, entscheiden in der WG die Angehörigen – oder stellvertretend die Betreuer der Senioren –, welche Dinge im täglichen Gemeinschaftsleben der Bewohner wie geregelt werden.

Fast alles wird auf den Kopf gestellt

In einem eigenen Angehörigengremium wird so zum Beispiel darüber entschieden, wie die Anforderungen an die diversen Dienstleister im Haus aussehen, was gegessen und was getrunken wird oder wer neu im Haus aufgenommen werden soll. Mit dabei ist lediglich zusätzlich der zweite Vorsitzende des Vereins »Gemeinsam statt einsam e.V.«, in dem die WG strukturell verankert ist. Mit dieser Umkehr vom »trägergesteuerten« zum »nutzergesteuerten« Versorgungssystem »stellen wir fast alles auf den Kopf«, meint auch Martina Dillinger, erste Vorsitzende des Vereins Gemeinsam statt einsam e.V.! »In unserer WG orientieren sich alle Personalkräfte auf Initiative der Angehörigen an den Hausbewohnern und nicht umgekehrt.«

Jederzeit können Angehörige den Alltag mitgestalten und dadurch die Lebensqualität der Bewohner bereichern. Doch wie sieht das konkret aus? Zurück zum Tagesgeschehen am späten Nachmittag. Ab 17.30 Uhr ist neben den beiden Pflegekräften der Spätschicht immer ein Angehöriger fest im Dienstplan mit aufgeführt. Dieser ist dann bis 19.30 Uhr an allen notwendigen Verrichtungen beteiligt. Dazu gehört zum Beispiel, den Geschirrspüler aus- und einzuräumen oder den Abendesstisch einzudecken und abzuräumen. Auch das gemeinsame Essen wird von den Angehörigen begleitet. Danach werden Geschichten vorgelesen oder Bildbände angeschaut oder – je nach Möglichkeiten – auch mal ein Quiz veranstaltet. Die Angehörigen stehlen sich damit nicht aus der Verantwortung, sondern leisten weiter ihren Teil – für alle Demenzbewohner der WG.

Kein extremer Zeitdruck für Pflegekräfte

Ab 18.30 Uhr sind dann die meisten »völlig erschöpft«, manche auch schon früher, stellen die Pflegekräfte immer wieder fest. Bis 20.15 Uhr werden alle Bewohner – nun wieder von den Pflegekräften – auf die Nachtruhe vorbereitet. Zehn von zwölf Bewohnern müssen »komplett mit allem Drum und Dran« ins Bett gebracht werden, sagt Elke Vogt. Da ist es gut, dass in der WG eine Pflegekraft lediglich für sechs Demenzpatienten zuständig ist. In einem Pflegeheim müssen Pflegekräfte oft doppelt so viele Hausbewohner am Abend versorgen. »Wir haben hier«, so bekräftigt die Einsatzleiterin, »keinen so großen Zeitdruck und können immer einen Plausch mit den Bewohnern oder Angehörigen halten.« Es tut gut, solch einen Satz in der heutigen Zeit einmal von einer Pflegekraft zu hören.

Eine solche Ansprache ist gerade auch für die Demenzbetroffenen elementar, auch wenn sie darauf auf den ersten Blick gar keine Reaktionen zeigen. Zum Beispiel auch für Hilde P., die nicht umsonst den höchsten Pflegegrad 5 hat, weil sie alleine zu rein gar nichts mehr imstande ist. Die 79-Jährige ist mittlerweile blind. Sie spricht nicht mehr, und ob sie noch hin wieder etwas versteht, weiß keiner. Sie kann sich nicht mehr allein bewegen, nicht einmal ein wenig die Lage in ihrem Bett verändern. Das geht nun schon seit etlichen Jahren so, Hilde P. wohnt bereits seit fast acht Jahren in der Demenz-WG. Die ersten Krankheitsanzeichen traten indes schon deutlich früher auf. Erst wurde sie von Barbara, einer osteuropäischen Pflegekraft, versorgt. Nachdem diese selbst schwer krank wurde, musste sie zunächst in die Kurzzeitpflege, bevor sie dann in einem Pflegeheim betreut wurde. In dieser Zeit verschlechterte sich ihr Zustand massiv. Also musste erneut eine andere Lösung gefunden werden. Seit 2011 gehört sie nun zum festen Bestand der Demenz-WG, für ihre Tochter die »perfekte Lösung«: »Ich habe das Gefühl, dass es ihr hier sehr gut geht.«

Die letzte Station im Leben

Erleichternd für alle ist dabei sicherlich, dass sie diese tückische Krankheit mit großer Geduld trug und trägt, bekräftigt die Tochter: »Sie steckte niemals den Kopf in den Sand, sondern versuchte immer etwas Positives aus einer schlechten Situation zu ziehen. Nun ist sie wie alle Bewohner hier an der letzten Station ihres Lebens angekommen, und wir sind sicher, dass dies der richtige Ort ist für einen Menschen, der immer für andere da war und sich selbst oft zurückgenommen hat.«

Das trifft auch auf Anton T. zu – den einzigen männlichen Bewohner der Demenz-WG, bei dem zudem kein naher Angehöriger mehr vorhanden ist. Lediglich sein Stiefsohn, der 200 Kilometer entfernt wohnt, fühlt sich für den hochgradig Dementen mit Pflegegrad 5 noch verantwortlich. Da er aber so weit weg lebt, kann er auch nicht in die Rolle der übrigen Angehörigen schlüpfen und sich regelmäßig aktiv an der Betreuung beteiligen. Der Stiefsohn musste so eine Betreuerin engagieren, die nun quasi die Rolle des Angehörigen ausfüllt. Eine solche Alternative steht auch den Angehörigen offen, die zum Beispiel die fest vorgeschriebenen Abenddienste nicht übernehmen können, weil sie zu diesen Zeiten noch arbeiten; sie sollten aber die Ausnahme bleiben.

Seit sieben Jahren wohnt Anton T. inzwischen auch schon hier in der WG. Bilder an der Wand erzählen von seinem Leben vor der Demenz. Seine berufliche Tätigkeit als selbstständiger Kaufmann mit bis zu 80 Mitarbeitern und seine Vorlieben für das Reisen und vor allem die Segelfliegerei. Hoch hinaus geht es mit ihm heute nicht mehr. Raus allerdings schon noch, jetzt eben mit dem Rollstuhl, in dem er nach den Erzählungen der Pflegekräfte immer noch die Augen aufsperrt und alles aufmerksam zu beobachten scheint. »Was er aber dabei noch mitbekommt und aufnimmt, wissen wir nicht«, gibt Elke Vogt zu.

Wertschätzende Betreuung ist zu spüren

Spätestens hier drängt sich bei mir die Frage auf, ob ein solches Leben denn überhaupt noch einen Wert hat. Der Geschäftsführer der initiierenden Haus St. Vinzenz von Paul gGmbH, Martin Wienand, zögert mit seiner Antwort keine Sekunde: »Ja natürlich«, sagt er. Und warum? »Weil die Bewohner hier eine wertschätzende und deshalb auch lebenswerte Lebensform leben.« Ein Satz, in dem das Wort Leben gleich dreimal vorkommt. Und auch Elke Vogt ist überzeugt davon, dass die Bewohner trotz ihrer schwerwiegenden Demenz im Inneren spüren, wie individuell und fürsorglich sie Tag für Tag betreut werden. Es sei daher auch für die Pflegekräfte »schön«, hier zu arbeiten. Allerdings nur bis zu einer gewissen Grenze. Denn »voll zu arbeiten«, sei in einer Demenz-WG so gut wie nicht möglich. Das sagen nicht nur altgediente, sondern auch junge Pflegekräfte, die gerade mal 30 Jahre alt sind. Ein großes Lob ihrer Arbeit erfahren sie auch von Heike Orschler-Schmitt, der Sprecherin im Angehörigengremium: »Hier wird den Bewohnern eine Pflege zuteil, die ihrer würdig ist.«

Bleibt die Frage nach den Kosten? Die fallen mit einer Eigenbeteiligung von 1700 bis 1800 € auch nicht höher aus als bei einer vollstationären Betreuung im Pflegeheim, sagt Martin Wienand. (Näheres siehe S. 220 f.) Und dennoch sei die Pflege »viel persönlicher«, weil schon jede Pflegekraft mehr Zeit für jeden Hausbewohner habe und dann ja auch noch das persönliche Engagement der Angehörigen hinzukomme.

Trotz der Harmonie bleiben Konflikte nicht aus

Die Betreuung in der Demenz-WG »steht und fällt allerdings stark mit dem Engagement und den Vorgaben der Angehörigen«, räumt Wienand ein. Sind da Konflikte mit dem Personal nicht vorprogrammiert, weil die Angehörigen das Geschehen vielleicht zu stark dominieren? »Nein«, antwortet Elke Stein prompt, die für den Pflegedienst der betreuenden Sozialstation verantwortlich ist. »Grundsätzlich ist das für uns kein Problem, dass die Angehörigen unsere Dienstherren sind. Das sieht Heike Orschler-Schmitt, die Sprecherin der Angehörigen, ganz genauso: »Wir üben als Angehörige so eine Art Kontrollfunktion aus.« Rein fachlich seien die Pflegekräfte aber nach wie vor der Pflegedienstleitung unterstellt.

Allerdings sollten bei dieser ungewöhnlichen Rollenverteilung Konflikte auch offen ausgetragen und nicht unter den Teppich gekehrt werden. Beispiel Altpapierentsorgung. Da es hierfür – zum Beispiel für die Entsorgung der vielen Pakete mit Inkontinenz-Hilfsmitteln – keine Regelung gab, hatten sich immer wieder so viele Kartons und auch Altpapier angehäuft, dass gemeinsam eine Lösung gefunden werden musste. Stein: »Jeder ist nun für seinen eigenen Papiermüll selbst verantwortlich.« Seitdem haben die Karton- und Altpapierberge im Haus stark abgenommen. Solche Prozesse erinnern sie immer ein wenig an ihre Zeit in einer Studenten-WG, sagt Elke Stein.

Ein solches WG-Feeling könnte tief im Inneren durchaus auch bei Berta L. aufkommen, wenn man sieht, mit welcher Begeisterung sie auch andere Mitbewohner der Demenz-WG an ihrem Fotobuch teilhaben lässt. Und noch mehr würde sie sich sicherlich darüber freuen, wenn am Schluss des Buches noch einige Seiten – und damit noch ein paar Lebensjahre – hinzukommen würden.

INFOBOX

Demenz-WG

 Was spricht dafür?
Ambulante Pflege-Wohngemeinschaften stellen dann einen echten Paradigmenwechsel dar, wenn die Initiative von An-

gehörigen oder gesetzlichen Betreuern ausgeht und so eine nutzergesteuerte und weniger eine trägergesteuerte Einrichtung geschaffen wird. Immer mehr Pflege-WGs orientieren sich – wie auch das in diesem Buch aufgeführte Beispiel – an dieser Ausrichtung. So werden komplementär zum ambulanten Versorgungssystem immer mehr Angebote geschaffen, bei denen neue Wege der Langzeitpflege, der Selbstbestimmung und der Teilhabe erprobt werden, indem zum Beispiel die Rollen von Pflegekräften und Angehörigen neu verteilt werden. Damit wird zugleich – bis zu einem gewissen Grad – auch der Weg zur Enthospitalisierung eingeläutet, indem großstationäre Strukturen infrage gestellt oder selbst neu justiert werden und gemeinschaftliches Wohnen im Alter in ganz unterschiedlichen Formen gefördert wird.

Gerade für dementiell erkrankte Menschen kann dieses Modell von großem Vorteil sein, insbesondere wenn damit ein Leben in einem Pflegeheim umgangen werden kann. Die engmaschigere pflegerische Betreuung – unter anderem wegen eines häufig besseren Personalschlüssels – führt in einer ambulanten Pflege-WG nicht nur zum besseren Erhalt kognitiver und motorischer Ressourcen, sondern vermeidet auch den allzu frühen Rückzug stark pflegebedürftiger oder dementer Patienten, der bis hin zur Apathie oder Vereinsamung führen kann. Diese intensivere Hinwendung und Fürsorge reduziert auch den Einsatz »dämpfender« Medikamente und trägt gewöhnlich dazu bei, dass Demenzkranke aus einer WG nicht so häufig in ein Krankenhaus eingewiesen werden müssen. Hinzu kommen eine größere Arbeitszufriedenheit und eine reduzierte Krankheitsquote des Pflegepersonals sowie eine geringere Neigung, den Pflegeberuf aufzugeben. Dies trifft insbesondere für Mitarbeiter in ambulanten Wohngemeinschaften zu, die ihre Wochenarbeitszeit auf maximal 30 Stunden begrenzen.

Was spricht dagegen?

Für nahe Angehörige, die nicht in unmittelbarer Nähe einer ambulant betreuten WG für Demenzkranke oder stark pflegebedürftige Menschen wohnen, kommt dieses Versorgungsmodell nicht infrage. Denn die Angehörigen sind nicht nur die maßgeblichen Taktgeber in vielen Pflege-WGs, sondern gestalten auch zu festen Zeiten regelmäßig und aktiv den Alltag mit. Das kostet Zeit, die im Übrigen mitunter auch Angehörige, die mitten im Arbeitsleben stehen, nicht immer aufbringen können. Zudem muss auch die Bereitschaft vorhanden sein, sich nicht nur um den eigenen dementen Angehörigen zu kümmern, sondern gleichermaßen für alle Bewohner in der Demenz-WG ansprechbar zu sein. Eine solche Erwartung kann nicht jeder erfüllen. Und schließlich können auf Dauer auch die Kosten ein limitierender Faktor werden.

 Was kostet das alles?

Im beschriebenen »Haus Louise von Marillac« (www.haus-louise-von-marillac-kleinostheim.de) fallen zusätzlich zu den von der Pflegeversicherung je nach Pflegegrad gewährten Pflegesachleistungen (bei Pflegegrad 4 in Höhe von bis zu 1612 € und bei Pflegegrad 5 von bis zu 1995 €) zusätzlich pro Monat die folgenden Kosten an:

monatliche Miete pro Appartement und der Gemeinschaftsräume	300 €
Haushaltsausgaben inklusive aller Nebenkosten	365 €
Betreuungspauschale für die 24-Stunden-Betreuung	1330 €

Von diesen 1995 € können 215 € (WG-Zuschlag) und 125 € (Entlastungsbetrag) abgezogen werden. Bleiben 1655 € an Grund-Eigenleistungen übrig. Hinzu kommen können aber noch gewünschte behandlungspflegerische Leistungen (falls nicht vom Arzt verordnet) und zusätzliche haushaltsunterstützende Maßnahmen oder auch besondere und exklusive Leistungen (Sonderfahrdienste, spezielle Freizeitwünsche). Daher muss im Schnitt pro Monat mit einem Eigenanteil von 1 800 € kalkuliert werden.

Wer zehn Jahre in einer ambulanten Pflege-WG wohnt, muss dafür rund 180 000 € an Eigenmitteln einbringen. Renten, Ersparnisse und gegebenenfalls auch Mieteinahmen müssen dafür zum Teil voll oder zum erheblichen Teil in Anspruch genommen werden. Mitunter müssen auch die Rücklagen der eigenen Kinder oder das eigene Haus dran glauben. Reicht das alles nicht aus oder kann auf solche Potenziale nicht zurückgegriffen werden, ist die Sozialhilfe am Zug. Diese Kosten müssen aber zugleich auch wieder relativiert werden, weil sie mindestens in gleicher Höhe auch in einem Pflegeheim als eine der Versorgungsalternativen anfallen würden.

 Mein persönlicher Rat

Für Angehörige, die ihre dementen Eltern weder selbst betreuen können noch in einem Pflegeheim vollstationär versorgt wissen wollen, kann eine ambulant betreute WG genau die richtige Alternative sein. Der Solidargedanke steht dabei jedoch über allem. Denn in einer Pflege-WG muss sich alles der gemeinsamen Sache und dem Dienst an allen Bewohnern unterordnen. Wer mit diesem Grundsatz gut leben kann, ist in einer WG für Demenzbetroffene gut aufgehoben.

Besonderer Tipp: Kümmern Sie sich frühzeitig um einen Platz im direkten Wohnumfeld. Zum einen gibt es in den einzelnen Bundesländern ganz unterschiedliche Wohnformtypen, Rahmenbedingungen und Rechtslagen. Zum anderen sind die Plätze rar, so dass sich die Auswahlprozeduren etwas länger hinziehen können. Dies ist vor allem dann der Fall, wenn sich mehrere Interessenten um einen WG-Platz bewerben.

Tagespflege als teilstationäres Angebot
Mit neuen Reizen Kompetenzen stärken

Kaum habe ich die Tagespflegestation im Haus St. Vinzenz von Paul betreten, bin ich auch schon mittendrin. Der 92-jährige Max K. ist gerade dabei, den Rollatorstrom der Tagesgäste vom Frühstücks- in den Gemeinschaftsraum zu dirigieren. Es geht zu wie auf einer engen Kreuzung – kreuz und quer und hin und her, nur eben mit Rollatoren. Doch die Sprache ist die gleiche wie auf der Straße. »Du musst dein Auto hierherlenken«, rät Max K. dem einen oder anderen verunsicherten Rollator-Nutzer. Nach einer Weile haben dann alle ihren Parkplatz gefunden und der 92-Jährige ist zufrieden: »Schauen Sie doch mal, was da wieder für ein Fuhrpark steht«, ruft er mir zu.

Die Parkplatzsuche hat so viel Zeit in Anspruch genommen, dass ich über den hausinternen Verkehrspolizisten einiges erfahre. Jeden Mittwoch ist er Gast in der Tagespflege im unterfränkischen Kleinostheim, einer kleinen 8 500-Seelen-Gemeinde ganz nah an der hessischen Landesgrenze. Versorgt wird er ansonsten zu Hause von seiner Tochter. Nur am Mittwoch eben nicht, weil da bei ihm im Haus Putztag ist. Seit drei Jahren besucht er nun jeden Mittwoch die Tagespflegeeinrichtung und ist dabei hochzufrieden: »Man ist hier gut aufgehoben und es gibt nichts zu beanstanden«, gibt er zu Protokoll. »Entscheidend ist doch«, sagt er, »dass ich noch etwas auf der Platte habe.« Nur seine Glieder, speziell die Knie, spielen nicht mehr so recht mit. Demnächst muss er 14 Tage lang jeden Tag die Tagespflege aufsuchen, weil seine pflegende Tochter dann Urlaub macht und auch die Enkel tagsüber nicht zur Verfügung stehen. Doch auch damit kann Max K. gut leben.

Um solche Auszeiten während der Woche oder auch über eine längere Zeit im Jahr aufzufangen, sind Tagespflegeangebote prädestiniert, bekräftigt auch Martin Wienand, Geschäftsführer des Hauses St. Vinzenz von Paul, zu dem neben einer Kinderkrippe, einer Schülerbetreuung, einer Sozialstation und der Kurzzeitpflegestation auch eine Tagespflegeeinrichtung gehört. 50 bis 60 zumeist pflegebedürftige und zum größeren Teil auch – in verschiedenen Stadien – demente alte Menschen teilen sich die verfügbaren 20 Plätze während einer Woche auf. Manche nehmen die Tagespflege fünfmal in der Woche, andere wiederum zwei- bis dreimal und wieder andere auch nur einmal wöchentlich in Anspruch.

Immer wieder neue Reize setzen

Das Ausmaß der dementiellen Entwicklung der Tagesgäste ist auf den ersten Blick nicht so recht zu erkennen. Bei Max K. kann ich keine Anzeichen einer kognitiven Einschränkung ausmachen. Doch das täuscht, gibt mir Martin Wienand zu verstehen. Denn auch bei dem 92-Jährigen liegt eine Demenz im Anfangsstadium vor, die er durch »lockere Sprüche zu überspielen versucht«.

Doch gerade für ihn ist deshalb ein solches Tagespflegeangebot wie zugeschnitten. Das sieht auch Martin Wienand so: »Mit unseren aktivierenden Maßnahmen setzen wir immer wieder neue Reize, von denen alle Tagespflegebewohner profitieren.« Wie das genau aussieht, erlebe ich in der ersten Aktivierungsstunde am Vormittag, nachdem sich alle im Gemeinschaftsraum zusammengefunden haben. Nachdem auch die Letzte in der Runde verspätet eintrifft und von Max K. in seiner ureigenen Art begrüßt wird (»erst verschlafen und dann auch noch zu spät kommen«), kann Bettina Metz mit ihrem Programm starten. Sie ist Sozialpädagogin und gerontopsychiatrische Fachkraft im Haus und zudem Leiterin für das Team der Betreuung und Aktivierung. Dass sie vom Fach ist, merkt man von der ersten Sekunde an. Zunächst werden alle persönlich mit Namen begrüßt und dabei erste kleine Orientierungen vorgenommen. Sie fragt nach dem Tag, dem Wetter, dem Jahr. Es folgt ein Begrüßungslied, in das zunächst alle im Kreis sitzenden 13 Frauen und auch die acht Männer einstimmen. Bei der sich anschließenden Sitzgymnastik, einigen Reimgeschichten, einem kleinen leichten Wörterspiel und einer Vorlesegeschichte sind die meisten weiterhin mit Freude und Eifer voll dabei. Das Repertoire zur Aktivierung ist aber noch viel breiter und wird die Woche über in der Regel vormittags und nachmittags jeweils auf eine gute Stunde verteilt. Dazu gehören zum Beispiel auch das Tanzen im Sitzen, themenorientierte Gesprächsrunden, Mal- und Bastelgruppen, Spielrunden, Dia-Vorträge und Filmnachmittage, kreatives Gestalten oder auch mal Gartenarbeiten und ein Gottesdienst.

»Musik schließt Türen auf«

Vier aus der Runde dösen heute aber mit der Zeit weg und sind spätestens beim kognitiv durchaus herausfordernden Wörterspiel in eine Art Halbschlaf versunken. Die werden bis zum Mittagessen nicht mehr aufwachen, denke ich mir. Doch als Bettina Metz ihr Liederbuch herausholt und plötzlich »Der Jäger aus Kurpfalz« und danach »Kein schöner Land« anstimmt, sind mit einem Schlag wieder alle mit Begeisterung dabei. Und zwar textsicher nicht nur bei der ersten, sondern auch bei der zweiten und dritten Strophe, nachdem ich mit meinem Textlatein längst schon am Ende bin. Bettina Metz erlebt dieses Wunder immer wieder: »Musik schließt Türen auf«, sagt sie. »Es ist schon erstaunlich, was man mit Musik auch bei Dementen alles hervorholen und erreichen kann.« Deshalb freuen sich ganz besonders viele Tagesgäste auf die ehrenamtliche Akkordeonspielerin, die einmal pro Woche auftritt. »Da sind dann fast alle voll dabei, und das ist für viele ein Höhepunkt in der Woche«, bekräftigt Bettina Metz. Allerdings fürchtet sie, dass das alte Liedgut schon bei der nächsten Generation nicht mehr so präsent sein wird. Irmgard M., die in der Runde mit am lautesten singt, will das aber verhindern: »Ich singe unsere alten Lieder immer wieder meinen Enkeln vor, damit diese nicht vergessen werden«, versichert sie mir.

Musik ist also nicht nur für Demente ein ganz entscheidender Schlüssel zur Aktivierung. Wie wichtig solche und viele weitere Aktivierungsanreize sind, ist jetzt auch wissenschaftlich belegt. An einer entsprechenden Studie, die Prof. Elmar Gräßel aus Erlangen bundesweit durchgeführt hat, hat auch das Haus St. Vinzenz von Paul als eine von 32 Tagespflegeeinrichtungen mit insgesamt 362 Personen teilgenommen. Die Ergebnisse sind verblüffend:

- Von der Aktivierungstherapie profitieren nicht nur Tagespflegegäste, die mehrmals in der Woche das Angebot wahrnehmen, sondern auch die Besucher, die nur ein- oder zweimal pro Woche kommen. Die Besuche müssen nur regelmäßig sein.
- Die Aktivierung kann dazu beitragen, die noch vorhandenen Fähigkeiten im Gehirn länger zu erhalten. Bereits in sehr frühen Phasen der Bewusstseinseinschränkung ist das Programm wirksam. Die dabei erzielten Erfolgserlebnisse tragen zudem dazu bei, Scham und Isolation zu überwinden.
- Die Aktivitäten führen vielfach auch dazu, dass Unruhezustände und Schlafstörungen oder auch Halluzinationen eingedämmt werden können.

Die sogenannte Maks-Therapie (Motorische, alltagspraktische, kognitive und soziale Aktivierungstherapie) sei daher ein Schlüssel, der Fähigkeiten wieder neu erwecken oder vorhandene Kompetenzen bewahren kann. Dabei bedarf es aber eines gezielten Programms, das in der Kleinostheimer Tagespflege unter anderem von Bettina Metz konsequent angewendet wird. Martin Wienand hofft, dass sich diese unterstützenden Angebote wie die Krippenbetreuung bei den Allerkleinsten allmählich mehr und mehr auch bei den alten Menschen durchsetzen: »Auch die ganztägige Kinderbetreuung war vor Jahren vielerorts noch die Ausnahme. Heute ist sie aus dem Alltag vieler Familien gar nicht mehr wegzudenken.«

»Ohne Tagespflege würde ich ›verrückt‹«

Stark vermissen würden ein solches Tagespflegeangebot auch die 80-jährige Elfriede H. und die 79-jährige Heike S., mit denen ich beim Mittagessen zusammensitze. Die Bewohner können heute zwischen Rahmschnitzel und Käsespätzle wählen. Allen scheint es zu schmecken, auch wenn die beiden Wert darauf legen, zu Hause immer noch selbst regelmäßig den Kochlöffel in die Hand zu nehmen und selbst viel besser kochen zu können. Beide leben allein zu Hause und treffen sich mittwochs in der Tagespflege, wo sie vom Frühstück bis zum Kaffeetrinken immer in der gleichen Viererrunde zusammensitzen und sich dabei angeregt unterhalten. Heike S. ist bereits seit über vier Jahren dabei und kommt dreimal in der Woche. Sie hat Pflegegrad 2 und erhält damit 689 € von der Pflegekasse. Ob das finanziell reicht, weiß sie nicht, weil alles Finanzielle die Tochter regelt. Dagegen weiß sie, dass sie ohne die Tagespflege »verrückt würde.«. »Wenn Feiertage auf einen Freitag oder Montag fallen, halte ich es kaum mehr aus.« Dann muss sie nämlich fast eine Woche auf die Tagespflege verzichten. Voll engagiert ist sie zudem beim Angebot »Theater für Enkel«, das einmal pro Woche von September bis März geprobt und dann aufgeführt wird. »Da bin ich wieder dabei«, versichert mir Heike S. Allerdings verfügt sie nur noch über einen eingeschränkten Aufnahmeradius, beobachtet Martin Wienand immer wieder. Umso wichtiger also, dass gerade sie immer wieder neu angeregt wird.

Viel weiter fortgeschritten ist das Demenzstadium bei Maria R. 66 Jahre sei sie alt, beteuert die tatsächlich 86-Jährige. Und zwölf

Kinder habe sie, was freilich nicht stimmt, aber auch nicht völlig frei erfunden ist, weil sie selbst aus einer zwölfköpfigen Familie stammt. Doch auch sie ist in einer weiteren festen Viererrunde am Tisch bestens aufgehoben, wird immer wieder in Gespräche miteinbezogen oder angesprochen. Zum Beispiel von der geistig offenbar völlig fitten 95-jährigen Franziska S., die schon vier Jahre lang jeden Mittwoch die Tagespflege nutzt. Sie hat selbst in diesem hohen Alter noch keinen Pflegegrad und wird von Sohn und der Schwiegertochter, die im gleichen Haus wohnen, sowie der ebenfalls im gleichen Ort wohnenden Tochter abwechselnd versorgt. Der Besuch der Tagespflege ist für sie aufgrund der dortigen Kontakte überaus wichtig: »Meine Eltern, alle meine Geschwister und meine besten Freunde sind schon gestorben.« Die regelmäßige vierköpfige Runde in der Tagespflegeeinrichtung ist so für sie zur Ersatzfamilie geworden.

Der Vereinsamung ein Schnippchen schlagen

Dazu gehören auch Regina T. und Norma U., beide 85 Jahre alt. Sie kommen wie Franziska S. aus dem gleichen Nachbarort und besuchen alle drei immer nur mittwochs die Tagespflegeeinrichtung. Und das erst seit einigen Monaten. Damit wollen sie der Vereinsamung vorbeugen, die ihnen auf Dauer drohen würde, weil sie tagsüber in der Regel immer alleine sind. Auch sie werden von Kindern/Schwiegertöchtern oder Enkeln zu Hause versorgt und schätzen vor allem die Abwechslung, das Zusammensein und die vielen Angebote. Franziska S. bedauert aber, dass sie mit ihren Freundinnen nicht mehr alles nutzen kann. »Selbst ›Mensch ärgere dich nicht‹ zu spielen, ist mir inzwischen schlicht zu anstrengend«, bedauert sie.

Daher kann es durchaus sein, dass viele Tagesgäste auch beim Essen oder danach schweigend am Tisch sitzen, weil sie diese Erholungsphasen einfach brauchen. Von 12.15 bis 14 Uhr ruhen sich dann auch die meisten auf bequemen Liegesesseln aus und halten ihren regulären Mittagsschlaf. Gut erholt und aufgefrischt beginnt dann ab 14 Uhr das Nachmittagsprogramm, das aus weiteren Aktivitäten und dem – für alle sehr wichtigen – Kaffeetrinken besteht. Dabei helfen jeden Mittwoch zusätzlich ehrenamtliche Kräfte wie Gisela Stadtmüller bis zu drei Stunden mit. Auch sie sieht dabei einen Gewinn für beide Seiten: »Ich kann etwas Sinnvolles tun und erfahre dabei selbst viel Neues, weil man die Gäste aus dem Ort oder der Region ja zumeist gut kennt.« Zwischen 16 und 17 Uhr erfolgt dann der Rücktransfer nach Hause.

Zum Glück sind für die Tagespflegenutzer die von der Pflegekasse gezahlten Leistungsbeträge für diese Betreuungsform dementer oder pflegebedürftiger Menschen seit 2015 finanziell deutlich gestärkt worden, bekräftigt Martin Wienand. Politisch ist das durchaus gewollt, um pflegebedürftige Menschen möglichst lange von der besonders personalintensiven stationären Vollversorgung im Pflegeheim fernzuhalten. Daher wird man davon ausgehen können, dass auch in den Kommunen und Regionen, in denen es noch keine Tagespflegeangebote gibt, mehr und mehr Angebote geschaffen werden. Und das ist gut so!

Im Kleinostheimer Haus St. Vinzenz von Paul kreuzen sich im Eingangsbereich gegen 16.30 Uhr nun wieder die Rollatoren. Der Fuhrpark setzt sich also wieder in Bewegung. Alle, so scheint es, wollen jetzt doch auch wieder in die eigenen vier Wände nach Hause, freuen sich aber schon jetzt auf das nächste Mal. Ganz egal, ob dieses nächste Mal bereits am nächsten Tag oder auch erst wieder in einer Woche sein wird.

INFOBOX

Tagespflege

 Was spricht dafür?

Es sind vor allem zwei Gründe, von denen die Angehörigen wie die Pflegebedürftigen selbst in gleicher Weise profitieren: Zum einen können die Angehörigen an den Tagen, an denen die Tagespflege in Anspruch genommen wird, entlastet werden. Oder auch beruhigt in Teilzeit arbeiten, weil sie in dieser Zeit ihre Angehörigen gut versorgt wissen. Die Tagespflegeeinrichtung nutzt natürlich gerade den pflegebedürftigen Menschen selbst, weil deren Angebote weit über die eigentlich notwendige Versorgung (Essen, Trinken, Ausruhen, Unterstützung bei Toilettengängen oder Medikamenteneinnahmen) hinausgehen. Durch vielfältige Angebote während des Tages werden die Sinne angeregt, die ansonsten viel schneller verkümmern würden. Und die Tagespflege kann sehr gut der weitverbreiteten Einsamkeit im Alter vorbeugen. So können neue Kontakte oder gar Freundschaften geschlossen werden. Manche finden dort zu einer gänzlich neuen oder wieder neu entdeckten Gruppe zusammen, die sogar als Ersatzfamilie fungieren und einer Lebensunlust oder aufkeimenden depressiven Stimmungen sehr gut entgegenwirken kann.

 Was spricht dagegen?

Häufig ist es sehr schwierig, kurzfristig überhaupt einen Platz in einer Tagespflegeeinrichtung zu finden. Dies trifft für die Wochentage und erst recht für das Wochenende zu, auch wenn am Wochenende der Bedarf deutlich geringer ist. Ist man dann fündig geworden, kann mitunter auch die Höhe der Fahrtgelder, die bei regelmäßigem Besuch bei größeren Entfernungen auch mal 300 € pro Monat und mehr betragen können, ein weiterer limitierender Faktor sein. Zudem sollte bei der zu betreuenden

Person zumindest im Grundsatz der Wille vorhanden sein, eine solche Tagesstätte auch aufzusuchen. Wer zum Beispiel jegliche Anregung ablehnt und zu keinerlei Aktivitäten bewegt werden kann, ist dort auf Dauer sicherlich nicht gut aufgehoben.

Doch auch für die willigen und aktiven Tagesgäste gäbe es sicherlich noch eine Menge zu verbessern. Zwar wurde zum Beispiel in Bayern im Jahr 2017 der Personalschlüssel in der Tagespflege verbessert. Um die Aktivierung der Gäste aber noch individueller gestalten zu können und so Verzögerungen im Demenzverlauf (Verbesserung der Lebensqualität für Pflegebedürftige und Angehörige) zu erreichen, wäre eine weitere personelle Aufstockung – mit einem verbesserten Pflege- und Betreuungsschlüssel – wünschenswert. Den Besuchern der Tagespflege käme es zudem enorm zugute, wenn zeitnah eine Entlastung von Bürokratieaufwänden erfolgen würde, anstatt den Einrichtungen ständig weitere Regulierungszwänge überzustülpen, die eine Optimierung der Betreuung deutlich erschweren.

 Was kostet das alles?

In der beschriebenen Tagespflegestätte des Hauses St. Vinzenz von Paul kommen die Pflegesätze auf 38,82 € (Pflegegrad 1), 51,80 € (Pflegegrad 2), 57,36 € (Pflegegrad 3), 64,77 € (Pflegegrad 4) und 74,98 € (Pflegegrad 5). Tagesgäste ohne Pflegegrad werden 35,80 € berechnet, die dann aber in voller Weise selbst getragen werden müssen. Dies gilt auch für den Pflegegrad 1.

Hinzu kommen immer zusätzlich die grundsätzlich selbst zu tragenden und auch in der Tagespflege anfallenden Kosten für »Unterkunft« (4,34 € pro Tag), Verpflegung (8,20 € pro Tag) und die anteiligen Investitionskosten (7,89 € pro Tag), die aber je nach Einrichtung durchaus auch höher oder niedriger ausfallen können.

Alle anerkannten Tagespflegegäste erhalten ab Pflegegrad 1 inzwischen eine relativ gute finanzielle Unterstützung über

die Pflegeversicherung, die wie folgt – abhängig vom Pflegegrad – gesplittet ist:

Pflegegrad 1:   0 €
Pflegegrad 2:   689 €
Pflegegrad 3: 1 289 €
Pflegegrad 4: 1 612 €
Pflegegrad 5: 1 995 €

Mit angesetzt werden kann auch der Entlastungsbetrag in Höhe
von 125 € pro Monat. Diese Tagespflegegelder können aber auch
gesplittet und nur zum Teil in Anspruch genommen werden.

 Mein persönlicher Rat

Der Mix aus ambulanter Pflege zu Hause über die Sozialstation
und/oder der Betreuung durch Angehörige in den eigenen vier
Wänden plus Tagespflege ist häufig eine ideale Kombination.
Entlastet werden dabei vor allem die Angehörigen, selbst wenn
die Tagespflegeeinrichtung – wie häufig – nur ein- oder zweimal
pro Woche besucht wird. Die zusätzlichen Gelder aus der Pflegeversicherung werden zudem nicht – wie so oft – mit anderen
Leistungen verrechnet und können daher in voller Höhe in Anspruch genommen werden. Das ist ein ganz großes Plus, das
vielen noch gar nicht richtig bewusst ist. Daher sollte vonseiten
der Angehörigen unbedingt der Versuch unternommen werden, eine solche Einrichtung einmal probeweise aufzusuchen.
Man sollte einem Pflegebedürftigen eine solch teilstationäre
Einrichtung aber keinesfalls aufzwingen. Die Hemmschwelle
ist aber für betreuungsbedürftige oder kognitiv eingeschränkte
Menschen weit geringer, als probeweise oder gar auf Dauer
in eine stationäre Kurzzeitpflegeeinrichtung oder gar in ein
Pflegeheim ziehen zu müssen. Deshalb sollte der Gang zur
Tagespflege allemal einen Versuch wert sein.

Psychiatrische Pflege
Eintauchen in eine ganz andere Pflegewelt

Zwei Fragen bewegen mich besonders, als ich im Zentrum für Seelische Gesundheit – wie psychiatrische Einrichtungen heute heißen – in eine ganz andere (Pflege-)Welt eintauche. Steigt der Anteil von älteren Patienten, die in der Psychiatrischen Fachabteilung am Allgemeinkrankenhaus im hessischen Groß-Umstadt bei Darmstadt behandelt werden, tatsächlich auch dort an? Und wie unterscheidet sich die psychiatrische Pflege von der herkömmlichen Pflege, wie wir sie aus Pflegeheimen oder geriatrischen Stationen in Krankenhäusern kennen?

»Ja, wir versorgen ältere und hochbetagte Patienten, die uns häufig als Notfälle zugewiesen werden«, räumt Chefarzt Prof. Thomas Wobrock gleich zu Beginn unseres Gesprächs ein. Nur einige wenige statistische Daten belegen das: Bei 90 Prozent aller gerontopsychiatrischen Patienten handelt es sich um Notaufnahmen, also ältere und zugleich psychisch kranke Menschen. Im höheren Lebensalter findet zudem häufig ein Symptomwandel bereits langjährig bekannter psychischer Erkrankungen statt. Hier kommen zur psychischen Grunderkrankung Symptome einer Demenz oder altersbedingte Einschränkungen hinzu. Immer mehr Angehörige kommen daher zu Hause mit verwirrten und mitunter zugleich aggressiven Menschen nicht mehr klar.

Manche psychische Störungen treten zudem erstmals überhaupt im höheren Lebensalter auf. Das kann zum Beispiel auch eine Depression sein. Gernot Walter, der die pflegerische Gesamtleitung im Zentrum für Seelische Gesundheit in Groß-Umstadt innehat, sagt denn auch klipp und klar: »Je älter die Patienten werden, desto höher ist die Wahrscheinlichkeit für eine depressive Störung.«

Psychische Störungen und Demenz kommen immer häufiger zusammen

Immer häufiger kommt es vor, dass eine psychische Störung mit einer Demenz oder zumindest mit einer beginnenden kognitiven Einschränkung einhergeht. Hier ist gerade eine stationäre Behandlung aufgrund der eingeschränkten Orientierungsfähigkeit für die Betroffenen »ausgesprochen belastend«, stellt Wobrock immer wieder fest. Eine stationäre Behandlung sei aber dennoch immer häufiger gerade bei dementiell erkrankten Menschen unumgänglich, wenn eine ambulante Behandlung aufgrund der Weglaufgefahr oder von ausgeprägtem aggressivem Verhalten nicht mehr ausreicht.

Oder – und da nimmt der Groß-Umstädter Chefarzt kein Blatt vor den Mund – wenn die ambulante Therapie ins Leere läuft. Und das hat ganz unterschiedliche Ursachen. Zum einen herrscht bei der fachärztlichen Versorgung im niedergelassenen Bereich eine gravierende Unterversorgung. »Viele Patienten finden gar keinen Facharzt und landen viel zu spät bei einem Spezialisten«, kritisiert Wobrock. Zum anderen werden in der Praxis viel zu häufig Neuroleptika anstatt Antidementiva verordnet, und das mitunter bei einer noch nicht mal gesicherten Diagnose. Neuroleptika sind Arzneistoffe aus der Gruppe der Psychopharmaka, die eine dämpfende und den Realitätsverlust bekämpfende Wirkung besitzen. Als Antidementiva werden dagegen solche Arzneien bezeichnet, die Gedächnisfunktionen sowie die Konzentrations- und Denkfähigkeit verbessern oder länger erhalten können. Demente und gerontopsychiatrische Patienten würden zudem immer wieder mit Mangelerscheinungen, die dann zusätzlich zur psychischen Erkrankung und Demenz mitbehandelt werden müssten, in Groß-Umstadt landen, so Wobrock: »Bei manchen älteren Patienten muss erst einmal eine umfassende körperliche Abklärung veranlasst werden.«

Die psychiatrische Pflege spielt dabei eine ganz zentrale Rolle. Denn nur über die pflegerischen Fachkräfte könnten die medizinischen und therapeutischen Maßnahmen überhaupt auf den drei unterschiedlichen Stationen der 76-Betten-Abteilung greifen. Über allem steht dabei heute ein »menschenwürdiger Umgang« mit den Patienten. Das bedeutet auch, die Freiheit der Patienten so wenig wie möglich einzuschränken. Um diesem Anspruch gerecht zu werden, stehen die Pflegekräfte tagtäglich vor immer wieder neuen Herausforderungen, gesteht Gernot Walter ein.

Sehr ambitionierter Ansatz für die Pflege

Dabei verfolgt das Zentrum für Seelische Gesundheit in Groß-Umstadt einen »integrativ-ganzheitlichen Therapieansatz«, wie es in der Selbstdarstellung so schön heißt. »Für uns bedeutet das konkret, den ganzen Menschen im Blick zu haben und dabei die krankheitsspezifische Unterstützung zu bieten, die die Patienten im alltäglichen Leben benötigen«, erzählt Gernot Walter. Für die Pflegekräfte ist dieser Ansatz sehr ambitioniert. Denn er setzt voraus, dass nicht nur die organische Erkrankung medizinisch exakt abgeklärt werden muss, sondern auch der soziale und berufliche und insbesondere der biografische Hintergrund eines Patienten mitberücksichtigt werden sollte. Gerade über den biografischen Werdegang sei häufig ein besserer Zugang zum Patienten möglich, bekräftigt auch Chefarzt Wobrock. Genau das erfordert aber viel Zeit, die auch im Groß-Umstädter Zentrum für Seelische Gesundheit bei der psychiatrischen Pflege häufig zu kurz kommt. Dennoch gilt: Die Beziehung zum Patienten spielt bei der psychiatrischen Pflege die entscheidende Rolle. Nur dann kann die Unterstützung erfolgen, die Patienten für ihre Selbstständigkeit benötigen. Ganz im Gegensatz zu herkömmlichen Pflegetätigkeiten, bei denen es gilt, bei den Alltagsverrichtungen unmittelbar helfend einzugreifen oder erforderliche medizinische Maßnahmen umzusetzen (etwa Verbandswechsel). Die psychiatrische Pflegekraft ist somit weniger »Bewirker« als vielmehr »Ermöglicher«.

Der lange Weg hin zu mehr Selbstständigkeit

Dazu sind aber erhebliche personelle Ressourcen erforderlich. Die drei Stationen in Groß-Umstadt sind pflegerisch sogar recht gut ausgestattet, gibt Gernot Walter zu. Die 51,5 Stellen verteilen sich auf die drei Stationen P1 (Krisen-Bewältigung und psychische Erkrankungen des höheren Lebensalters), P2 (Abhängigkeitserkrankungen und Psychosen) und P3 (affektive Störungen, insbesondere Depressionen) sowie auf die Tagesklinik. Drei Pfleger pro Station sind für die je 26 Betten Standard, in der Frühschicht können es auch vier Fachkräfte sein, am Wochenende und in der Nacht durchgängig zwei. Die Aufgabe der Pflegekräfte ist es oft erst einmal, neuen Patienten die Angst vor der Psychiatrie zu nehmen. Viele assoziieren mit einer Psychiatrie immer noch die »Anstalten« von früher, in denen man jahrelang ohne Aussicht auf Besserung weitgehend verwahrt wurde. Heute wird allerdings genau eine gegenteilige Strategie verfolgt, erläutert Gernot Walter. Sämtliche Maßnahmen zielen darauf ab, die Selbstständigkeit des Patienten – natürlich auch mithilfe von gezielt und dosiert eingesetzten Medikamenten – so zu verbessern, dass sie sich im Haus von Beginn an wohlfühlen und von den Pflegekräften immer wieder Unterstützung für ein Stückchen mehr Selbstständigkeit erhalten.

Deshalb werden die Patienten unter anderem auch dazu ermuntert, aktiv – etwa in der Küche bei den Essensbuffets – mitzuwirken. Und darin unterscheidet sich die Arbeit der psychiatrischen Pflege auch fundamental von der herkömmlichen stationären Pflege. In einem Haus wie in Groß-Umstadt geht es eher darum, die Patienten zu begleiten, Sicherheit zu vermitteln und zu Aktivitäten des Alltags wie Essenszubereitung oder Abwasch, Spazierengehen, Brettspiele etc. anzuregen, sie dazu zu motivieren oder sie dabei zu begleiten. Darüber hinaus werden spezifische Gruppen zur Bewältigung des Alltags angeboten (inkl. Entspannung, Achtsamkeit, Walking, soziales Kompetenztraining, Krankheitsbewältigung etc.). Natürlich geht es aber auch darum, Patienten einen kompetenten Umgang mit Medikamenten zu vermitteln: angefangen von der Erinnerung an die verlässliche Einnahme über die Anleitung zur richtigen Einnahme der Medikamente bis hin zum Vorbereiten auf die Entlassung. Und es geht schließlich darum, die verordneten Therapien – die Spanne reicht von einzeltherapeutischen Gesprächen oder Familiengesprächen über Ergo- oder Musiktherapie bis hin zur sozialarbeiterischen Unterstützung und der Bezugspflege – mit zu koordinieren und dabei für einen geregelten Ablauf zu sorgen. Die ureigenen pflegerischen Tätigkeiten wie Körperpflege oder Unterstützung beim An- oder Ausziehen spielen bei der psychiatrischen Pflege im Allgemeinen eher eine untergeordnete Rolle.

Patienten sind »anstrengend und herausfordernd«

Wie aufwendig, langwierig und mitunter auch zermürbend solche Behandlungsprozesse sein können, erlebe ich auf der P3, die mir die pflegerische Leiterin Katharina Fried vorstellt. Auf der Station werden Patienten mit Angst- und Persönlichkeitsstörungen sowie Zwangserkrankungen und vor allem mit Depressionen behandelt. Die meisten bei uns sind »überaus anstrengend und herausfordernd«, sagt die leitende Pflegefachkraft. Zum Beispiel eine Patientin mit einem bunten Mix an psychiatrischen Störungen, bei der bislang trotz aller Bemühungen »fast gar nichts geht«. Sie verweigert Therapien, klagt an, schwört andauernd Konflikte herauf, hat eine depressive Grundstimmung, wenig Interessen und keinen Antrieb. Fried: »Da kommen auch wir von der Pflege an unsere Grenzen.« Das tägliche Aushalten von niedergeschlagenen Menschen ist eine Herausforderung, zu deren Bewältigung es regelmäßiger Reflexion bedarf. Nur so können sich Pflegekräfte ausreichend distanzieren, ohne dabei den personenbezogenen Kontakt zum Patienten zu verlieren. Eben das macht professionelle Beziehungsgestaltung aus.

Im Fall der bislang so therapieresistenten Patientin macht nun der Einsatz der Elektrokonvulsionstherapie (EKT) Hoffnung. EKT beruht darauf, dass in Narkose und unter Muskelentspannung durch eine kurze elektrische Reizung des Gehirns ein Krampfanfall ausgelöst wird. Gerade bei depressiven Patienten, bei denen jahrelange Behandlungsversuche nicht zum Erfolg geführt haben, ist die Elektrokrampftherapie bislang das wirksamste antidepressive Behandlungsverfahren, denn die Erfolgsquote liegt bei 50 bis 70 Prozent. Die EKT wird als Serie, in der Regel mit acht bis zwölf Sitzungen, durchgeführt, die meist im Abstand von zwei bis drei Tagen stattfinden. »Nach heutigem Kenntnisstand ist die Wirkung der EKT auf eine erhöhte Ausschüttung von Neurotransmittern und auf regenerative Prozesse im Zentralnervensystem zurückzuführen«, erläutert Wobrock. Großes Feingefühl brauchen Ärzte und Pfleger in einer psychiatrischen Einrichtung vor allem dann, wenn es darum geht, den Patienten wieder auf ein Leben zu Hause vorzubereiten. So werden depressive Patienten vor der Entlassung erst einmal zur Belastungserprobung am Wochenende nach Hause geschickt, um herauszufinden, ob sie den Herausforderungen im Alltag schon wieder gewachsen sind.

Helga L. schätzt den Wert der psychiatrischen Pflege

Genau diesen Prozess hat auch schon die 66-jährige Helga L. durchlaufen. Sie kämpft seit 1993 mit einer immer wiederkehrenden Depression. Sie war schon mehrfach in stationärer Behandlung, zuletzt in Groß-Umstadt im Jahr 2015 und nun erneut seit zwei Wochen. Immer wieder wird sie fürs Erste erfolgreich behandelt und glaubt, zu Hause mit Unterstützung ihres Mannes wieder Tritt zu fassen. Das geht dann eine Weile gut, bis alles wieder wie ein Kartenhaus zusammenfällt. Kleinste Anlässe können da bereits der Auslöser sein. Obwohl sie mit 65 als Mitarbeiterin in einem Kindergarten in der Region offiziell in die Rente verabschiedet wurde, kam sie mit ihrer Pensionierung überhaupt nicht klar. Sie fühlte sich »ausgegrenzt und rausgeschmissen«, was bei ihr nicht nur Übelkeit, Schwindel und Erbrechen auslöste, sondern auch starke Angstgefühle und einen erneuten Rückfall hin zu depressiven Episoden. »Da ging es mir wirklich ganz dreckig«, erinnert sie sich. Übelkeit und Schwindel sind mittlerweile wieder verschwunden, und auch die neuen Medikamente zeigen erste Wirkung. Sie ist angesichts ihres erneuten Rückfalls geradezu froh, wieder auf der ihr mittlerweile vertrauten P3 in Groß-Umstadt gelandet zu sein: »Hier weiß halt jeder, wie ich ticke, und ich werde nie mit meinem ganzen Leid alleingelassen.« Doch für eine Erfolg versprechende Rückkehr nach Hause reicht der Behandlungserfolg bisher noch nicht aus. Gerade kommt sie von einem Eiscafé aus der Stadt zurück, in dem sie mit ihrem Mann zusammen gewesen ist. Doch diese Belastungserprobung kam zu früh, weil sie ständig das Gefühl hatte, von der Eisdiele wegrennen zu müssen, um sich im dahinterliegenden Gebüsch zu verstecken. »Da war ich richtig froh, wieder hier auf der Station im sicheren Hafen gelandet zu sein«, gibt sie mir gegenüber offen zu. Hier warten nun weitere therapeutische Angebote auf sie und die für sie optimale Unterstützung durch die Pflegekräfte. Hinzu kommen Beschäftigungstherapie, aktivierende

Angebote wie Kochen und Backen, Ergotherapie, progressive Muskelentspannung und Programme zur Depressionsbewältigung und sogar auch eine Tanztherapie.

»Gewinnbringende Arbeit« für Pflegekräfte ...

Katharina Fried ist überzeugt, dass all diese Maßnahmen ihre Selbstständigkeit wieder so stärken können, dass sie auch bald wieder entlassen werden kann. Es sei gerade für die Pflege ein gutes Gefühl, wenn depressive Menschen in sehr schlechtem Zustand kommen und dann wieder deutlich stabilisiert gehen. Fried sieht darin für sich eine »gewinnbringende Arbeit«. Das sieht wohl die große Mehrheit der anderen Pflegekräfte genauso, die bereits seit Gründung der Station im Jahr 2011 mit dabei sind.

Natürlich wird gerade die psychiatrische stationäre Pflege häufig mit Situationen konfrontiert, die schwer auszuhalten sind. Dann etwa, wenn Patienten dringend ein langes Gespräch benötigen, dieses aber aus akutem Anlass nicht möglich ist. Ein akuter Anlass könnte zum Beispiel sein, dass ein anderer Patient sämtliche Anweisungen des Pflegepersonals verweigert und sich in einem erregten Ausnahmezustand befindet. Oder wenn ein Patient auf der Sucht- und Psychosestation die Abteilung verlässt und zum vereinbarten Zeitpunkt nicht zurückkehrt – und damit die dringend notwendigen Medikamente nicht wie erforderlich eingenommen werden können.

... trotz zum Teil gravierender Geschehnisse

Oder wenn es wieder einmal zu einem Suizidversuch oder – wie erst kürzlich – zu einem vollendeten Suizid kommt und die Mitarbeiter das alles erst einmal selbst verarbeiten müssen, obwohl sie sich nichts haben zuschulden kommen lassen. Ohne unterstützende Begleitung und Supervision bestünde große Gefahr, dass der eine oder andere Pfleger selbst dabei psychisch zugrunde gehen würde.

Trotz dieser hohen Belastung finden sich in der Regel ausreichend Pflegefachkräfte, die diese Herausforderung annehmen und motiviert und mit der erforderlichen Einstellung für diese besonderen Patienten im Zentrum anfangen, bekräftigt Gernot Walter.

Ein Problem stellt jedoch die Weiterqualifikation der Pflegefachkräfte dar, sei es für kürzere Fort- oder länger dauernde Weiterbildungen oder auch Studiengänge. Dafür gibt es einen triftigen Grund: Für die Qualifizierung in der psychiatrischen Pflege fehlen Mittel und Strukturen, so dass die Spielräume für Fortbildungen ausgesprochen gering sind. Hinzu kommt, dass Pflegekräfte zum Beispiel im Zentrum für Seelische Gesundheit in Groß-Umstadt, die eine zweijährige Fortbildung zum Fachkrankenpfleger Psychiatrie durchlaufen, ein Jahr lang nicht für das Haus zur Verfügung stehen. In anderen Ländern, wie zum Beispiel Großbritannien, ist eine solche Spezialisierung selbstverständlich und wird schon in die (dann längere) Grundausbildung integriert.

Manches ist auf dem Weg, vieles liegt noch im Argen

Dabei würden sich die Mittel für solche Qualifizierungen auszahlen, wie Gernot Walter am Beispiel seines Steckenpferdes – der Gewaltprävention – deutlich macht. Seit Bestehen des Zentrums finden in Groß-Umstadt regelmäßige und verpflichtende Mitarbeiterschulungen statt. Gewalttätige Übergriffe im gesamten Haus sind von Anfang an daher zahlenmäßig nicht so ausgeprägt wie anderorts. Weiter zurückgegangen – zuletzt um ein Drittel allein in einem Jahr – sind die Zahlen, nachdem die Stationsleitung der

Krisenstation von zwei Deeskalationstrainern übernommen wurde. Davon profitieren nicht nur die Pflegekräfte, sondern die Patients selbst am meisten. Denn je weniger es zu Gewaltanwendungen vonseiten der Patienten kommt, desto weniger sind auch Fixierungen, Isolierungen oder polizeiliche Einsätze erforderlich, die immer wieder aufs Neue für höchste Unruhe sorgen. Strukturiert und flächendeckend aber findet Gewaltprävention in der psychiatrischen Versorgung heute immer noch nicht statt.

Der ärztliche Leiter Thomas Wobrock hat noch ein Rezept parat, das auch Helga L. helfen könnte, mit ihren depressiven Episoden nicht so schnell erneut stationär eingewiesen werden zu müssen. Wenn in der ambulanten Versorgung psychiatrische und dabei insbesondere die aufsuchenden Besuche durch Fachkräfte zu Hause gestärkt und sich auch mehr Tagesstätten für ältere psychisch Kranke mit entsprechenden Pflege- und Betreuungskräften etablieren würden, dann könnte schon sehr viel aufgefangen werden. Das alles aber gibt die Versorgungslandschaft derzeit zumindest in der Breite nicht her.

Deshalb ist zu befürchten, dass es nicht mehr allzu lange dauern wird, bis Helga L. wieder vor den Türen der Klinik stehen wird und hoffen muss, dass auch diesmal ein Platz für sie frei ist.

INFOBOX

Psychiatrische Pflege

 Was spricht dafür?

Es ist noch gar nicht so lange her, als psychiatrische Patienten fernab in überdimensionierten Anstalten für sehr lange Zeit lediglich verwahrt wurden. Heute wird ein stationärer Aufenthalt eher wohnortnah organisiert, um die sozialen Bezüge der Patienten in der Region aufrechtzuerhalten. Gerade für geriatrische und kognitiv eingeschränkte Menschen ist diese Nähe zu Angehörigen ungemein wichtig. Doch gerade auch demente Patienten können von einem stationären Aufenthalt in der Psychiatrie enorm profitieren, weil sie von anderen psychisch kranken Patienten, die nicht dement sind, häufig enorm viel Zuwendung erhalten. Das wiederum stärkt dann automatisch die soziale Kompetenz aller Patienten.

Zudem gewährleistet ein Zentrum für Seelische Gesundheit wie in Groß-Umstadt, dass medikamentös und therapeutisch alle Maßnahmen nochmals auf den Prüfstand kommen und die Behandlung psychisch kranker Menschen spürbar verbessert werden kann. Im Gegensatz zum ambulanten System, in dem die Koordination aller Behandlungen arg zu wünschen übrig lässt, ist stationär doch eher eine abgestimmte Behandlung – auch unter Einbezug von psychosozialen Faktoren – möglich.

👎 Was spricht dagegen?

Der geplante Gang in die Psychiatrie oder »Klapse« fällt auch heute noch vielen psychisch kranken Patienten schwer. Gerade ältere gerontopsychiatrische Patienten werden aber als Notfall eingewiesen und haben dann gar keine Wahl. Doch die Folgen können durchaus einschneidend sein. Auch in der Psychiatrie kann es zu einem Delir (Verwirrtheitszustand) kommen, der gerade pflegeintensive Patienten erst einmal enorm zurückwirft. Die medikamentösen Umstellungen und diversen Therapien überfordern zudem gerade ältere Patienten häufig zusätzlich. Schließlich kann der Ansatz, älteren psychisch kranken Patienten dazu zu verhelfen, ihre Selbstständigkeit wiederzuerlangen, gerade bei Dementen – je nach Ausmaß der kognitiven Einschränkungen – nur bedingt erfüllt werden.

Was kostet das alles?

Gesetzlich Krankenversicherte werden für die Behandlung einer psychischen Störung mit »Krankheitswert«, die in der Regel von einem Facharzt für Psychiatrie oder einem kassenzugelassenen Psychotherapeuten festgestellt wird, nicht zur Kasse gebeten. Doch auch in Zentren für Seelische Gesundheit und den dortigen psychiatrischen stationären Abteilungen fallen – wie sonst in Krankenhäusern auch – Zuzahlungen in Höhe von 10 € am Tag an, maximal jedoch 28 Tage im Kalenderjahr. Da psychisch kranke Patienten mitunter sehr lang behandelt werden müssen, stellen die Krankenkassen stationäre Behandlungsprozesse immer wieder infrage. Solange eine klinische Behandlung aber medizinisch von den behandelnden Ärzten gut begründet werden kann, müssen die Kassen die Therapiekosten tragen, gerade wenn gleichwertige Behandlungsmöglichkeiten im ambulanten System fehlen. Lehnt die Kasse die Zahlung einer länger andauernden Behandlung dann immer noch ab, kann dagegen – mit berechtigten Erfolgsaussichten – Widerspruch eingelegt werden.

 Mein persönlicher Rat

Stationäre Aufenthalte sind für gerontopsychiatrische Patienten vor allem aus zwei Gründen alternativlos: Viele psychisch kranke Menschen werden in ausgewiesenen Zentren – häufig zum ersten Mal überhaupt – ganzheitlich gesehen und behandelt. Zudem fehlen Alternativen wie etwa gute durchdachte sozialpsychiatrische Dienste, ausreichende und adäquat ausgestattete sogenannte Psychiatrische Institutsambulanzen oder spezielle Tages(Pflege-)stätten für psychisch Kranke. Diese etwas niedrigschwelligeren Versorgungsangebote könnten durchaus präventiv wirken und damit dem einen oder anderen Patienten auch einen weiteren stationären Aufenthalt ersparen. Hier ist die Politik eindeutig im Zugzwang.

Demenzsensibles Krankenhaus
Wo viel zusammenpassen muss

Ich bin auf einer besonderen Station in einem sogenannten demenzsensiblen Krankenhaus und selbst erst einmal verwirrt. Eine
Patientin schreit in ihrem Zimmer nach irgendwas oder irgend-
wem. Doch ihre kaum zu verstehenden Rufe verhallen im Leeren.
Eine andere, anscheinend völlig desorientierte Frau läuft kopfschüt-
telnd im Flur umher und schreit immer wieder den gleichen Satz
heraus: »Was ist das heute wieder eine Katastrophe hier!« Und eine
dritte in sich zusammengesunkene Frau sitzt im Flur vor einer
fingierten Bushaltestelle unter einem Busschild auf einer Bank und
wartet auf einen Bus, der hier auf der Station noch nie gekommen
ist und auch niemals kommen wird.

Was all diese Patienten nicht wissen: Sie befinden sich auf einer
ganz besonderen Demenzstation in einem demenzsensiblen Krankenhaus, von denen es hierzulande noch viel zu wenige gibt. Doch
was ist hier so besonders? Was heißt demenzsensibel?

Eigene Demenzstation mit zwölf Betten

Um das herauszufinden, bin ich heute Gast im Evangelischen
Krankenhaus Königin Elisabeth Herzberge in Berlin-Lichtenberg
(KEH). Die Klinik in Lichtenberg verfügt über eine große Geriatrie,
in der in jedem Jahr mehr als 800 Patienten über 70 Jahre behandelt
werden. Für geriatrische Patienten mit der Nebendiagnose Demenz
verfügt das Krankenhaus zusätzlich über eine eigene Station mit

maximal zwölf Betten. Dort fällt erst einmal auf, dass Flure und Zimmer farblich konzeptionell gestaltet und mit Orientierungshilfen, zum Beispiel gut (wieder-)erkennbaren Piktogrammen und Ziffern, ausgestattet sind. »Das hilft Menschen mit Demenz oder kognitiv eingeschränkten Patienten enorm, um sich besser orientieren zu können«, sagt Daniela Dietrich, Leiterin des Demenz- und Delirmanagements am KEH: Was mir dabei gleich ins Auge sticht: Die gesamte Station sieht mit nur wenigen Farbelementen an den Wänden und Farbabstufungen auf den Böden gleich weitaus freundlicher und einladender aus, als wir das normalerweise von einem Krankenhaus und herkömmlichen Stationen kennen. Doch nicht nur das. Auf dieser besonderen Demenzstation ist auch das Personal ein ganz besonderes und zudem speziell geschult, womit die Intensität und Qualität der Betreuung deutlich erhöht ist.

»Ein Lächeln ins Gesicht zaubern«

So treffe ich auf dem Flur Yvonne F., die im KEH unter dem Slogan »Ein Jahr Freudenbote« ihr sogenanntes Betheljahr absolviert. Dabei handelt es sich um ein spezielles Freiwilliges Soziales Jahr (FSJ), das in diesem Fall auf die Betreuung und Pflege pflegebedürftiger und speziell demenzkranker Menschen ausgerichtet ist. Zwölf Monate leisten die FSJler hier wichtige »Beziehungsarbeit, die sonst an anderen Stellen oft kaum noch geleistet werden kann«, würdigt auch Daniela Dietrich die Arbeit von Yvonne F. und den anderen zwölf Freudenboten im KEH. Denn sie springen genau dort ein, wo Zuwendung ganz besonders nötig ist. Sie gehen mit den Patienten spazieren, versuchen gezielt, den Tag-Nacht-Rhythmus aufrechtzuerhalten, unterstützen bei frührehabilitativen Maßnahmen oder sind einfach nur da, um zuzuhören oder Anteilnahme zu zeigen. Sie fungieren aber auch als Begleiterinnen in den OP-Raum und sorgen dafür, dass alle erforderlichen Hilfsmittel wie Brille oder

Hörgeräte nicht vergessen werden. Und sie versuchen schließlich all die Emotionen und Empfindungen der verwirrten Menschen aufzufangen, die mir gleich beim Eintreten in die Station begegnet sind. Für die Demenzpatienten ist ihre Arbeit so wertvoll, als »ob Goldstaub vom Himmel fällt«, meint Daniela Dietrich. Und für Yvonne F. ist es besonders wichtig, etwas wirklich Sinnvolles zu leisten und dabei anderen Menschen »ein Lächeln ins Gesicht zu zaubern«.

Demenzsensible Notaufnahme

Ich bin zwar beeindruckt, fürchte aber, dass es außerhalb dieser Station schnell mit der Demenzsensibilität vorbei sein könnte. Und werde zum Glück eines Besseren belehrt.

Denn auf Demenzpatienten ausgerichtet ist das KEH nicht nur auf dieser speziellen Station, sondern im gesamten Krankenhaus. Und zwar schon bei der Notaufnahme. Bereits dort wird in Berlin-Lichtenberg ein kurzer Fragebogen (Screening) bei über 70-jährigen Patienten eingesetzt, um herauszufinden, ob bei der Aufnahme ins Krankenhaus kognitive Einschränkungen vorliegen, die dann auch gleich im elektronischen Krankenhaussystem hinterlegt werden. Die vier Fragen sind ganz kurz und klingen einfach: Wie alt sind Sie? Welches Jahr haben wir? Wo befinden Sie sich und wann sind Sie geboren? Über 70-jährige Patienten, die eine Frage falsch beantworten, werden gleich in der Notfallaufnahme erst einmal kognitiv als zumindest auffällig eingeordnet und entsprechend bedarfsgerecht weitergeleitet.

Dabei wird im KEH ein wesentliches Grundprinzip verfolgt, das sich von anderen Krankenhäusern deutlich unterscheidet: Der Aufenthalt im Krankenhaus wird als Chance gesehen, um die neuen Patienten nicht nur akut somatisch – etwa nach einem Sturz oder einem Schlaganfall – zu behandeln, sondern dabei auch zugleich die Demenz als eine mögliche weitere Hauptdiagnose zu therapieren. Um der Demenz gerecht zu werden, wird die sogenannte Selbsterhaltungstherapie (SET) eingesetzt. Dabei werden zum einen die noch vorhandenen individuellen Ressourcen von kognitiv eingeschränkten Menschen gestärkt. Zugleich wird das gesamte Umfeld (Angehörige und ambulante professionelle Betreuer) eng miteinbezogen, um die angestrebte Wiedereingliederung in den Alltag außerhalb des Krankenhauses gut vorzubereiten.

Checkliste immer griffbereit

Hilfreich ist hierfür insbesondere die Delir-Pocket-Card, die sowohl für den Schreibtisch als auch für die Kitteltasche geeignet ist. Sie wurde für alle Mitarbeiter des KEH mit Patientenkontakt als komprimierte Übersicht zum Erkennen und Behandeln von Verwirrtheitszuständen (Delir) und Demenz entwickelt. Zudem werden nicht medikamentöse als auch medikamentöse Therapieansätze übersichtlich aufgelistet. Die Delir-Pocket-Card dient somit als unterstützende Checkliste, die mehr Sicherheit vermittelt: »Habe ich an alles gedacht oder was muss oder kann ich noch für ältere und/oder kognitiv eingeschränkte Menschen tun?«

Das überlegen sich auch tagtäglich die seit 2014 aktiven 28 sogenannten »Pflegeexperten Demenz«. Diese Pflegeexperten sind Bestandteil des Modellprojektes »Menschen mit Demenz im Akutkrankenhaus«, das von der Robert Bosch Stiftung in bundesweit 17 Krankenhäusern – im KEH bis Juni 2019 – gefördert wird. Die Mitarbeiter aus allen Berufsgruppen werden entsprechend sowohl in hausinternen Schulungen als auch mithilfe einer außerhäuslichen Weiterbildung qualifiziert, um mit kognitiven Einschränkungen adäquat umgehen zu können und die Angehörigen von Anfang an eng einzubinden. Diese Unterstützung ist für die Patienten mit einer Demenz (wegen des nicht wiederherstellbaren Verlusts ihrer Fähigkeiten) oder einem Delir (akuter Verwirrtheitszustand) so sehr wichtig, weil sie ihnen Halt und eine angepasste Struktur bietet, stellt Daniela Dietrich immer wieder fest.

PFiFf – ein pfiffiges Konzept fürs Entlassmanagement

Daneben sind im KEH auf jeder Station Fallkonferenzen einge-führt worden, um zum Beispiel auch die Entlassung aus dem Krankenhaus optimal vorzubereiten. Dieses sogenannte Entlass-management scheitert häufig, weil der stationäre Sektor nur höchst unzureichend mit dem ambulanten Bereich verzahnt ist. Die De-menzmanagerin im KEH erlebt es daher immer wieder, dass vor allem kognitiv eingeschränkte oder pflegebedürftige Patienten, die gerade entlassen worden sind, ganz schnell wieder in der Not-aufnahme landen. Um das zu verhindern, ist mit PfiFf (Pflege in Familien fördern) – mit Unterstützung der AOK Nordost – ein pfiffiges Konzept ins Leben gerufen worden. Es ist ein Angebot, das allen Patienten zugänglich ist, auch wenn sie nicht bei der AOK versichert sind. Das Programm ermöglicht es zunächst, dass pflegende Angehörige noch im Krankenhaus für die Pflegetätig-keit zu Hause qualifiziert und geschult werden, und bietet zudem Gesprächsgruppen an. Und es ermöglicht, dass ein vertrauter Kran-kenhausmitarbeiter die Familie maximal ein halbes Jahr lang bis zu sechsmal zu Hause besuchen kann, um die Pflege und Betreuung des Demenzkranken weiter zu verbessern und damit einem er-neuten Klinikaufenthalt vorzubeugen.

»Es reicht halt einfach nicht aus, einem Versicherten eine Visi-tenkarte in die Hand zu drücken«, kritisiert Daniela Dietrich das ansonsten weitverbreitete Vorgehen. Weit besser seien da zuge-hende und aufsuchende Hilfen, wie sie hier praktiziert würden. Damit diese Unterstützung aber auch greift, müssten sämtliche beteiligten Akteure – Haus- und Fachärzte, Pflegestützpunkte, Alzheimer-Gesellschaft, Pflegeeinrichtungen sowie Pflegedienste und Krankenkassen – eng zusammenarbeiten. Dietrich: »Nur wenn das Netzwerk klappt, kann auch eine nachhaltige Überleitung von der Klinik nach Hause gelingen.«

Anna M. ist schon wieder gestürzt ...

Doch wie sieht das Modell, so wie es in Berlin-Lichtenberg praktiziert wird, konkret in der Praxis aus? Am Beispiel von Anna M. wird dies deutlich. Die 86-Jährige ist wieder einmal zu Hause gestürzt. Das ist ihr schon oft passiert, und deshalb ist sie auch schon mehrfach im KEH stationär behandelt worden. Jetzt also wieder. Gut, dass die Nachbarn, die regelmäßig in die Wohnung kommen, sie relativ zeitnah gefunden haben. So landet sie ein weiteres Mal über die Stationen Rettungsleitstelle und Chirurgie schließlich in der Gerontopsychiatrie des KEH. Anna M. hat eine mittelschwere Demenz, zeigt zudem wahnhafte Züge und wirkt gedrückt mit einer depressiven Symptomatik. Deshalb wird sie auch auf der Gerontopsychiatrie aufgenommen, weil dort demente Patienten mit einer depressiven Grundstimmung am besten aufgehoben sind.

Bisher ist bei den Behandlungen im Krankenhaus wie auch bei der Reintegration zu Hause immer alles gut gegangen. Die Unterstützung durch Nachbarn und Bekannte, einen ambulanten Pflegedienst und eine amtliche Betreuerin hat bei der 86-Jährigen, die keine Familie und keine Kinder hat, bislang immer gerade noch ausgereicht. Doch mit zunehmendem Alter nahmen die Erregungszustände, die wahnhaften Ängste und unspezifischen Bedrohungszustände immer gravierendere Ausmaße an. Solche Entwicklungen und Rückschläge stellt das Krankenhaus vor ganz besondere Herausforderungen.

... und kann nicht mehr nach Hause zurück

Doch diesmal geht es nicht nur darum, nach dem Sturz die Kno-chenbrüche zu heilen und die Mobilität so weit wie möglich wieder-herzustellen. Diesmal wird es auch nicht ausreichen, die wahnhafte Symptomatik so gut wie möglich zu behandeln. Und diesmal ist auch mit neuen Medikamenten kein Zustand herstellbar, der sie wieder für zu Hause fit macht. Denn die 86-Jährige wird nicht mehr nach Hause zurückkehren – nie mehr. Die Mitarbeiter im Krankenhaus stehen nun vor der großen Herausforderung, der Patientin dies möglichst schonend und konfliktfrei zu vermitteln. Und es gelingt tatsächlich. Ergebnis: Anna M. wird in eine Wohn-gemeinschaft für Menschen mit Demenz (MmD) ziehen.

Damit dies gelingt, hat das Krankenhaus eine Menge in Be-wegung gesetzt, um dem Anspruch als demenzsensibles Kran-kenhaus und um Anna M. gerecht zu werden. Zunächst einmal musste ein WG-Platz überhaupt gefunden werden. Dann sind der WG sämtliche relevanten Daten zu den medizinischen und pflegeri-schen Bedürfnissen der Patientin zugegangen. Darunter auch zwei spezielle »Therapeutische Empfehlungen«. Bei Anna M. riet das Krankenhaus zum einen zu »biografisch verankerten Gesprächen«, ohne dabei auftretende Fehler zu korrigieren. Denn die frühere Journalistin sucht durchaus noch nach Aufmerksamkeit für ihre Belange, auch wenn es dabei zu demenzbedingten Sprachfehlern und Wortfindungsstörungen kommt. Zum anderen sollte die im KEH bereits begonnene Musiktherapie auch in der WG weiterge-führt werden. Die 86-Jährige hatte früher in einem Chor gesungen und wollte nun ihre Stimme wieder etwas trainieren. Zudem hat sie Klavier gespielt und kann auch jetzt noch eine Vielzahl bekannter klassischer Musikstücke erkennen und zum Teil auch mitsingen, wenn sie vorgespielt werden. Das – so lautet die zweite therapeuti-sche Empfehlung – sollte in jedem Fall fortgesetzt werden, um noch vorhandene Ressourcen zu fördern und Emotionen anzusprechen, die gerade über Musik erreicht werden können.

Diese Informationen sind für die Mitarbeiter im neuen Zuhause von Anna M. Gold wert. Sie werden von einer Pflegekraft des KEH übermittelt und immer weiter verfeinert. Bei einem weiteren persönlichen Austausch zwei Wochen später zeigt sich, dass die 86-Jährige ihre anfänglichen Ängste und ihre von Misstrauen geprägte Stimmung gegen ihre neue Umgebung aufgegeben hat und nun ihr neues Zuhause mehr und mehr akzeptiert. Das gut durchdachte Entlassmanagement, die persönliche Begleitung der Demenzpatientin und die »Therapeutischen Empfehlungen« haben zu diesem Erfolg beigetragen. Der Aufwand hat sich also ausgezahlt.

Überlegtes Entlassmanagement zahlt sich aus

Vier Wochen später spricht Anna M. zum ersten Mal aus, dass sie gar nicht mehr nach Hause möchte. Und tatsächlich ist sie in der WG weitaus besser aufgehoben, weil sie hier engmaschig betreut und gepflegt wird. Die Gefahr, dass Anna M. bald wieder stürzt und erneut alle Prozeduren in einem Krankenhaus durchlaufen muss, ist damit nicht vom Tisch, aber doch merklich gebannt.

Doch selbst in einem demenzsensiblen Krankenhaus herrscht noch längst nicht eitel Sonnenschein. Dies liegt daran, dass auch das KEH in ein auf Fallpauschalen ausgerichtetes Abrechnungssystem gezwängt wird, das demenzkranken Patienten in keiner Weise gerecht wird. Viele Patienten können eigentlich nur so lange bleiben, wie die Pauschale reicht, klagt sie. Zumeist ist diese auf eine Zeitdauer von 14 Tagen ausgelegt. Wenn Patienten länger bleiben, was häufig unabdingbar ist, mache das Krankenhaus »Minus«. Hier bestehe also in gleicher Weise Handlungsbedarf wie bei der pflegerischen Betreuung.

»Pflege muss lauter werden«, fordert Daniel Dietrich. Das Ziel müsse es sein, dass die Pflege auf Augenhöhe mit den Ärzten und den anderen beteiligten Fachgruppen agieren und durch entsprechende Kapazitäten und Ressourcen auch ihren ethischen Ansprüchen gerecht werden kann. So wie in den Niederlanden beispielsweise, wo viel mehr Pflegekräfte viel größere Verantwortung tragen, indem sie zum Teil sogar Medikamente verordnen dürfen. Dafür werden sie aber auch entsprechend – auch über Studiengänge – qualifiziert. Dies hat dazu geführt, dass der Geriater und die Fachpflegekraft im Land auf Augenhöhe agieren und die Pflege richtiggehend aufgewertet wurde. Ganz anders als hierzulande, wo die Pflege immer noch um gesellschaftliche Anerkennung ringt und vielfach am absoluten Limit – oder darunter – arbeitet. Da fragt man sich dann schon verwundert, warum ein solch hoher Pflege- und Betreuungsstandard bei uns nicht erreichbar ist?

Warum ist die Pflege hierzulande so unpopulär?

Die Antwort liegt schlicht und einfach darin, dass flächendeckend keine Finanzierungtöpfe zur adäquaten Behandlung und Betreuung von Menschen mit Demenz vorhanden sind. Bessere – das heißt auf Menschen mit Demenz angepasste – Versorgungsstrukturen können nur über solche wie etwa von der Robert Bosch Stiftung finanzierte Modellprojekte oder über Eigenmittel beziehungsweise komplizierte Querfinanzierungen innerhalb eines Krankenhauses geschaffen werden. Das ist aber unter den heutigen heiklen Finanzierungsstrukturen von Krankenhäusern oft nur ein frommer Wunsch. Meist bleiben dabei vor allem die geriatrischen Patienten und Menschen mit kognitiven Einschränkungen oder einer ausgeprägten Demenz auf der Strecke.

So ist es dann auch kein Wunder, dass ich am Ende trotz manchem Erkenntnisgewinn die Demenzstation im KEH fast genauso verwirrt verlasse, wie ich sie betreten habe.

INFOBOX

Demenzsensible Krankenhäuser

 Was spricht dafür?

Für solche speziellen Häuser oder Stationen sprechen alleine schon die Daten: Nach Erkenntnissen aus der General Hospital Studie (GHoSt) der Robert Bosch Stiftung weisen über 60 Prozent aller über 65-jährigen Patienten in Allgemeinkrankenhäusern kognitive Störungen auf. Bereits jeder fünfte über 65-Jährige leidet an Demenz. Bis 2030 wird der Anteil der über 70-jährigen Patienten, die insbesondere als Folge von Stürzen gerade in chirurgischen Abteilungen stationär aufgenommen werden müssen, bereits auf mehr als 70 Prozent hochschnellen, sagt die Deutsche Alzheimer Gesellschaft voraus. Demenz und Delir, die heute oft nur als Nebendiagnose mitlaufen, werden in den nächsten Jahren stärker den Behandlungs- und Betreuungsaufwand in Krankenhäusern bestimmen als die eigentlich zu behandelnde Grunderkrankung (etwa ein Knochenbruch oder die Folgen eines Schlaganfalls). Allein deshalb wird es künftig weit mehr auf sämtliche Demenzformen ausgerichtete Krankenhäuser wie das KEH in Berlin-Lichtenberg geben müssen, als dies heute noch der Fall ist. Demenzbeauftragte allein, die heute schon in vielen Krankenhäusern etabliert sind, werden hierfür bei Weitem nicht mehr ausreichen.

 Was spricht dagegen?

Sicherlich muss nicht jedes der knapp 2 000 Krankenhäuser in Zukunft zu einem demenzsensiblen Krankenhaus aufsteigen. Aber ihre Zahl sollte in den nächsten Jahren – verglichen mit dem Stand von heute – um ein Vielfaches steigen. Natürlich muss das dann auch finanziert werden. Und das wird das große Problem werden, weil geriatrische Abteilungen in Kliniken oder gar eigene Demenzstationen in Krankenhäusern besonders kostenintensiv sind. Finanzengpässe sind ein oft benutztes Totschlagargument, um die Krankenhäuser am Ende doch nicht auf mehr pflegeintensive Patienten umzustellen.

 Was kostet das alles?

Patienten in einem Krankenhaus werden in der Regel – von den geringen Zuzahlungen von 10 € am Tag abgesehen – nicht zur Kasse gebeten. Das trifft auch für geriatrische, kognitiv eingeschränkte und gerontopsychiatrische Patienten zu, zu denen auch Menschen mit Demenz zählen. Abgedeckt werden die stationär erbrachten Leistungen über kassenfinanzierte Fallpauschalen, die in einem Klassifizierungssystem genau festgelegt sind. Das Problem dabei ist jedoch, dass (nicht nur) für die Geriatrien diese Pauschalen oft viel zu knapp bemessen sind. Demente Patienten müssen daher oft früher entlassen werden, als dies medizinisch eigentlich sinnvoll ist. Die Kosten, die dadurch aber neu auflaufen, holen viele Krankenhäuser schnell wieder ein. Denn die sogenannten blutigen Entlassungen führen dazu, dass gerade ältere Patienten auch wegen unzureichender Überleitungen ins ambulante System und wegen einer unvollständigen personellen und technischen Ausstattung zu Hause schnell wieder im Krankenhaus landen. Dann beginnt die Kostenspirale von vorne und die Versorgung wird immer teurer.

 Mein persönlicher Rat

Suchen Sie für sich oder als Angehöriger eines pflegebedürftigen/dementen Menschen ein Krankenhaus aus, in dem bereits eine geriatrische Abteilung existiert. Denn diese Stationen sind in der Regel personell und strukturell besser ausgerüstet als eine herkömmliche neurologische oder chirurgische Abteilung. Da aber spezielle geriatrische Betten auch in Kliniken mit einer Geriatrie Mangelware sind, kann es durchaus sein, dass Sie erst einmal auf einer normalen – etwa chirurgischen oder neurologischen Station – landen. Ein Wechsel innerhalb des Krankenhauses in die Geriatrie ist aber immer möglich, wenn dort ein Bett frei wird. Fragen Sie danach, weil dies auch bei entsprechender medizinischer Notwendigkeit nicht immer automatisch passiert.

Noch besser sind natürlich demenzsensible Krankenhäuser. Das Evangelische Krankenhaus Königin Elisabeth Herzberge in Berlin ist eine von 17 solcher Kliniken, die sich auf Patienten mit kognitiven Einschränkungen spezialisiert haben und als Modelleinrichtungen bis Mitte 2019 von der Robert Bosch Stiftung gefördert worden sind. Sie sind bundesweit quer verteilt von Berlin über Magdeburg, Dresden, Bonn und Bielefeld bis hin nach Stuttgart und Göppingen. Die komplette Übersicht aller Standorte von demenzsensiblen Kliniken finden Sie unter: www.bosch-stiftung.de/de/projekt/menschen-mit-demenz-im-akutkrankenhaus/gefoerderte-projekte

Auf der Homepage der Deutschen Krankenhaus Gesellschaft finden Sie unter www.dkgev.de bei »Aktuelles & Presse« weitere Krankenhäuser von Flensburg bis München-Nymphenburg, die sich dem Thema Menschen mit Demenz im Krankenhaus besonders verschrieben haben. In diesen Übersichten sind aber nicht alle hierzulande auf Demenz spezialisierten Häuser aufgeführt. Deshalb immer auch noch mal den Hausarzt, den Pflegedienst oder die Krankenkasse fragen, ob nicht doch ein demenzsensibles Krankenhaus in der näheren Umgebung existiert oder gerade neu eingerichtet wird oder ob ein Haus zumindest über ein Demenzmanagement verfügt. Damit lassen sich viele Komplikationen vermeiden, die vor allem Angehörige enorm entlasten können.

TEIL 3

Was dringend geschehen muss

Kapitel 3

Was jeder für sich selbst tun kann

Da viele Krankheiten im Alter gar nicht heilbar oder zum Teil auch nur noch bedingt behandelbar sind, kommt der gesunden Lebensweise in den späteren Lebensjahren eine besonders große Bedeutung zu. Denn wer sich so lange wie möglich selbst fit hält und die Verantwortung für die eigene Gesundheit nicht auf andere abschiebt, der hat gute Chancen, die Pflegebedürftigkeit im Alter so lange wie möglich hinauszuschieben. Patentrezepte gibt es hierfür nicht, zumal auch die beste gesundheitliche Für- und Vorsorge nicht immer verhindern kann, dass man schon früh pflegebedürftig oder gar dement wird.

Doch jeder kann seinen Teil dazu beitragen, um diesen Prozess zumindest hinauszuschieben – durch geistige Fitness (musizieren, Karten spielen oder reisen), eine gesunde Ernährung (mit viel Obst, Gemüse und Olivenöl selbst kochen) und die Aufrechterhaltung sozialer Kontakte (regelmäßige Treffen mit Freunden und Bekannten). Während meiner Recherchen vor Ort und bei meinen Besuchen in den diversen Einrichtungen habe ich immer wieder festgestellt, welch große Bedeutung zum Beispiel das gemeinsame Singen und das gemeinsame Kochen für pflegebedürftige Menschen haben. Insbesondere beim Singen oder Musizieren blühen selbst Menschen mit Demenz förmlich auf. Aus einer zuvor häufig versteinerten Mimik wird dann ein fast schon verschmitztes Lächeln, wenn die ersten Töne erklingen. Dabei hatte ich den Eindruck, dass sich gerade demente Menschen in diesem Moment so richtig wohlfühlen und für kurze Zeit wieder in dieser Welt angekommen sind.

Neben solchen geistigen Aktivierungen kommt natürlich der Bewegung eine ganz besonders große Bedeutung zu. Denn Inaktivität gilt im Alter – neben Rauchen, einem plötzlich auftretenden Herzinfarkt und dem legendären und zumeist fatalen Sturz – als gefährlichster Risikofaktor überhaupt. Eine neue Studie der Deutschen Sporthochschule (DSHS) in Köln bestätigt, dass sich gerade bei beginnender Demenz die altersgemäße körperliche Fitness auch positiv auf die geistige Fitness auswirkt. Denn je mehr sich die 121 Studienteilnehmer mit beginnenden kognitiven Einschränkungen im Alltag bewegt hatten, desto besser waren auch ihre geistigen Fähigkeiten. Fazit der DSHS: Die Ergebnisse belegen, welch große Bedeutung Sport und Bewegung für die geistige Fitness im Alter haben.

Dies bekräftigt auch Dr. Heidrun Thaiss, Leiterin der Bundeszentrale für gesundheitliche Aufklärung (BZgA). Sie verweist dabei ebenfalls auf diverse Studien, die untermauern, dass aus der Bewegungsförderung auch dann positive gesundheitliche Effekte resultieren, wenn bereits körperliche Einschränkungen oder Krankheiten vorhanden sind.

Allerdings verweist das Zentrum für Qualität in der Pflege (ZQP) auch darauf, dass in der Praxis häufig nur sehr schwer ausgelotet werden kann, welche Bewegungsangebote für wen tatsächlich geeignet sind. Das entlässt aber keinen aus der Verantwortung, für sich selbst aktiv etwas zu tun. Dazu reicht es schon aus, auch im hohen Alter jeden Tag an die frische Luft zu gehen, selbst wenn das nur noch mit stark eingeschränktem Gehen oder mit einem Rollator möglich ist. Ich habe bewundernswerte Menschen getroffen, die – angepasst an ihre Möglichkeiten – genau das konsequent Tag für Tag tun, zum Teil über Jahre oder gar Jahrzehnte.

Mittlerweile ist zudem eindeutig belegt, dass Bewegungsförderung den Abbau körperlicher und geistiger Fähigkeiten bei Pflegebedürftigen verringern und gerade auch das Sturzrisiko senken kann. Ganz allgemeine Tipps hierzu bietet Pflegenden wie pflegebedürftigen Menschen das Internetangebot www.pflege-praevention.de.

Allerdings haben pflegebedürftige Menschen auch das Recht, Anregungen zur Bewegungsförderung abzulehnen, da keiner hierzu gezwungen werden darf. Auch das muss respektiert werden, so schwer es Angehörigen von Pflegebedürftigen vielleicht fällt. Ich habe bei meiner Buchrecherche auch Menschen getroffen, die wirklich zu keinerlei Aktivität zu bewegen waren und nicht einmal mehr das Haus verlassen wollten, obwohl sie dazu körperlich durchaus noch in der Lage gewesen wären. Wenn wir diesen Menschen Bewegung aufzwingen würden, gewinnen wir gar nichts.

Dennoch sollten Sie als Angehörige nichts unversucht lassen, um bei den von Ihnen zu pflegenden Menschen immer die letzten Mobilitätsreserven herauszukitzeln. Um einen Überblick über altersgerechte Angebote zu bekommen, sind im Folgenden Links zu alltagstauglichen bewegungsfördernden Maßnahmen für pflegebedürftige Menschen zusammengestellt:

Bewegungsförderung im Alltag und zu Hause

- Wer selbst das Heft in die Hand nehmen möchte, für den eignet sich das **AlltagsTrainingsProgramm (ATP).** Probieren Sie es doch einfach einmal aus. Das Programm vermittelt Ihnen – wenn Sie 60 Jahre oder älter sind –, wie Sie nachhaltig mehr Bewegung in Ihren Alltag integrieren können, um Ihre Gesundheit aktiv zu fördern. Das zwölfwöchige Kursprogramm ist leicht in Alltagssituationen einzubetten, weil es ohnehin anfallende Alltagsfertigkeiten zugleich als Trainingsmöglichkeit nutzt – überall und zu jeder Zeit.
https://www.aelter-werden-in-balance.de/atp/was-ist-das-atp
- Wer sich nicht mit solchen Programmen beschäftigen möchte, der kann dennoch für etwas Bewegung in den eigenen vier Wänden sorgen. Legen Sie doch einmal eine **Schallplatte oder CD** mit alten Hits auf und schauen Sie, was passiert. Ich war mitunter baff, was dies auslösen kann. Selbst pflegebedürftige

oder demente Menschen, die sonst immer nur vor sich hin zu dösen scheinen, versuchen mit Armbewegungen, den Rhythmus der Musik aufzunehmen, und kommen automatisch in Bewegung. Wer noch ein wenig mobiler ist, steht mitunter sogar auf und dehnt seine Bewegungen auf den ganzen Körper aus.

● Die Erlanger Sportmedizinerin Dr. Ellen Freiberger hat für nicht mehr so mobile oder pflegebedürftige Menschen vier **Tipps zur angepassten Bewegungsförderung** parat, die zum Teil ebenfalls prima in den Praxisalltag integriert werden können und gar nicht schwierig umzusetzen sind.

1. Auf Treppenstufen und Bordsteinkanten immer hoch konzentriert zugehen und dabei keine Gespräche führen, um auf die Schrittfolge und die Platzierung der Füße zu achten.

2. Das Trainieren der Körperkraft nie aufgeben. Es reicht im Alter zur Stärkung der Beinkraft schon aus, fünfmal in der Werbepause vor dem Fernsehen mit gekreuzten Armen vom Sofa aufzustehen.

3. Auch die Gleichgewichtsschulung kann mit ganz einfachen Übungen trainiert werden. Das ist besonders wichtig, um Stürzen vorzubeugen.

4. Stolperfallen im Haushalt beseitigen. Besonders hilfreich ist es dabei, lieb gewonnene alte und große Teppiche, die große Stolperfallen sind, sicher von allen Seiten mit starkem doppelseitigem Klebeband zu fixieren.

http://www.hag-gesundheit.de/uploads/docs/427.pdf

● Das **LiFE-Programm** dient ebenfalls dazu, sich sicher in der Wohnung und unterwegs zu bewegen, die vorhandene Muskelkraft so lange wie möglich beizubehalten oder verlorene Kraftreserven wieder aufzubauen und das Gleichgewicht zu verbessern. Darunter befinden sich unter anderem so bekannte Übungen wie der Tandemgang oder der Einbeinstand, die je nach Alter und Leistungsvermögen mit oder ohne Festhalten auch nur in sehr dosierter Form angewendet werden können. www.life-alltagsuebungen.de

- **Der besondere Tipp:** Wer sich gerade zu Hause viel bewegt, bei dem steigt natürlich auch die Sturzgefahr. Doch auch dagegen kann man sich entsprechend wappnen, zum Beispiel mit einem Hausnotrufdienst. Voraussetzung hierfür ist lediglich ein Telefonanschluss und ein Melder, den die Pflegebedürftigen am Körper tragen. Auf Knopfdruck wird dann ein Kontakt zur Notrufzentrale hergestellt. Die Mitarbeiter dort nehmen den Notfall auf, informieren nahe Angehörige oder Nachbarn oder auch einen Rettungsdienst. Mittlerweile wird ein solcher Service, den bereits knapp eine Million Menschen nutzen, in etwa 350 Städten angeboten. Die Kosten bewegen sich zwischen 23 und 29 € pro Monat. Bei Pflegebedürftigen steuert die Pflegekasse seit Mitte 2018 nun 23 € (davor 18 €) bei. Mehr unter www.pflege.de/hilfsmittel/seniorennotruf/hausnotruf

Bewegungsförderung über Sportvereine

- **Sportvereine:** Viele Sportvereine in Deutschland bieten mittlerweile auch Gymnastikstunden für die ältere Generation zwischen 65 und 90 Jahren – mitunter auch für bis 100-Jährige – an. Zum Teil für Frauen und Männer getrennt, aber auch in gemischten Gruppen. Informationen darüber können in jeder Gemeinde über das Rathaus oder in größeren Städten auch über das Sportamt einer Kommune erfragt werden.
- **Wandern für Menschen mit oder ohne Demenz:** »So weit die Füße tragen« – unter diesem Motto steht zum Beispiel das Angebot der Alzheimer Gesellschaft Aschaffenburg. Natürlich muss hier noch ein gewisser Grad an Mobilität und eine persönliche Betreuung durch Angehörige oder Freunde vorausgesetzt werden. Dann geht aber häufig mehr, als man denkt, eben so lange die Füße tragen. Mehr erfahren Sie darüber bei den Alzheimer-Gesellschaften oder unter www.lokale-allianzen.de
- Auch **Wandervereine** in der Region bieten heute immer häufiger

Wanderangebote für Menschen mit kognitiven Einschränkungen an. Informieren Sie sich vor Ort beim nächstgelegenen Wanderverein. Falls Sie dort nicht fündig werden, lassen Sie nicht locker und fragen Sie dort nach, welcher weitere Freizeit- oder Wanderklub in der Nähe Angebote speziell auch für ältere Menschen vorhält.

- **Tanzkurse für Menschen mit Demenz:** »Der Demenz für einen Moment davontanzen«, unter diesem Motto laufen viele Tanzangebote für Menschen mit kognitiven Einschränkungen oder Demenz. Während normalerweise in Tanzkursen Schrittfolgen oder Figuren zu bestimmten Tänzen einstudiert werden, geht es in diesen Kursen eher darum, das früher Erlernte wieder zu wecken. Denn bei kognitiv eingeschränkten Patienten lassen sich Erinnerungen aus dem Langzeitgedächtnis nicht nur durch Singen, sondern auch durch Tanzen wachrütteln. Wenn dies gelingt, wird auch das Selbstbewusstsein von kognitiv eingeschränkten Menschen gestärkt. Mehr erfahren Sie darüber bei Alzheimer- und Demenzvereinigungen in Ihrer Region oder unter www.wir-tanzen-wieder.de/home

- **Extra-Tipp für Angehörige:** Da eine dauerhafte Pflegebetreuung anstrengend sein kann und enorm viel Kraft kostet, sollten Sie unbedingt die Ihnen gesetzlich zustehenden Pflege-Auszeiten nutzen, wenn Sie noch im Beruf stehen. Diese Angebote, die eine Freistellung von der Arbeit oder eine Reduzierung der Arbeitszeit über einen kürzeren oder auch längeren Zeitraum umfassen (s. Seite 94 ff.), werden viel zu selten in Anspruch genommen. Damit Sie als Angehöriger alles schultern können, sollten Sie auch für sich selbst etwas tun. Nur dann sind Sie auf Dauer in der Lage, genau das leisten zu können, was Ihre nahen Angehörigen an Pflege und Zuwendung benötigen.

Bewegungsförderung in der stationären Pflege

- Das ZQP bietet eine Orientierung und konkrete **Übungsanleitungen für Bewohner in Pflegeheimen** in vier Stufen an: für Bewohner, die noch selbstständig aufstehen und gehen können, für solche, die nicht mehr selbstständig aufstehen und gehen können, sowie für Menschen, die keine kognitive Einschränkungen haben, und für solche, die bereits mit kognitiven Einschränkungen leben müssen. www.zqp.de/portfolio/uebersicht-bewegungsfoerderung

- Die Bundeszentrale für gesundheitliche Aufklärung (BzgA) bietet ebenfalls alltagsnahe **Trainingsangebote zur Bewegungsförderung in Pflegeeinrichtungen** an: Das »Lübecker Modell Bewegungswelten« (LMB) ist ein körperlich, geistig und sozial aktivierendes Präventionsprogramm für ältere Menschen mit körperlichen und kognitiven Einschränkungen, das in der Lebenswelt (teil-)stationärer Pflegeeinrichtungen sowie in Stadtteilzentren durchgeführt wird. Und zwar zweimal in der Woche für je 60 Minuten unter einem die Übungen begleitenden Motto wie »Bei der Hausarbeit« oder »im Wald« von speziell geschulten Übungsleitern. Ergänzt werden kann das Gruppentraining durch ein tägliches individuelles Übungsprogramm, das »MtB« (Mein tägliches Bewegungsprogramm). www.aelter-werden-in-balance.de/programme/luebecker-modell

Kapitel 4

Die Politik im Zugzwang

»Die in der Pflege tätigen MitarbeiterInnen müssen jeden Tag eine personelle Unterbesetzung von 31 Prozent wettmachen. Das bedeutet konkret: Zwei Pflegende machen die Arbeit, mit der eigentlich drei völlig ausgelastet sind. Die Folge: Die von diesen MitarbeiterInnen betreuten alten Menschen leiden nicht nur unter der Pflegebedürftigkeit, sondern auch darunter, dass sie nicht genügend versorgt werden. Das wiederum belastet die MitarbeiterInnen und veranlasst sie, das Handtuch zu werfen, was wiederum den Personalnotstand vergrößert. Ein Teufelskreis.«

Ein Zitat des Pflegeexperten Franz J. Stoffer, das sehr drastisch das Pflegedilemma aufzeigt, das derzeit im Land so viele Gemüter – in allererster Linie Pflegebedürftige und ihre Angehörigen – bewegt. Das Zitat stammt aber nicht – wie viele jetzt vielleicht denken – aus dem Jahr 2019, sondern aus dem Jahr 1991 – veröffentlicht in der Zeitschrift *Altenpflege* (7/91). Die »starke und glaubwürdige Stimme«, die Bundesgesundheitsminister Jens Spahn heute für die Pflege einfordert, hätte die Politik bereits Anfang der Neunzigerjahre hören können. Das hat sie aber nicht. Dafür haben wir nun den viel beschworenen Pflegenotstand, der laut Stoffer längst zur Pflegekatastrophe geworden ist.

Schon damals war absehbar, dass heute bereits rund sieben Prozent der Bevölkerung über 80 Jahre alt sein werden. Und schon damals musste man kein Prophet sein, um vorhersagen zu können, dass zwei Drittel aller über 90-Jährigen einen Pflegegrad haben und damit pflegebedürftig sein werden. 2035 werden wohl bereits über vier Millionen Pflegebedürftige versorgt werden müssen, noch einmal knapp eine Million mehr als heute. Doch sämtliche Warnungen in diese Richtung wurden über Jahrzehnte ignoriert.

Die Folge: Frustration, wohin man schaut. Die Krankenschwester Natalie Stoß hat im Mai 2018 auf süddeutsche.de in einem viel beachteten Interview ihrem Unmut freien Lauf gelassen. 2100 € netto verdiene sie als Pflegekraft auf einer Intensivstation und komme damit gerade so über die Runden. Ihre Freundin, eine Papiertechnologin, verdiene locker einen Tausender mehr im Monat. Wenn ihre Freundin einen Fehler mache, stünden die Maschinen kurzzeitig still. Wenn sie dagegen einen Fehler begehe, »stirbt schlimmstenfalls ein Mensch«. Für diese hohe Verantwortung seien Pflegekräfte eindeutig unterbezahlt. In Australien habe sie als Pflegeassistentin im Nachtdienst in einer Woche fast so viel verdient wie in einem ganzen Monat in Deutschland. Da in der Pflege zudem jede zusätzliche Sekunde für die Versorgung Pflegebedürftiger zähle, sei es fatal, dass gerade hier menschliche Zuwendung nicht bezahlt werde.

Deutschland hinkt hinterher

Für Deutschland gilt das ganz besonders, weil hierzulande eine Pflegekraft bei der stationären Pflege im Pflegeheim pro Schicht im Schnitt zehn Patienten zu betreuen hat. In der Schweiz und in Schweden sind es nur sechs, in Norwegen sogar nur vier Patienten. Nach einer Erhebung der Hans-Böckler-Stiftung vom August 2018 empfinden 54 Prozent der deutschen Pflegekräfte einen regelmäßigen Zeitdruck, während es in Schweden nur 37 und in Japan 35 Prozent sind. Noch schlimmer sieht es in den Pflegeheimen aus. Dort klagen hierzulande 73 Prozent der Pflegekräfte über Zeitmangel, in Japan dagegen lediglich 53 und in Schweden sogar nur 40 Prozent.

Diese alarmierende Bestandsaufnahme und einige aufsehenerregende Auftritte von Pflegekräften oder Angehörigen in Talkshows in jüngster Zeit haben sicherlich mit dazu beigetragen, dass an einigen Stellschrauben gedreht worden ist. Diese politisch nun beschlossenen Maßnahmen, die ab 2019 Investitionen in Höhe von rund einer Milliarde Euro zusätzlich erfordern, sind längst überfällig. Dazu zählen, unter anderem:

- Das bisher fällige Schulgeld bei der Pflegeausbildung wird abgeschafft. Stattdessen erhalten die Auszubildenden eine Vergütung, wie bei fast allen anderen Ausbildungsberufen auch.
- 13 000 Pflegekräfte mehr sollen ab 2019 mit 640 Millionen € im Jahr von der Gesetzlichen Krankenversicherung finanziert werden. Das ist zwar ein erster Schritt in die richtige Richtung, Benötigt werden auf Dauer drei- bis viermal so viele neue Arbeitskräfte in der Pflege. Unklar bleibt zudem, woher diese Pflegekräfte kommen sollen.
- Erhöhung der Pflegeversicherungsbeiträge um 0,5 Prozent im Jahr 2019 vom Stand 2018 aus (Beitragssatz 2018: 2,55 Prozent, Kinderlose: 2,8 Prozent), um die Einnahmen der Pflegeversicherung pro Jahr um 7,6 Milliarden € zu erhöhen. Diese Erhöhung auf jetzt 3,05 Prozent (Kinderlose 3,3 Prozent) muss aber zur Hälfte von den Arbeitnehmern – und damit auch von den Pflegebedürftigen und deren Angehörigen – mitgetragen werden.
- Einbezug der Krankenversicherung zur Absicherung der Pflegekosten. Da die Pflegeversicherung mit ihrem Budget von über 40 Milliarden € pro Jahr 2019 angesichts immer mehr Anspruchsberechtigter an ihre Grenzen stößt, springt nun die Krankenversicherung mit ein. So werden die gesetzlichen und privaten Kassen ab 2019 die zusätzlichen Stellen für die Pflege, die Tarifsteigerungen der Pflegekräfte im Krankenhaus sowie die Ausbildungsvergütung von Auszubildenden im ersten Ausbildungsjahr zum ersten Mal vollständig finanzieren.
- Eine stärker verpflichtende Zusammenarbeit zwischen Hausärzten und Pflegeheimen. auch digital via Bildschirm (Telemedizin).
- Eigenständiger Leistungsanspruch auf stationäre Reha auch für Angehörige.

Doch auch dieses Paket wird nicht ausreichen. Deshalb müssen darüber hinaus die folgenden politischen Prozesse in Gang kommen:

- Einführung einer »Pflege-Hebamme«, die Angehörige von Pflegebedürftigen in der ersten Phase der Pflegebedürftigkeit zu Hause begleitet. Diese könnte dafür sorgen, dass zum Beispiel Verbände richtig angelegt, die passenden Hilfsmittel beschafft und dauerhafte Entlastungsangebote geschaffen werden.
- Schaffung klarer und einheitlicher Regeln mit einem eigenen Bundesgesetz für die rund 13 300 ambulanten Pflegedienste in Deutschland. Nur so wird verhindert werden können, dass Pflegebedürftige Opfer eines Marktes werden, in dem viele Anbieter Preise und Bedingungen diktieren und die Not von Pflegebedürftigen und ihren Angehörigen schamlos ausnutzen.
- Höhere Berufsautonomie für die Pflegeberufe, die insbesondere mit mehr Kompetenzen ausgestattet werden müssen. Denn niemand ist so nahe dran an den Pflegebedürftigen wie Pflegekräfte.

Der längst überfällige Paradigmenwechsel in der Pflegepolitik, der die genannten und viele weitere Punkte mit beinhalten müsste, ist bisher aber ausgeblieben. Dabei müsste dringend an einer Vielzahl von Stellschrauben gedreht werden, die das System verändern und viel Geld kosten. Um das zu schaffen, haben nun gleich drei Ministerien für die Legislaturperiode bis 2021 die sogenannte »Konzertierte Aktion Pflege« ausgerufen. Und das mit klaren Aufteilungen. Die Pflegeversicherung liegt in der Hand des Gesundheitsministers, die Pflegeausbildung beim Ressort Familie und die Tariflöhne beim Arbeitsminister. »Es muss cool werden, Pflegekraft zu sein«, gibt Familienministerin Franziska Giffey (SPD) die Devise vor. Das wird auch höchste Zeit, waren doch 2018 über 35 000 offene Stellen für Fachkräfte und Pflegehelfer registriert. Fünf Arbeitsgruppen, die sich mit den Themen Ausbildung und Qualifizierung, Arbeitsschutz und Personalmanagement, Innovative Versorgungsansätze und Digitalisierung, Kräfte aus dem Ausland sowie Entlohnungsbedingungen befassen, wollen nun in die Offensive gehen. Dabei stehen konkret drei Pilotprojekte im Fokus, mit denen das sogenannte Pflegepersonalstärkungsgesetz mit Leben gefüllt werden soll:

- Rekrutierung von 15 000 ausländischen Pflegekräften. Hierfür sollen eine zentrale Anerkennungsstelle und eine Koordinierungsstelle eingerichtet werden, die Vermittlungsagenturen zertifiziert, zügig die Visa ausstellt und Sprachkurse organisiert.
- Neue Fortbildungsoffensive für 15 000 Pflegehilfskräfte (188 Stunden Training mit Prüfung), um diese für die medizinische Behandlungspflege in Altenheimen zu qualifizieren.
- Stärkere Verankerung von medizinischen und pflegerischen Assistenzberufen wie Heilerziehungspfleger, Sozialassistenten oder Ergotherapeuten in der Pflege, um diese auch stärker in die Altenpflege und auch in die medizinische Behandlungspflege einzubinden.

Dieses Sofortprogramm im Rahmen der Konzertierten Aktion Pflege muss aber bis 2021 um viele weitere Maßnahmen ergänzt werden. Im Folgenden soll konkret aufgezeigt werden, an welchen alten und insbesondere auch neuen Stellschrauben künftig bei der Pflege vonseiten der Politik und der Kostenträger ganz konkret und dringend weiter gedreht werden muss.

Tragfähige Pflegeversicherung und bessere Pflegeabsicherung

Schon jetzt ist absehbar, dass der Anstieg des Pflegeversicherungssatzes um 0,5 Prozent von 2,55 auf 3,05 Prozent ab 2019 bei Weitem nicht ausreichen wird, um die Pflege in Deutschland auf sichere finanzielle Füße zu stellen. Da werden künftig noch ganz andere Kraftakte notwendig sein!

 ## Wie prekär ist die Lage?

Der Spitzenverband der Gesetzlichen Krankenversicherung (GKV) rechnet bis 2022 mit einem Anstieg der Leistungsausgaben um weitere 10,5 Milliarden € und damit auf insgesamt fast 50 Milliarden € im Jahr.[42] Aber auch das wird auf Dauer nicht ausreichen. Denn die Zahl der Empfänger von Pflegeleistungen wird sich in den nächsten Jahren pro Jahr um 130 000 bis 160 000 immer weiter erhöhen. Von 2,95 Millionen Anspruchsberechtigten im Jahr 2016 könnte so die Zahl Ende 2018 auf 3,45 Millionen Leistungsberechtigte und auf bis zu 3,75 Millionen Ende 2020 hochschnellen.

 ## Was muss passieren?

Bisher ist kaum politisch kritisch hinterfragt worden, ob das alles finanziell auf Dauer im bestehenden System noch zu stemmen ist. Denn auch die finanziellen Belastungen der Pflegebedürftigen und deren Angehörigen werden auf immer neue Rekordhöhen klettern. Schon heute müssen laut Paritätischem Wohlfahrtsverband Pflegeheimbewohner über 50 Prozent der Gesamtkosten selbst aufbringen. Im Vergleich zu Mitte 2017 mussten die Bewohner eines Pflegeheimes bis Mitte 2018 im Bundesdurchschnitt satte acht Prozent mehr an Eigenleistungen zahlen. Die Verbraucherpreise stiegen im selben Zeitraum dagegen lediglich um 2,3 Prozent.[43] Diese Kostenlawine muss gestoppt werden. Deshalb schlägt der Paritätische Wohlfahrtsverband vor, dass die Pflegeversicherung künftig grundsätzlich mindestens 85 Prozent der Pflegekosten übernimmt und der Eigenanteil mit 15 Prozent gedeckelt wird. Für eine solche echte Teilkaskoversicherung spricht sich auch die Deutsche Stiftung Patientenschutz aus. Sogar die DAK-Gesundheit fordert in ihrem im November 2018 veröffentlichten Pflegereport eine Deckelung und Obergrenze des selbst zu tragenden Teils für die eigentliche Pflege. Mit einem noch weiter gehenden Vorschlag wartet

Staatssekretär Andreas Westerfellhaus, der Pflegebevollmächtige der Bundesregierung, auf. Er regt an, die Pflegeversicherung wie die Krankenversicherung in eine Vollversicherung umzuwandeln. Wie wäre das alles finanzierbar? Weitere Beitragssatzsteigerungen in der Pflegeversicherung wären unausweichlich. Oder es müssten noch mehr Rücklagen als für 2019 vorgesehen aus der Krankenversicherung (18 Milliarden € in 2018) eingesetzt werden. Und schließlich muss auch das Tabu Steuerfinanzierung aufgebrochen werden. Denn auf Dauer wird man Pflege nur noch dann vollständig finanzieren können, wenn auch Steuergelder mit herangezogen werden. Hierzulande wäre das ein absolutes Novum, in vielen anderen Staaten der EU ist der Steuerzuschuss längst etabliert und alternativlos. Deshalb fordert Verena Bentele, Präsidentin des Sozialverbands VdK Deutschland, im Namen von rund 1,9 Millionen VdK-Mitgliedern eine breitere und auch steuerbasierte Finanzierung der Pflege.

 Die wichtigsten vier Forderungen lauten also:

- Deckelung der Eigenanteile bei den Pflegekosten auf eine berechenbare und verlässliche Größenordnung von maximal 1 500 €. Nur so wird es auf Dauer bei immer häufigerer und immer länger andauernder Pflegebedürftigkeit möglich sein, als Betroffene die Kostenlast mittragen zu können.
- Stetige Anpassung und fortlaufende Erhöhungen der Mittel für das Pflegegeld, für die Pflegesachleistungen und für die stationäre Pflege, um sämtliche Beteiligte zu entlasten. Zu überlegen wäre zudem, ob man künftig nicht jedem Anspruchsberechtigten generell einen Zuschuss aus der Pflegeversicherung zukommen lässt (etwa 1 500 €), über die er frei verfügen und entscheiden kann. Dies würde zu deutlich weniger Überregulierungen in der Pflege führen.
- Zusätzliche Finanzierung der Pflege aus Steuermitteln wie in anderen Ländern längst üblich. Dann würde sich der Staat auch dazu bekennen, dass ihm die Pflege sehr viel wert ist. Ansonsten

müssten die Beiträge in der Pflegeversicherung, die Zuschüsse aus der Krankenversicherung und die Eigenbeteiligungen der Pflegebedürftigen und deren Kindern auf Dauer ins schier Uferlose steigen. Damit wären alle Beteiligten überfordert.

- Private Pflegeeinrichtungen dürften nicht mehr wie so oft Orte von Gewinnabschöpfungen sein, die häufig durchaus bei einer Rendite von drei bis acht Prozent liegen und damit deutlich über der heute im Schnitt zu erzielenden Rendite bei festen Geldanlagen. Gesetzlich sollte auch insbesondere den privaten Pflegeheimbetreibern ein Riegel vorgeschoben werden, die auf Kosten der pflegerischen Betreuung, von qualifiziertem Personal oder durch geschickte, aber undurchschaubare Trägerumlagen ihre Gewinnspanne erhöhen.

Höhere Gehälter und Tarifbindung für Pflegeberufe

80 Prozent der Altenpflegeeinrichtungen sind nicht tarifgebunden. Das führt zum einen dazu, dass die Gehälter von Pflegefachkräften vor allem viel zu niedrig sind und dann auch noch regional höchst unterschiedlich ausfallen. Es besteht also akuter Handlungsbedarf.

 Wie prekär ist die Lage?

Das gilt vor allem für die Altenpflege, die Hilfskräfte in der Pflege und die Betreuungsassistentinnen. 2 500 bis 3 000 € sollten möglich sein, gibt Bundesgesundheitsminister Jens Spahn die Richtung vor. Die Caritas sieht die Spanne der Pflegefachkräfte zwischen 2 700 und 3 400 €. Nach einer Studie des Instituts für Arbeitsmarkt- und Berufsforschung verdienen Fachkräfte in der Krankenpflege im Durchschnitt brutto 3 239 €, in der Altenpflege dagegen nur 2 612 €. Und dieser geringere Verdienst wird in manchen Bundesländern wie etwa in Sachsen-Anhalt noch deutlich unterschritten (1 985 €).

In Baden-Württemberg sind es dagegen fast 1 000 € mehr. Betreuungsassistentinnen und Pflegehelfer verdienen – auch aufgrund ihres niedrigeren Qualifizierungsgrads – noch einmal im Schnitt 600 bis 800 € weniger.

Prekär ist die Einkommenslage der Pflegekräfte aber auch deshalb, weil Tarifverträge in der Altenpflege bisher bundesweit jeweils auf einen Träger oder eine Einrichtung beschränkt sind. Die Tarifsituation ist somit uneinheitlich und unübersichtlich, da auch der gewerkschaftliche Organisationsgrad in der Pflege niedrig und das Arbeitgeberlager zersplittert und ebenfalls nicht einmal zur Hälfte organisiert ist. Dort ist auch das Problembewusstsein für die finanziell prekäre Lage vieler Pflegekräfte nicht besonders ausgeprägt. Die beiden führenden Arbeitgeberverbände verweisen stets auf die zuletzt gestiegenen Gehälter und auf das Ihrer Ansicht nach akzeptable Lohnniveau des Pflegepersonals. Fast drei Viertel der privaten Anbieter in der Pflege erachten es daher nach einer Erhebung des Instituts TNS Sozialforschung nicht für notwendig, allgemeine tarifliche Vereinbarungen zu treffen.

Das wirkt sich negativ auf das Gehaltsgefüge – gerade auch nicht examinierter Pflegekräfte – aus. Auch examinierte Kräfte und Pflegefachkräfte leiden darunter, weil nur in Tarifverträgen verbindliche Regelungen zum Weihnachtsgeld, für Zulagen und insbesondere Vereinbarungen zur beruflichen Weiterbildung fix getroffen werden können.

 ### Was muss passieren?

Ein einheitlicher Flächentarifvertrag in der Pflege, der ein Bruttoeinkommen von rund 3 500 € für examinierte Pflegekräfte garantiert, ist längst überfällig. Die bisherigen Gehaltserhöhungen um wenige Prozentpunkte reichen nicht aus, um den Pflegeberuf attraktiver zu machen. Da ist ein flächendeckender Tarifvertrag alternativlos. Doch ist ein solcher Vertrag aufgrund der sehr unterschiedlichen Anbietervielfalt in der Kranken- und Altenpflege auch realistisch? In Bremen zumindest ist dies teilweise gelungen. Dort haben sich die Arbeitgeber der Freien Wohlfahrtspflege und der Dienstleistungsgewerkschaft ver.di trägerübergreifend auf einen Tarifvertrag für Beschäftigte bei Pflegediensten und in Pflegeheimen verständigt. Aber auch nur für einen Teil der dortigen 9 000 Beschäftigten, weil die privaten Arbeitgeber ausgeschert sind und damit einen Flächentarifvertrag unmöglich gemacht haben.

Die Politik könnte eine einheitliche tarifliche Lösung durch einen Rechtsakt für allgemein verbindlich und damit flächendeckend verbindlich erklären. Das ist aber höchst kompliziert und rechtlich schwierig, zumal es bundesweit noch keinen bestehenden Flächentarifvertrag gibt, der als Vorlage dienen könnte. Ohne Druck aus der Politik wird es aber in keinem Fall gehen. Die Minister haben jedenfalls über die Konzertierte Aktion Pflege angekündigt, künftig in allen Einrichtungen für eine verlässliche Tarifgebundenheit sorgen zu wollen. Doch Zweifel sind angebracht, ob die Politik diesmal ihrer Verantwortung gerecht werden kann.

 Die wichtigsten vier Forderungen lauten also:

- Ein einheitliche Erhöhung der Tarife für examinierte Pflegekräfte auf mindestens 3 500 € brutto plus Zuschläge etwa für Nachtdienst. Entsprechende Anpassung der Tarife für nicht examinierte Pflege- und Betreuungskräfte auf 2 800 €.
- Abschluss eines einheitlichen und flächendeckenden Tarifvertrags für Pflegeberufe, der dann per Rechtsverordnung von der Politik als verbindlich deklariert werden kann. Geplante Volksbegehren wie in Bayern, mit denen feste und verbesserte Personalschlüssel erreicht werden sollen, könnten diesen Prozess sicher beschleunigen.
- Stärkere Solidarisierung von Pflegekräften untereinander zusammen mit den pflegenden Angehörigen, wie es der Pflegekritiker Claus Fussek schon lange einfordert. Dies könnte in einem gemeinsam getragenen millionenfachen »Aufschrei« münden, der die verantwortlichen politischen Kräfte im Land weiter aufrütteln würde.

- Anhebung der Personaluntergrenzen für Pflegekräfte in Krankenhäusern über den willkürlich gesetzten Minimalstandard hinaus, der zurzeit ohnehin nur für die Bereiche Intensivmedizin, Geriatrie, Unfallchirurgie und Kardiologie gilt.

Mehr Zuständigkeiten und Verantwortung für die Pflege

Die Versorgung von Pflegebedürftigen und die Begleitung von Angehörigen sind heute weitaus komplexer und anspruchsvoller geworden, als dies noch vor zehn Jahren der Fall war. Die Anforderungen an die Pflegeberufe sind deutlich gewachsen, die Verantwortlichkeiten hierfür aber kaum.

 Wie prekär ist die Lage?

Denn professionelle Pflege bedeutet heute weit mehr, als gebrechliche Menschen umzulagern, zu waschen oder ihnen das Essen zu reichen. Doch das gesellschaftliche Bild sieht immer noch so oder ähnlich aus. Klar ist auch, dass eine qualitativ hochwertige Gesundheitsversorgung ohne eine professionell aufgestellte Pflege als größter Berufszweig im Gesundheitswesen nicht mehr denkbar ist. Und dennoch sind die Pflegeberufe nicht dafür gewappnet, um die heute erforderlichen komplexen Prozessabläufe für die zu pflegenden Personen und deren Angehörige zu übernehmen.

Um den gesamten Pflegeprozess jedoch verantwortlich ausüben zu können, müssen hierzulande viel mehr akademisch qualifizierte Pflegefachpersonen ausgebildet werden, als dies derzeit der Fall ist. Nur so können wissenschaftlich fundierte Pflegeansätze zum Tragen kommen, und nur so kann eine Zuwendung und Fürsorge in Gang kommen, die die »vielfältigen Bedarfe der gepflegten Personen gesamthaft und langfristig im Blick hat«.[44] Davon sind wir hierzulande aber noch meilenweit entfernt.

Dies liegt auch daran, dass die Pflegeberufe institutionell über-haupt nicht verankert sind. Es gibt eine Bundesärzte- und eine Bundesapothekerkammer und es gibt Handwerkskammern, aber wir verfügen über keine Bundespflegekammer. Das ist ein großes Problem, weil nur die Pflegekammern gesetzlich legitimiert sind, Berufsstandards festzulegen und in verbindliches Berufsrecht zu übertragen.

 ## Was muss passieren?

Pflegekräften muss in Zukunft viel mehr Verantwortung über-tragen werden. Davon würden nicht nur die Berufsgruppe selbst profitieren, sondern auch die Pflegebedürftigen. So sieht es auch eine von der Robert Bosch Stiftung einberufene 40-köpfige Exper-tengruppe, die das Manifest »Mit Eliten pflegen« verabschiedet hat.[45] Pflegekräfte müssen danach künftig befähigt werden, den pflegerischen Versorgungsbedarf weitgehend selbst festzulegen und viel selbstständiger in den Bereichen handeln zu können, in denen die pflegerische Expertise besonders gefragt ist. Das betrifft auch Maßnahmen in der häuslichen Krankenpflege. Das beste Bei-spiel, wie eine Delegation ärztlicher Aufgaben an nicht ärztliche Mitarbeiter gelingen kann, ist die Versorgungsassistentin in der Hausarztpraxis (VERAH) – ein Konzept, das ganz wesentlich zur Entlastung des Hausarztes und zur Aufwertung medizinischer Assistenzberufe beiträgt. Diese VERAHs haben heute gerade bei Hausbesuchen in vielfältiger Weise ärztliche Aufgaben übernom-men (Versorgung von Diabetespatienten, Verbandswechsel und Medikamentenchecks).[46] Bestimmte ärztliche Tätigkeiten in der Primärversorgung könnten auch gut geschulte Pflegekräfte über-nehmen. Denn gerade ältere und pflegebedürftige Menschen kom-men mit ihren Therapieplänen und der Flut von Medikamenten häufig nicht klar. Hier könnten Pflegekräfte viel mehr leisten, als derzeit erlaubt und möglich ist.

Die Akademisierung ist die entscheidende Voraussetzung dafür, der Berufsgruppe die erforderlichen Karrierewege zu öffnen und

»die gestiegenen Anforderungen in vielen Bereichen der Pflege zu bewältigen«, sagt auch der Sachverständigenrat zur Begutachtung der Entwicklung im Gesundheitswesen.[47] Hier »liegen wir weit hinter vielen Ländern zurück«, kritisiert Uta Micaela Dürig von der Robert Bosch Stiftung.[48] »In England etwa betreuen speziell ausgebildete Pflegekräfte (Clinical Nurse Specialists) Patienten weitgehend selbstständig.« Auch der Altersforscher Prof. Cornel Sieber hält die Akademisierung der Pflege für »höchst effizient«: »Pflegepersonen sind näher und länger am Patienten dran als ein Arzt, sie können daher sehr gut die Funktionalität, Selbstständigkeit und Lebensqualität des kranken Menschen beurteilen. Damit können Pflegerinnen und Pfleger maßgebliche Beiträge zur Diagnostik und Therapie leisten, sie sehen Aspekte, die wir als Ärzte so nicht erkennen können.«[49]

Diesen Prozess könnten auch die Pflegekammern beschleunigen, die es bisher regional lediglich in Rheinland-Pfalz, Niedersachsen und Schleswig-Holstein gibt. Dort müssten die Kompetenzprofile erstellt werden, damit neben der akademischen Ausbildung auch die qualifizierte Fort- und Weiterbildung aufgewertet werden kann.

 Die drei wichtigsten Forderungen lauten also:

- Übertragung von deutlich mehr krankenpflegerischen und basismedizinischen Aufgaben an qualifizierte Pflegekräfte, um den Beruf aufzuwerten und den vielfältigen Bedürfnissen pflegebedürftiger Menschen und ihrer Angehörigen besser gerecht werden zu können.
- Die Akademikerquote unter den Pflegekräften, die derzeit im sehr niedrigen einstelligen Prozentbereich liegt, sollte in den nächsten Jahren bis auf 20 Prozent ausgeweitet werden. Dazu müssen deutlich mehr Studiengänge etabliert und qualifizierte Arbeitsplätze geschaffen und entsprechend honoriert werden, damit akademisierte Pflegekräfte auch mit ihrer gestiegenen fachlichen Kompetenz verantwortlich tätig sein können.
- Bis 2020 sollte in jedem Bundesland eine Landespflegekammer und zudem eine Bundespflegekammer etabliert sein.

Heim-Ärzte via Bildschirm – ein vielversprechendes Zukunftsmodell

Immer weniger Ärzte sind heute bereit, regelmäßig auf Hausbesuchstour zu gehen oder in einem gewissen Rhythmus Pflegeheime aufzusuchen. Können hier Mediziner, die online mit ihren Patienten kommunizieren und auf diesem Wege auch behandeln, in Zukunft der rettende Ausweg sein?

 ### Wie prekär ist die Lage?

Wer hat als Pflegebedürftiger oder Angehöriger eine solche Situation nicht schon einmal erlebt? Wenn es einem Heimbewohner nicht gut geht, wird der Hausarzt eingeschaltet. Doch nicht immer ist der Hausarzt gleich erreichbar und nicht immer kann er noch am gleichen Tag kommen. Wenn keine Lebensgefahr droht, findet der fällige Medizin-Check mitunter erst beim nächsten anstehenden Routinebesuch statt. Die Pflegebedürftigen müssen mit ihren akuten Beschwerden erst einmal leben und die Pflegekräfte müssen die daraus resultierenden Folgen (Ängste, Unsicherheiten und Unruhe) auffangen. Solche Situationen kommen heute häufiger als früher vor, weil immer weniger Hausärzte bereit sind, regelmäßige Heim- und Hausbesuche zu absolvieren. Und Fachärzte trifft man heute in Pflegeheimen oder bei Hausbesuchen ohnehin kaum mehr an. Gerade für Schwerstpflegebedürftige und ihre Angehörigen ist das ein großes Dilemma. Häufig führt es zu einer Vielzahl unnötiger Krankenhauseinweisungen, unter denen alle Beteiligten leiden.

 ### Was muss passieren?

Um die sinkende Anzahl von Haus- und Fachärzten, die regelmäßig pflegebedürftige Patienten zu Hause oder im Heim besuchen, auffangen zu können, müssen alternative Versorgungsmodelle her. Zum Beispiel eine Ärztebetreuung via Bildschirm und Telemedizin. Die hausärztliche Internistin Irmgard Landgraf praktiziert dies in

Berlin bereits sehr erfolgreich. In ihrer Praxis, die im Erdgeschoss des Pflegeheims Agaplesion Bethanien Sophienhaus in Steglitz liegt, kann sie über einen mehrfach gesicherten Zugang auf die Patientenakte des Heims zugreifen und ist somit fortlaufend und aktuell über den gesundheitlichen Zustand der Heimbewohner informiert. Dies ermöglicht eine elektronische Pflegedokumentation, in die Landgraf zweimal täglich hineinschaut und mithilfe derer sie bei Bedarf sofort auf Veränderungen reagieren kann. In Schulungen hat sie den Pflegern vermittelt, wie sie Beschwerden detailliert eintragen sollen. Diese Versorgungsform ist hochpräventiv und kann den Pflegebedürftigen viele Krankenhausaufenthalte ersparen. Das hat eine kleine Studie aus dem Berliner Projekt – mit zwölf angestellten Heimärzten und 16 eng mit einem Heim verbundenen Kooperationsärzten – eindeutig ergeben. So konnten die Krankenhausaufenthalte bei den von diesen Medizinern betreuten Pflegebedürftigen um 50 Prozent gesenkt werden, bei Irmgard Landgraf aufgrund ihrer zusätzlichen telemedizinischen Betreuung noch einmal um 17 Prozent.[50]

Besonders effektiv ist die telemedizinische Betreuung aber bei Pflegebedürftigen, die weiter weg von der Arztpraxis leben. So betreut Irmgard Landgraf noch ein zweites Heim mit 50 Bewohnern in Spandau. Auf diesen Zug ist auch Dr. Rafael Walocha aus Wermelskirchen im Bergischen Land aufgesprungen. Dazu hat er an einem sechsmonatigen Pilotprojekt zur Erprobung des Tele-Hausarztes teilgenommen. Nun wendet er die Videokonsultation zusammen mit dem Patienten und der Pflegekraft am anderen Ende der Leitung an. Parameter wie die Herzfrequenz, der Blutdruck oder die Sauerstoffsättigung können erfasst und direkt in die Praxis des Arztes übermittelt werden. Sofort können mit der Pflegekraft die notwendigen Maßnahmen besprochen und dann vor Ort umgehend umgesetzt werden. Nur in den seltensten Fällen musste Rafael Walocha nach der Videokonsultation noch selbst ins Heim. Das spart Zeit und Aufwand. Und die Patienten und ihre Angehörigen schätzen den direkten Kontakt mit dem Arzt, auch wenn er gar nicht selbst vor Ort ist. Der Hausarzt ist sich daher sicher: »Ohne solche Konzepte wird es künftig nicht mehr gehen.«[51]

Das gilt auch im ambulanten Bereich. Dort haben nun etliche Hausarztpraxen und vereinzelt bereits auch Fachärzte bundesweit die Tele-VERAH eingeführt: Dabei handelt es sich um eine speziell ausgebildete Versorgungsassistentin in der Hausarztpraxis, die bei Hausbesuchen über ein iPad immer mit der Praxis in Verbindung steht und wichtige Werte abfragen und neue Werte direkt dem Arzt übermitteln kann. Dieser kann dann via Bildschirm mit den Patienten zu Hause die neue Situation besprechen und mit der Tele-VERAH die notwendigen Behandlungsmaßnahmen absprechen. Auch hier sind die ersten Ergebnisse ausgesprochen ermutigend. Der Hausarzt spart mitunter lange und unnötige Fahrtzeiten ein, während die Tele-VERAH gerade für pflegebedürftige Patienten mehr Zeit mitbringt, als dies bei den extrem unter Zeitdruck stehenden Medizinern häufig der Fall ist.

Dennoch ist die telemedizinische Betreuung von Pflegebedürftigen im Heim oder zu Hause immer noch eine große Ausnahme.

 Die zwei wichtigsten Forderungen lauten also:

- Honorarmäßige Aufwertung telemedizinscher Leistungen für Mediziner, insbesondere für die Betreuung Pflegebedürftiger und ihrer Angehörigen in Heimen und zu Hause. Dazu ist eine weitere Lockerung des hierzulande noch sehr strikten Fernbehandlungsverbots unter Beachtung der datenschutzrechtlichen Sicherung aller Patientendaten notwendig.
- Förderung des Tele-Arzt-Modells bereits in der Aus- und Weiterbildung und über Fortbildungen. Gerade für technikaffine jüngere Mediziner könnte das ein zusätzlicher Anreiz sein, Allgemeinarzt und dann auch Tele-Haus- oder -Heimarzt zu werden, wenn damit ein Großteil der sehr aufwendigen persönlichen Heim- und Hausbesuche vor Ort entfallen.

Führen uns Roboter aus der Pflegekrise?

Können Roboter die Zukunft in der Pflege sein und sind sie in der Lage, eine menschliche Pflegekraft wenigstens zum Teil zu ersetzen? Diese Kontroverse ist jetzt auch hierzulande in Gang gekommen und heizt die Debatte, wie die Herausforderungen in der Pflege künftig gemeistert werden können, politisch weiter an.

 Wie prekär ist die Lage?

In vielen Ländern ist die Digitalisierung der Pflege insbesondere durch den Einsatz von Robotern schon deutlich weiter vorangeschritten als in Deutschland. Dies trifft insbesondere für hochgradig technologisierte Länder wie Südkorea und Japan zu, die zum Teil mit einer noch schneller alternden Bevölkerung konfrontiert sind. In Deutschland ist man da skeptischer. Nach einer repräsentativen Befragung des Zentrums für Qualität in der Pflege (ZQP) aus dem Jahr 2018 hegen 75 Prozent der Befragten Bedenken bezüglich des Umgangs mit persönlichen oder sensiblen Daten zu ihrer Pflegebedürftigkeit. Gut die Hälfte zweifelt zudem daran, ob die Technik oder ein Roboter tatsächlich verlässlich ist.

Weitaus schärfer formuliert da Ingrid Hofmann, seit über 30 Jahren Ausbilderin für Krankenschwestern, ihre Bedenken: »Ein Roboter soll den Leuten die Ansprache und Zuwendung bieten, die ihnen sonst keiner mehr gibt? Ich finde das persönlich gruselig ... Wir heben doch keine Säcke. Wir bewegen Patienten, das ist ein Unterschied, aber das verstehen manche Laien nicht. Ich kann Sie liegend mit einer bestimmten Technik von hier bis zur Tür bringen, ohne Sie dabei hochheben zu müssen. Dazu brauche ich keinen Roboter.«[52] Ähnlich scharfe Geschütze fährt auch Catia Hemmerling auf, die im niedersächsischen Bergen ein Altenheim leitet: »Wenn ich nach meinem Bauchgefühl gehe, ist das ein Absturz für die Pflege.«[53] Pflege habe viel mit Persönlichkeit und Intuition zu tun. »Das könne ein noch so toller Roboter nicht leisten.«

Das sehen auch zwei Drittel der Bevölkerung so, die sich schlecht oder sehr schlecht vorstellen können, einmal von Robotern gepflegt zu werden.[54]

Doch kann man – angesichts des prekären Pflegenotstands hierzulande – eine solche technische Zukunftsoption mit Pflegerobotern tatsächlich gänzlich von sich weisen? Nein, sagt die Mehrheit der Bevölkerung. Denn aus der ZQP-Umfrage geht auch hervor, dass 76 Prozent einen Roboter über den eigentlichen Einsatz bei der engeren Pflege hinaus durchaus befürworten, wenn dieser zum Beispiel an die Einnahme von Medikamenten oder Getränken erinnern könnte. 74 Prozent würden es auch begrüßen, wenn ein solcher Roboter bei der Kommunikation nach außen oder bei geistigem (z. B. Quizfragen) oder körperlichem Training (z. B. konkrete Anregungen zur Bewegung) unterstützen würde.

 ### Was muss passieren?

Mehr Wissen über Roboter und deren Wirkungen sowie mehr Forschung, die besser koordiniert werden müsste, sind hierzulande überfällig. Punktuelle Ansätze gibt es bereits zur Genüge. Zum Beispiel Assistenzroboter PARO, der als therapeutisches Tier fungiert: »Der rund 60 Zentimeter lange Roboter ist mit einem kuscheligen weißen antibakteriellen Fell und schwarzen großen Kulleraugen ausgestattet. Zusätzlich klimpert er mit langen Wimpern und fiepst mit einer zerbrechlichen Stimme.«[55] PARO kann durch seine Nähe zu Pflegebedürftigen deren Wohlbefinden verbessern. Zudem sei er immer einsetzbar – auch bei den alten Menschen, die keinen emotionalen Zugang zu echten Tieren haben oder bei denen ein Kontakt mit Tieren aufgrund einer Allergieanfälligkeit ausscheidet.

Verheißungsvoll könnte auch der vom Deutschen Zentrum für Luft- und Raumfahrt (DLR) entwickelte Heimassistenzroboter Justin sein, der in einem Caritas-Altenheim in Garmisch-Partenkirchen seine Dienste tut. Justin kann jetzt schon Türen öffnen, Knöpfe drücken und den Staub zusammenkehren. Demnächst soll er Alarm schlagen können, wenn ein pflegebedürftiger Mensch stürzt. Und künftig soll er auch physische Unterstützung leisten und Menschen bei bestimmten Gängen in einem Heim – etwa zur Hauskapelle – nach dem Motto »Eingehakt und losgerollt« begleiten.

So richtig voll im Einsatz ist bereits der Roboter namens Emma,[56] und zwar in der Demenz-Wohngemeinschaft der Diakonie Altholstein. Eine Stunde pro Woche kommt Emma in Gestalt eines humanoiden Roboters, den ein japanisch-französisches Unternehmen hierzulande eingeführt hat, zu Besuch. Und das sind seine Markenzeichen: 1,20 Meter groß, 28 Kilogramm schwer und ausgestattet mit umfangreicher Sensorik. Sein Körper ist weiß und besteht aus einer glatten Kunststoffoberfläche, er bewegt sich auf einem stabilen Sockel mit Laufrädern. Der Kopf ist kugelrund, mit seinen beiden großen dunklen Augen schaut er immer etwas verschmitzt drein. Das Tablet, das die Ergebnisse der individuell programmierten Software abbildet, ist auf Brusthöhe montiert. Der kleine Roboter kann schon eine ganze Menge, zum Beispiel zum Gesang animieren.

Der kleine Roboter, der so teuer wie ein Kleinwagen ist, aber zu recht geringen Kosten pro Monat auch geleast werden kann, soll aber nicht nur Abwechslung in den Alltag von dementen oder pflegebedürftigen Menschen bringen. Er soll zugleich die Selbstbestimmung und Lebensqualität der Pflegebedürftigen stärken und Pflegekräfte und Pflegeangehörige entlasten und damit letztlich für alle Beteiligten mehr Raum für menschliche Zuwendung ermöglichen.

Ein sehr hoher Anspruch, der sich im praktischen Pflegealltag erst noch bewähren muss. Da Pflege sehr viel mit persönlicher und menschlicher Zuwendung zu tun hat, wird ein Roboter auch künftig Pflegekräfte oder Angehörige immer nur unterstützen, nie aber ganz ersetzen können. Im Pflegeinnovationszentrum Oldenburg soll bis 2022 im Verbund mit vier Pflegepraxiszentren in Baden-Württemberg, Bayern, Berlin und Niedersachsen systematisch untersucht werden, was Pflegeroboter und andere Technologien für die tägliche Pflegepraxis einmal wert sein könnten. Ergebnis:

völlig offen, weil sich derzeit Chancen und Risiken noch die Waage halten und viele Fragen noch unbeantwortet sind.

Die drei wichtigsten Forderungen lauten also:

- Der Einsatz von Robotern in der Pflege sollte modellhaft in der Praxis nicht nur punktuell, sondern flächendeckend erprobt werden. Nur so kann der mögliche unterstützende Nutzen für die Pflegepraxis ermittelt werden.
- Die wissenschaftlichen Forschungen zu allen Formen der Digitalisierung der Pflege müssen erheblich forciert werden. Sonst wird Deutschland nicht den Forschungsstandard erreichen können, den Länder wie Japan oder Südkorea und einige federführende Staaten in Europa schon längst erreicht haben.
- Die hohen Kosten für Pflegeroboter müssen auf Dauer drastisch sinken. Nur so kann ein flächendeckender Einsatz, für den künftig ein steigender Bedarf bestehen dürfte, überhaupt erst möglich werden.

Angehörige brauchen viel mehr Brückenbauer

Angehörige sind der größte und wichtigste Pflegedienst in Deutschland. Das hat nun auch der Gesetzgeber erkannt und zuletzt mit finanzieller Unterstützung über das Pflegegeld, die Pflegesachleistungen, die Tagespflege oder auch die Kurzzeit- und Verhinderungspflege Entlastung geschaffen. Doch das alles reicht noch längst nicht aus.

Wie prekär ist die Lage?

Denn ein großes Problem ist, dass all diese Angebote vielen Pflegebedürftigen und ihren Angehörigen gar nicht richtig bekannt sind und daher zum Teil nicht oder nur unvollständig genutzt wer-

den. Darüber hinaus sind sie sehr stark pflegerisch ausgerichtet.
»Was jetzt dringend nottut, sind aber Entlastungsangebote in ganz
anderer Form und mit vielen Freiwilligen und auch neuen professionellen Berufen«, stellt Heidemarie Marona, ehrenamtliche
Vorsitzende der Alzheimer Gesellschaft Kreis Neuss/Nordrhein
immer wieder fest. Denn je länger und intensiver Angehörige in die
tagtägliche Pflege eingebunden sind, desto stärker sind sie belastet
und desto schneller werden sie krank, sagt Marona. Hier müsse
viel mehr Entlastung geschaffen werden, als dies bisher möglich
ist. Erschwerend kommt hinzu, dass die heutige Generation der
pflegenden Angehörigen diese Dauerbelastung »in jedem Fall
durchzieht und oft kaum bereit ist, rechtzeitig Hilfe anzunehmen«.
Entsprechende Unterstützungsangebote stehen aber auch nicht in
ausreichendem Maß zur Verfügung. Dies gilt ganz besonders für
türkischstämmige Familien, in denen Demenz noch als Tabuthe-
ma gilt, erläutert Doris Bockermann, die beim Landesverband der
Alzheimergesellschaften NRW das Projekt »Leben mit Demenz«
koordiniert: »Der Zugang zu den Menschen ist eine besondere
Herausforderung. Dafür brauchen wir Brückenbauer, Menschen,
die Vertrauensleute sind.«[57]

Doch was für Brückenbauer werden neben den rein pflegerischen Kräften in Zukunft benötigt, um bei Angehörigen für spür-
bare Entlastung zu sorgen?

 Was muss passieren?

Notwendig ist vor allem eine Erweiterung des Begriffes Fachkraft
in der Pflege, sagt der Pflegeexperte Franz J. Stoffer. Neben pflegerisch qualifizierten Kräften wie der Pflegefachkraft, der Pflegekraft
und der Pflegehilfskraft werden besonders Ehrenamtler, (Demenz-)
Lotsen, Quartiersmanager, Betreuungsdienste, Seniorenbetreuer,
Hauswirtschafterinnen, Therapeuten, Apotheker und Sozialpäda-
gogen benötigt. »Pflege ist nach wie vor zu medizinisch orientiert.
Doch gute Pflege umfasst das Wohnen und die soziale Teilhabe,
also die Lebensqualität des Einzelnen«, schreibt Stoffer in einem

Pflege-Manifest.[58] Auf diese Weise könne man dem Personalmangel in der Pflege nicht nur quantitativ, sondern auch qualitativ begegnen. Beispiele hierfür gibt es zur Genüge:

- Zum Beispiel könnten – wie bereits in Pflegeheimen längst üblich – deutlich mehr Betreuungskräfte auch bei der ambulanten Pflege eingesetzt werden, die die Sozialdienste entlasten, indem sie reine Betreuungsdienste – wie Vorlesen, Botengänge, Gedächtnistraining oder Spazierengehen – anbieten. Bundesgesundheitsminister Jens Spahn möchte hierfür Fachkräfte mit entsprechender Berufserfahrung – etwa Alten- und Ergotherapeuten oder Sozialarbeiter – einsetzen und auch über die Pflegeversicherung mitfinanzieren.
- Apotheker könnten verstärkt in das Medikationsmanagement pflegebedürftiger Menschen einbezogen werden. Damit würde dem bisherigen Dilemma, dass ausgerechnet die Berufsgruppe mit der höchsten pharmazeutischen Fachkompetenz am wenigsten in die Arzneiverordnung von zu pflegenden Patienten verantwortlich eingebunden ist, auf sinnvolle Art begegnet werden. Ergebnisse von Studien der AOK Rheinland/Hamburg (*Medikationsanalyse in 16 Pflegeheimen*) und des Apothekerverbands Nordrhein, der AOK Nordost (*Optimierte Arzneimittelversorgung für pflegebedürftige geriatrische Patienten*) oder auch aus Münster (*Initiative zur Arzneimittel-Therapiesicherheit in der Altenhilfe*) belegen den Nutzen: Wenn Ärzte, Pfleger und Apotheker gemeinsam und eng abgestimmt – bisher eher die Ausnahme – die Arzneitherapie vornehmen, können Medikamente – speziell auch Schmerzmittel – und unnötige und vorschnelle Krankenhauseinweisungen spürbar reduziert werden. In Münster konnte so die Qualität der Arzneitherapie um 25 Prozent verbessert werden.
- Zudem könnten auch Seniorenlotsen und Demenzbegleiter erheblich zur Entlastung insbesondere von Angehörigen Pflegebedürftiger beitragen. Wie zum Beispiel die Demenzbegleiter bei

den Maltesern in Münster, die in 55 Unterrichtsstunden hierfür ausgebildet werden. Diese können dann Angehörige zu Hause entlasten oder auch bei Arzt- und Krankenhausbesuchen unterstützend tätig sein. Auch im Klinikalltag ist ein Einsatz möglich, etwa durch Begleitung bei Untersuchungen, der Teilnahme an Visiten oder durch Unterstützung von pflegeintensiven Patienten bei Mahlzeiten. Ähnliche Entlastung bieten auch sogenannte Demenzlotsen bei den Maltesern. Sie fangen Demente direkt im öffentlichen Leben auf und unterstützen sie im Alltag etwa bei Einkäufen in Läden oder Kaufhäusern oder bei Gängen zu Behörden. Ähnliche Angebote ehrenamtlicher Arbeit bieten auch die Diakonie (Aktion Pflegepartner) oder die bundesweit verfügbaren Beratungsstellen Demenz (Alltagsbegleiter).

- Und schließlich müssten künftig auch deutlich mehr Fachkräfte zur Verfügung stehen, die bei pflegebedürftigen Menschen mit Migrationshintergrund Unterstützung leisten können. Dafür könnten zum Beispiel von kultursensiblen Ausbildern Pflegekurse in türkischer und russischer Sprache etwa in Begegnungszentren oder Moscheen oder Kulturvereinigungen angeboten werden. Auch die Pflegegutachter sollten besser auf die speziellen Bedürfnisse von Menschen mit ausländischen Wurzeln vorbereitet werden. Denn gerade türkischstämmige Familien versuchen stets, sich uns ihr Wohnumfeld aus Schamgründen in möglichst bestem Licht zu präsentieren. Dies führt gerade in diesen Familien dazu, dass der Pflegebedarf falsch eingeschätzt wird und der Pflegegrad häufig nicht passt.

Am meisten profitieren Angehörige aber vom Modell der gemeindenahen Nachbarschaftshilfe, das hierzulande noch ein Schattendasein führt. Ganz im Gegensatz zu den Niederlanden, wo das Start-up-Unternehmen Buurtzorg mit mittlerweile über 10 000 Mitarbeitern Fuß gefasst hat. Und zwar so, dass sich in diesem Verbund Pflegebedürftige und ihre Angehörigen zumeist richtig wohlfühlen. Buurtzorg bedeutet übersetzt Nachbarschaftshilfe. In Holland werden Pflegefachkräfte für den Einsatz in ihrer Nachbarschaft zu einer Art Gemeindeschwester ausgebildet. Buurtzorg ist heute ein ambulanter Krankenpflegedienst mit ganz neuer Ausrichtung. In vier Schritten wird dort konkret Nachbarschaftshilfe praktiziert:

- eine auf die Region angepasste Pflegeplanung,
- der Aufbau eines aus Familienangehörigen oder Nachbarn und Freunden bestehenden Netzwerkes,
- die pflegerischen Tätigkeiten im engeren Sinn des Buurtzorg-Teams und
- der Aufbau eines verlässlichen Netzwerkes im Umfeld bestehend aus Hausarzt, Spezialisten, Apotheke, Krankenhaus und anderen lokalen Berufsgruppen und Dienstleistern.

Finanziert wird diese neue Art der Gemeindepflege, die aus unabhängigen Teams mit maximal zwölf Pflegekräften für eine Region von 5 000 bis 10 000 Menschen besteht, aus einem Mischtarif von Pflegeversicherung und Eigenbeteiligung. Die Teams sind für die medizinische und auch für die soziale Pflege von 40 bis 50 Menschen mit allen Pflegegraden zuständig und auch für die Verteilung der Budgets verantwortlich. Das Besondere dabei: 70 Prozent der Pflegekräfte sind examiniert, 40 Prozent haben einen Bachelor. Die Zufriedenheitswerte sind außerordentlich hoch (9,1 von 10 Punkten), was sich auch darin zeigt, dass die Nutznießer von Buurtzorg seltener ins Krankenhaus eingewiesen werden oder in ein Pflegeheim umziehen müssen.

In Deutschland steht ein solcher Pflegeansatz mit völlig anderen Strukturen und Denkweisen erst ganz am Anfang. Allerdings gibt es bereits in manchen Regionen Ansätze, die dem Buurtzorg-Modell nahekommen (mehr dazu unter www.buurtzorg-in-deutschland.org). Zum Beispiel im Münsterland, wie Johannes Technau, Geschäftsführer für Buurtzorg Deutschland beteuert: »Ich glaube, wir haben die Lösung, die Herr Spahn sucht.« Doch selbst wenn die Modelle aus Holland und anderen Ländern aber nicht immer direkt auf Deutschland übertragen werden können, wäre es dennoch wünschenswert, auch hierzulande gemeindenahe und mit Regionalbudgets ausgestattete Pflegemodelle zu schaffen. Sie wären sicherlich – gerade für die Angehörigen – ein großer Gewinn.

 Die drei wichtigsten Forderungen lauten also:

- Die Entlastungsangebote für pflegende Angehörige müssen weiter ausgebaut werden. Und das weit über den Bereich der finanziellen Unterstützung für rein pflegerische Leistungen hinaus. Benötigt werden vor allem Betreuer, Alltagshelfer oder Demenzlotsen, die Pflegebedürftige gezielt auch in sozialen Fragen oder bei Anträgen unterstützen und Angehörige insbesondere auch organisatorisch und zeitlich entlasten können.

- Pflegebedürftige mit Migrationshintergrund benötigen weit mehr versierte und koordinierende Brückenbauer, die auf ihre sprachlichen, religiösen und kulturellen Bedürfnisse zugeschnitten sind. Auch die Pflegebegutachtung muss künftig viel stärker darauf ausgerichtet werden.

- Die gemeindenahe und quartiersbezogene pflegerische Versorgung sollte die Pflegeform der Zukunft sein. In den Niederlanden oder in den skandinavischen Ländern ist das bereits längst der Fall. Wenn die Systeme auch nicht direkt miteinander verglichen werden können, so können wir von diesen Modellen viel lernen. Die wenigen bundesweit vorliegenden Erfahrungen sollten auf dieser Basis ausgebaut werden.

Gesundheitliche Prävention in der Pflege

Weniger als jeder Zweite (46 Prozent) der über 50-Jährigen in der Bevölkerung hat sich schon einmal von einem Pflegeberater oder Pflegedienst darüber informieren lassen, wie man gesundheitlichen Problemen eines Pflegebedürftigen vorbeugen kann. Angesichts der Vielfalt an Beratungsangeboten ein sehr ernüchterndes Ergebnis.

 ### Wie prekär ist die Lage?

So muss man die Zahlen interpretieren, die das Zentrum für Qualität in der Pflege (ZQP) bei 1000 Befragten im Alter von über 50 Jahren zutage gefördert hat.[59] Und von diesen 46 Prozent hat nur ein Drittel (32 Prozent) die Maßnahmen wegen Zeitmangels oder Unsicherheiten höchstens teilweise oder gar nicht umgesetzt. Das Thema Prävention in der Pflege führt also hierzulande immer noch ein Schattendasein.

Das gilt genauso für den vorbeugenden Gesundheitsschutz von pflegenden Angehörigen: In der gleichen Umfrage geben 73 Prozent der Befragten mit Pflegeerfahrung an, bislang keine Beratung zur Prävention für die eigene Gesundheit vonseiten eines Pflegeberaters oder der eigenen Krankenkasse erhalten zu haben. Von denen, die beraten wurden, ist dann wieder nur die Hälfte auf Unterstützungsangebote wie Pflegekunde oder Pflegeschulungen hingewiesen worden. Und von diesen wiederum gaben 53 Prozent an, dass sie die vorbeugenden Maßnahmen zur Stabilisierung oder Verbesserung der eigenen Gesundheit gar nicht umsetzen konnten, weil vielen pflegenden Angehörigen schlichtweg die Zeit hierfür fehlt.

 ### Was muss passieren?

Es muss sehr viel passieren, und zwar auf ganz verschiedenen Ebenen. Denn der Beratungsbedarf ist bei pflegenden Angehörigen groß. Diejenigen, die Beratungsgespräche geführt haben, informierten sich nach den Ergebnissen der ZQP-Studie zur Rückenschonung bei der Pflege (62 Prozent), zu Unterstützungs- und Entlastungsangeboten (59 Prozent), zu Angehörigen- und Selbsthilfegruppen (53 Prozent), zu Kuren- und Rehamaßnahmen (52 Prozent) zu Pflegekursen/Pflegeschulungen (50 Prozent) sowie zu psychologischen/seelsorgerischen Fragen (43 Prozent).

Für all diese Bereiche gibt es umfassende Beratungs- und Entlastungsangebote. Allerdings gibt es diese Informationsangebote nicht überall oder sie sind nicht allen Anspruchsberechtigten bekannt, weil hierbei keine Transparenz besteht oder weil Beratungsangebote von sehr unterschiedlichen Trägern angeboten werden. Auch das Präventionsgesetz hat bisher zu keinem Durchbruch geführt, weil nach einer Analyse des Kneipp-Bundes e. V. bisher nur ein Bruchteil der zur Vorbeugung der Pflegeversicherten vorgesehenen Mittel ausgegeben worden sind.

Der »Präventive Hausbesuch« ist der Schlüsselbegriff, der dem präventiven Gesundheitsschutz von Pflegebedürftigen und ihren Angehörigen zum Durchbruch verhelfen könnte. Punktuell liegen hierüber bereits in vereinzelten Bundesländern positive Erfahrungen vor. Zum Beispiel das Projekt »Gemeindeschwester Plus« in Rheinland-Pfalz, das seit 2015 in neun kommunalen Gebietskörperschaften des Bundeslandes läuft. Die speziell geschulten Gemeindeschwestern sind »Kümmerer« für Menschen, die noch nicht pflegebedürftig und dement sind.[60] Gleichwohl benötigen sie Unterstützung und Beratung, die nach Rücksprache bei einem Hausbesuch erfolgt. Ziel dieses Besuches ist es zum einen, gemeinsam mit den Angehörigen ein Konzept auszuarbeiten, wie die Selbstständigkeit möglichst lange erhalten oder sogar verbessert und wie damit die Pflegebedürftigkeit hinausgezögert werden kann. Zudem wird besprochen, wie die Sozialkontakte vor Ort – etwa über einen gemeinsamen Mittagstisch – aufrechterhalten oder neu gestaltet werden können. Und schließlich werden auch Alltagsdinge zur Sprache gebracht: »Da kann ein Blick in die Küche schon ausreichen, um festzustellen, dass sich manche Senioren nur noch von zwei oder drei Lebensmitteln ernähren. Oder wenn auf dem Wohnzimmertisch alle Medikamente kreuz und quer durcheinander liegen und bisher niemand Ordnung in das Chaos gebracht hat. Gerade die hochaltrigen Menschen bestätigen dann auch immer wieder: Genau das habe ich gebraucht.«[61]

Das hat offenbar nun auch die rheinland-pfälzische Landesregierung erkannt, die das Modell laut Gesundheitsministerium als »wegweisend für die präventiven Hausbesuche auf Bundesebene« ansieht.[62] 2,9 Millionen € sind bisher in den drei Modelljahren bis Ende 2018 in das Projekt geflossen. Bis 2020 sind nun Mittel im Haushalt eingeplant, damit das Projekt über die Modellphase hinaus fortgesetzt werden kann. Sicherlich ein ermutigendes Signal und eine Aufforderung auch an andere Bundesländer, hier ebenfalls aktiv zu werden.

So wie das Bundesland Baden-Württemberg, das nun den Abschlussbericht seines Modellvorhabens »PräSenZ« (Prävention für die Senioren Zuhause) vorgestellt hat. Die wichtigsten Erkenntnisse des dreijährigen Projektes (2014–2017), in dem ebenfalls über präventive Hausbesuche 700 im Schnitt 80-jährige Menschen in drei Modellkommunen des Landes aufgesucht wurden, sind Folgende[63]:

- 1700 neue Beratungskontakte: Besonders erfreulich, dass sich die älteren Menschen nach dem ersten Hausbesuch insgesamt 500-mal selbst mit Fragen und Problemen an die Beraterinnen gewandt haben.
- Üppiges Zeitbudget: Der erste Hausbesuch dauerte zwischen einer und knapp zwei Stunden. Dies zeigt, wie hoch der Beratungsbedarf ist.
- Breite Themenpalette: Inhaltlich standen diese fünf Themen im Blickpunkt: gesundheitliche und speziell die pflegerische Versorgung, psychosoziale Situation, hauswirtschaftliche Hilfen, Wohnraumberatung sowie finanzielle Belange und Sozialleistungen.
- Neue strukturierte Angebote: Zum Teil gelang es damit auch, zusätzliche notwendige Unterstützungs- und Betreuungsangebote direkt zu etablieren. In einer Modellkommune konnten zehn bürgerschaftlich Engagierte gewonnen werden, die niedrigschwellige Unterstützung (Besuchsdienste, Vorlesen) ehrenamtlich übernahmen. In einer anderen Modellkommune konnte gar ein notwendiges Tagespflegeangebot etabliert und in

die Trägerschaft eines zuvor gegründeten Bürgervereins überführt werden.

 Die zwei wichtigsten Forderungen lauten also:

- Der vorbeugende Gesundheitsschutz von Pflegebedürftigen und ihren Angehörigen muss dringend ausgebaut werden. Beratungsangebote sind zwar genügend vorhanden, aber für Pflegebedürftige nur sehr begrenzt nutzbar, weil sie nicht auf sie zugeschnitten, erst gar nicht bekannt sind oder von vorneherein abgelehnt werden.
- Prävention greift häufig auch deshalb nicht, weil sie nicht in der eigenen Häuslichkeit stattfindet. Präventive Hausbesuche, mit denen Pflegebedürftigkeit nachweislich hinausgezögert werden kann, sollten daher überall im Land angeboten und auch nachhaltig finanziert werden.

Weitere lesenswerte und anregende Sammlungen von Reformvorschlägen für die Pflege in der laufenden Legislaturperiode bis zum Jahr 2021 finden Sie in der im August 2018 veröffentlichten »Agenda Pflege 2021«. Herausgeber des im KomPart Verlag erschienenen und politisch wegweisenden Buches sind die Pflegeexperten Nadine-Michèle Szepan und Franz Wagner.

Das Buch kann kostenfrei unter www.kompart.de/openaccess downgeloadet werden.

Kapitel 5

Weiterführende Infos und Tipps

Zum Thema Pflege und Pflegebedürftigkeit gibt es im Internet eine Vielzahl von Online-Informationstools und natürlich kaum zu überblickende Angebote an Ratgebern, Broschüren und Büchern. Am Ende dieses Ratgebers möchte ich noch auf einige wenige dieser Web-Tools und dort enthaltene Publikationen (Broschüren, Ratgeber und Bücher) hinweisen, die zum Teil auch in dieses Buch mit eingeflossen sind. Die folgende Auflistung, die der besseren Übersicht wegen bewusst nur einige wenige Portale und Links enthält, erhebt in keiner Weise einen Anspruch auf Vollständigkeit, ist aber als Ergebnis der langjährigen Recherchen für dieses Buch durchaus gezielt nach qualitativen Kriterien ausgewählt worden.

Die Web-Portale sind nicht als Empfehlungen vonseiten des Autors anzusehen, da es unzählige weitere hier nicht genannte Portale und Infoquellen gibt, die genauso breit aufgestellt sind und die gleiche Qualität wie die im Folgenden genannten Infoquellen bieten. Diese sollen am Ende dieses Buches ergänzende Infos bieten, mit denen die Inhalte in diesem Wegweiser zur Pflege abgerundet, erweitert und – immer wieder auch online aktualisiert – abgerufen werden können.

Allgemeine Link-Portale zur Pflege/ Pflegebedürftigkeit

www.pflege.de
pflege.de versteht sich als Ratgeber für Senioren oder Pflegebedürftige wie auch für Angehörige. Und das gleich in sechs großen Themenfeldern: Altenpflege und Wohnen im Alter, Barrierefreies Bauen und Wohnen, Hilfsmittel für Senioren, Pflegekasse und Pflegerecht, Leben im Alter und Pflegende Angehörige. Zu fast jedem Thema gibt es einige online abrufbare Ratgeber und zu einigen Themen auch spezielle Serviceangebote wie etwa »Anwaltlich geprüfte Patientenverfügungen zum Vorzugspreis«. Besonders stellen die Betreiber des Portals heraus, dass sie nicht nur über rechtliche Ansprüche und Versorgungsangebote informieren. »Wir gehen den entscheidenden Schritt weiter, indem wir Ihnen konkret die passenden Anbieter in Ihrer Region vermitteln.« Kurzfristig, so wird zudem in sehr ambitionierter Weise versprochen, werden die Anbieter vor Ort auf ihre Qualität und ihr Preis-Leistungs-Verhältnis überprüft.

www.pflege-durch-angehoerige.de
Dieses sehr ins Detail gehende Online-Portal zur Pflege informiert zu den folgenden großen Themenkomplexen:
- Pflege von Betroffenen für Betroffene
- Pflegegrade
- Pflegeleistungen
- Mobilität daheim & unterwegs
- Pflege zu Hause und im Heim
- Behindertengerechter Badumbau
- Hilfsmittelberatung
- 24-Stunden-Pflegekräfte aus Osteuropa
- Plötzlicher Pflegefall

Um sich auch im Pflegedschungel dieses sehr umfassenden und fundierten, zum Teil sehr in die Tiefe gehenden Portals zurechtzufinden, ist das »A–Z Pflegewissen« eine gute Idee. Dort sind alle Beiträge stichpunktartig alphabetisch nach Themen und Schlagworten aufgeschlüsselt, und es gibt eine interne Suchmaschine, die das Finden von Informationen zu den gesuchten Schlüsselbegriffen erleichtert.

Störend sind eigentlich nur die vielen zusätzlichen Links, die immer wieder eingestreut werden und die oft mehr Platz einnehmen als die Information selbst. Auch die – zur Finanzierung eines solchen Angebots sicher notwendige – Werbung dominiert mitunter zu stark das Gesamtbild dieses ansonsten informativen Portals speziell für Angehörige von zu Pflegenden.

www.bundesgesundheitsministerium.de/themen/pflege/online-ratgeber-pflege
Das große Infoportal des Bundesministeriums für Gesundheit (BMG) informiert zunächst einmal ausführlich über folgende große Themenbereiche aus der Pflege.

- **Informationen zur Pflegeversicherung**: Hier kann man alles über die Pflegeversicherung nachlesen und in welcher Weise Pflegebedürftige und deren Angehörige diese nutzen können.
- **Finanzierung der Pflegeversicherung**: Hier gibt es unter anderem Antworten auf die Frage nach den Beiträgen, nach der Beitragsbemessungsgrenze oder auch zur privaten Pflege-Pflichtversicherung. Zudem wird über den Anspruch auf Pflegeberatung Auskunft erteilt.
- **Hilfe und Entlastung für pflegende Angehörige**: Hier gibt's detaillierte Informationen speziell für Angehörige, die bereit sind, einen nahestehenden Menschen zu Hause zu pflegen.
- **Antragstellung, Begutachtung, Einstufung**: Hier kann man in Erfahrung bringen, wohin man sich wenden kann, wenn der Pflegefall eingetreten ist.
- **Qualität und Transparenz in der Pflege**: Hier sehen Sie, welche Prüfungskriterien und Standards angewandt werden.

Nützlich kann auch der Pflegeleistungshelfer sein, den das BMG als »digitalen Ratgeber für Pflegeleistungen« bezeichnet und der konkret die Beträge für die Leistungen ausrechnet, auf die Sie je nach Pflegegrad einen Anspruch haben.

Wer aber nach wie vor Broschüren und Ratgeber vorzieht – was bei vielen älteren Menschen und auch Angehörigen noch häufig der Fall ist –, für den bietet das Portal des BMG eine wahre Fundgrube. Einen kompletten Überblick hierüber finden Sie unter www.bundesgesundheitsministerium.de/service/publikationen

Hier nur eine ganz kleine Auswahl von Titeln:

Die Pflegestärkungsgesetze – Das Wichtigste im Überblick
   Ratgeber Pflege
Pflegebedürftig – Was nun (auch in Englisch, Russisch und
   Türkisch)
Ratgeber Demenz – Informationen für die häusliche Pflege
   von Menschen mit Demenz
Ambulant betreute Wohngruppen – Bestandserhebung und
   Handlungsempfehlungen

Sämtliche Infos und Publikationen aus dem BMG – auch dickere Bände – werden kostenfrei abgegeben. Natürlich kommt in einem Regierungsportal manche Information recht unkritisch daher. So wird zum Beispiel im *Ratgeber Pflege* die Frage gestellt, *wie* »eine angemessene Bezahlung der Pflegekräfte gewährleistet« wird. Stattdessen müsste die Frage lauten, ob überhaupt eine angemessene Bezahlung der Pflegekräfte gewährleistet wird und wie dies in Zukunft bewerkstelligt werden könnte.

www.pflege.pro

Ein neues Pflege-Info-Portal insbesondere für pflegende Angehörige, das erst seit Herbst 2017 online ist. Ziel dabei ist es, pflegende Angehörige bereits in der Zeit vor, während und nach der Pflege zu begleiten. Hier können Angehörige ihre Erfahrungen austauschen. Zudem widmet sich das Portal auch besonderen Themen, die sonst nicht so im Fokus stehen und die gerade dann relevant werden, wenn es mit der Pflege mal nicht so gut läuft. Zum Beispiel wie man Konflikte in der Pflege am besten lösen kann oder was Sie als Angehörige ganz konkret tun können, wenn ein Pflegefall bereits besteht, sich die Situation jedoch aufgrund eines unerwarteten Ereignisses (z. B. Sturz oder Schlaganfall) rasch verändert hat. Hier ist es möglich, mithilfe einer kleinen internen Suchmaschine zu den Informationen zu gelangen, die für eine neue Entscheidungsfindung benötigt werden.

Ansonsten greift das Portal mulitmedial fast alle Fragen auf, die für die Pflege relevant sind. Der Bogen spannt sich vom Thema »Aufopferung in der Pflege« bis hin zum »Vererben«.

Da das Portal allerdings vom Unternehmen Rosenberg Network GmbH – konkret von der Journalistin und Bestseller-Autorin Martina Rosenberg – initiiert worden ist, sind viele »besonders hochwertige« Inhalte – wie es auf der Web-Seite heißt – kostenpflichtig. Entweder muss man eine Premium-Mitgliedschaft eingehen oder es fallen ohne Mitgliedschaft zusätzliche Kosten an, wenn man beispielsweise das Einsteigerpaket »Pflege finanzieren« anklicken möchte.

Pflegelotsen/Pflegenavigatoren

www.pflegelotse.de
Der Pflegelotse ist ein unabhängiges und kostenloses Informationsportal des Verbands der Ersatzkassen (vdek), das Pflegebedürftigen und ihren Angehörigen bei der Suche nach einer geeigneten Pflegeeinrichtung im gesamten Bundesgebiet hilft. Über eine Suchmaschine werden in übersichtlicher Form Informationen über Größe, Kosten, besondere Versorgungsformen sowie Lage und Anschriften aller ambulanten und (teil-)stationären Angebote in einer Region aufgelistet. So stößt man selbst in einem eingegrenzten Postleitzahlengebiet etwa bei der Suche nach einem ambulanten Pflege-

dienst auf erfreulich viele Treffer. Ganz anders bei der Suche nach einer Nachtpflege, die in vielen Regionen noch überhaupt nicht angeboten wird. Besonders hilfreich ist die Möglichkeit, auch die Preise verschiedener Pflegeeinrichtungen miteinander zu vergleichen und damit auch – je nach Pflegegrad – die jeweils selbst zu leistenden Beiträge verlässlich zu ermitteln. Allerdings müssen zu allen angegebenen Endbeträgen noch die Investitionskosten mit einem Aufschlag von rund zehn Prozent hinzugerechnet werden, da diese leider nicht enthalten sind. Das sind Rücklagen, die zur Renovierung des Gebäudes oder für andere langfristige Investitionen zugunsten der Pflegeeinrichtung gebildet werden. Weniger aussagefähig sind zudem die Pflegenoten, die fast allesamt im Einser-Bereich liegen. Und auch der Hinweis auf die Pflegeberatung über die Krankenkassen verweist lediglich auf allgemeine 24-Stunden-Hotline-Nummern, die einen erst mal in eine Warteschleife führen. Eine direkte Beratung vor Ort zum Beispiel über die Pflegestützpunkte ist (siehe S. 302) da sicher erst mal hilfreicher:

Dennoch: Der 2017 als bestes Online-Portal ausgezeichnete vdek-Pflegelotse ist mit seinen rund 25 000 Einträgen eine wahre Fundgrube, um sich zumindest einen Überblick über Pflegeangebote vor Ort zu verschaffen. Kein Wunder, dass auf den Lotsen laut vdek 1,2 Millionen Nutzer pro Monat zugreifen.

www.pflege-navigator.de und
www.aok.de/pk/bw/inhalt/pflegeheim-finden-9
Wer nach einer passenden Unterstützung für Pflegebedürftige sucht, findet ebenfalls passgenaue Daten über gleich zwei Pflegenavigatoren der AOK. Die umfangreichen Datenbanken bieten die Möglichkeit, unter Pflegeeinrichtungen (Pflegeheime, Tages- und Nachtpflege, Pflegedienste) gezielt nach Adress-, Preis- und Zusatzdaten zu recherchieren.

Mithilfe speziell des Pflegeheim-Navigators (2. Link) können Sie das für Sie am besten passende Pflegeheim in der näheren Region finden, indem Sie sich über alle Angebote ein Bild machen und dann auch gut vergleichen können. Der Pflegenavigator (1. Link) informiert über das Leistungsspektrum sowie die pflegefachlichen Schwerpunkte der jeweiligen Einrichtungen. Neben der Kategorie »Vollstationäre Versorgung« kann dabei zum Beispiel auch die Kategorie »Verhaltensauffällige Demenzkranke«, »Wachkoma« oder »psychiatrische Erkrankungen« angeklickt werden. Da diese speziellen Angebote nicht überall vorgehalten werden, kann man über den Pflegenavigator in Erfahrung bringen, wie weit die nächstgelegene spezielle Pflegeeinrichtung vom eigenen Wohnort entfernt ist.

Neben den Preisen werden für jede Einrichtung auch die Eigenanteile der Versicherten angezeigt. In diesem Portal erfreulicherweise auch – auf Basis der Daten der AOK – inklusive Investitionskosten. Erstaunlich: Die Eigenanteile in Pflegeeinrichtungen differieren in einigen Städten oder Regionen bei Pflegegrad 2 bis 5 um bis zu 1 000 €.

Praktisch ist auch die Zusatzfunktion bei der Suche nach einem ambulanten Pflegedienst, mit der eine unverbindliche individuelle Kostenschätzung für Pflegedienstleistungen nach Sozialgesetzbuch XI (Pflege) und Sozialgesetzbuch V (Krankenpflege) oder auch eine Kombination von beiden Leistungsangeboten errechnet werden kann. Das vermittelt einen Überblick, der aber nur als erste – aber doch sehr wichtige – Orientierung dienen sollte.

Zusätzlich können die Einrichtungen eigene Informationen über einen passwortgeschützten Login-Bereich ergänzen. So können beispielsweise Bilder eingestellt, oder es kann über Besonderheiten (religiöse Ausrichtung, Möbelmitnahme) informiert werden.

Die Einrichtungen können auch detaillierte Angaben zur Umsetzung ihrer Qualitätsmanagementmaßnahmen machen. Aufgrund der durchweg guten und daher wenig aussagefähigen Noten nutzen dies viele Pflegeeinrichtungen, wobei diese mit Vorsicht zu genießen sind, weil eine sehr gute Gesamtbenotung nicht unbedingt automatisch auch eine gute pflegerische Qualität bedeutet.

Pflegestützpunkte/Beratungsstellen/ Pflegeberater

bdb.zqp.de

Hier finden Sie – mithilfe einer Suchmaschine – einen weitgehend kompletten Überblick über Pflegestützpunkte in Deutschland, die häufig als erste Anlaufstelle für Pflegebedürftige und deren Angehörige fungieren. Pflegestützpunkte bieten eine umfassende Rundum-Beratung zum Thema Pflege, vorwiegend jedoch zu Leistungen der Pflegeversicherung und zu weiteren sozialrechtlichen Fragen: Hinzu kommen Unterstützungsangebote bei Antrags- und Widerspruchsverfahren, bei der Auswahl des Pflegeangebots und der Organisation der Pflege. Pflegestützpunkte oder Pflegelotsen stehen aber nicht in allen Bundesländern und auch nicht in allen Regionen der Länder zur Verfügung.

In diesen Fällen spuckt die Suchmaschine dann andere Beratungsanlaufpunkte von Bund und Ländern, Kommunen und Einrichtungen der Wohlfahrtspflege, Vereinen und weiteren Institutionen aus. Zum Beispiel »Seniorenberatungen, Servicestellen, Beratungsstellen oder Selbsthilfebüros«. Auch dort erhält man Informationen zur ambulanten und (teil-)stationären Versorgung, zu Wohnformen im Alter, zu Alltagshilfen, zu Entlastungsmöglichkeiten für Angehörige oder zu Leistungen der Pflegeversicherung und der Sozialhilfeträger.

Die Ergebnislisten zeigen – ausgehend von der eingegebenen Adresse – die zehn nächstgelegenen Beratungsangebote an. Über das Feld »nach Beratungsthemen filtern« können Sie gezielt nach Angeboten zu bestimmten und teilweise auch sehr speziellen Beratungsanliegen suchen. Zum Beispiel zu gerontopsychiatrischen Erkrankungen, Demenz, Finanzierung der Pflege, Beschwerden sowie Angeboten für pflegende Angehörige.

Die Trefferlisten zeigen dann aber zumeist auch das Dilemma der vielen Beratungsangebote: Die Anlaufstellen sind so heterogen, dass zum Beispiel Pflegestützpunkte oder Servicestellen unter ganz verschiedenen Trägern laufen und für Angehörige von Pflegebedürftigen vor Ort oft kaum auszumachen sind. Deshalb ist gerade diese Suchmaschine Gold wert, wobei allerdings kein Nutzer von vornherein beurteilen kann, welches Beratungsangebot aus der Trefferliste für die eigenen Bedürfnisse das Beste ist.

www.bundesgesundheitsministerium.de/themen/pflege/online-ratgeber-pflege/beratung-im-pflegefall.html

Diese spezielle Seite des Ministeriums für Gesundheit informiert über die Potenziale der Inanspruchnahme einer Pflegeberatung und auch über die gesetzliche Pflicht zur Beratung. So erfahren die User des Portals zum Beispiel, dass Pflegebedürftige, die ausschließlich Pflegegeld beziehen, in den Pflegegraden 2 und 3 einmal halbjährlich sowie in den Pflegegraden 4 und 5 einmal vierteljährlich eine Beratung im eigenen Zuhause in Anspruch nehmen müssen.

Pflegeportale mit besonderer Ausrichtung

www.careship.de

»Ihr Alltagshelfer aus der Nachbarschaft – Wir finden die richtige Unterstützung für Sie und Ihre Liebsten« – unter diesem Motto steht dieses besondere Online-Portal, über das Sie über eine leicht zu bedienende Suchfunktion die von Ihnen benötigten Alltagshelfer vor Ort (bisher jedoch nur in Metropolregionen wie etwa Berlin, Frankfurt, Hamburg und Düsseldorf) finden können. Dies können Personen sein, die

- Gesellschaft leisten, gemeinsam mit Ihnen kochen, vorlesen oder einfach nur da sind
- Hilfe im Haushalt bieten (aufräumen, staubsaugen, waschen und bügeln, Mahlzeiten vorbereiten, Gartenarbeiten etc.)

- als Begleitdienste fungieren (zum Arzt, ins Theater oder in Aus-
stellungen oder als Transport und Reisebegleiter)
- leichte Pflege anbieten (Hilfe beim Aufstehen oder auch beim
An- und Auskleiden)
- Erledigungen machen (Einkäufe, Botengänge zur Post oder in
die Apotheke)

Die Angebote kommen insbesondere für Senioren mit und ohne
Pflegegrad oder für pflegende Angehörige, die Entlastung suchen,
infrage. Möglich ist auch der Einsatz als Urlaubsvertretung von
pflegenden Angehörigen oder aktuell vorhandenen Pflegekräften
oder auch für Patienten nach Krankenhausaufenthalten. Die Angebote sind sehr flexibel gestaltbar, nur stundenweise oder auch
nur einmalig oder regelmäßig buchbar. Die einmal vermittelten
Alltagshelfer, die bei Anerkennung eines Pflegegrades auch über
die Pflegekasse abgerechnet werden können (über das Pflegegeld
oder die Verhinderungspflege), wechseln nicht, so dass zu ihnen
eine gute Beziehung aufgebaut werden kann.

Ein individuelles unverbindliches Angebot wird innerhalb von
24 Stunden erstellt. Die Careship-Helfer verlangen 18,75 bis 25 €
pro Stunde, wobei Careship 20 Prozent als Vermittlungsgebühr
für sich beansprucht.

toechtersoehne.com
Herzstück dieses Internet-Angebots ist der Verweis auf On-
line-Kurse für pflegende Angehörige. Zum Beispiel von der AOK
Baden-Württemberg, die seit Mitte 2018 als erste von elf Allgemeinen Ortskrankenkassen bundesweit Online-Schulungen anbietet
(https://online-pflegekurse.bw.aok.de)

Angestoßen, entwickelt und umgesetzt hat dieses Angebot
»Töchter & Söhne«, weil Pflegekurse nur von neun Prozent der
Pflegenden tatsächlich in Anspruch genommen werden. Da kommt
der evaluierte Online-Pflegekurs »Grundlagen der häuslichen Pflege« gerade zur rechten Zeit. Dort werden Angehörigen unter an-

derem Tipps und Anregungen zu Pflegekosten, zur Hygiene, zum Thema Essen und Trinken und zu grundpflegerischen Tätigkeiten zu Hause vermittelt. Auch persönliche und spezielle Fragen werden von einem Expertenteam innerhalb von 48 Stunden beantwortet.

Das Angebot der AOK ist genauso wie ein ähnliches Portal der DAK-Gesundheit kostenfrei und kann auch von Versicherten anderer Kassen in Anspruch genommen werden.

Schon sehr viel länger werden die sogenannten curendo-Online-Pflegekurse (www.curendo.de) angeboten. Dort kann alles erlernt werden, was auch bei einem Pflegekurs vor Ort vermittelt wird. Da viele pflegende Angehörige einen Pflegekurs persönlich oft nicht wahrnehmen können, ist der curendo-Online-Pflegekurs immer dann zugänglich, wenn einmal freie Zeit zur Verfügung steht. Weiterer Vorteil: Im Internet gibt es weder Wartezeiten noch ein vorgeschriebenes Lerntempo.

Beispiel Alzheimer und Demenz: In sechs Themenbereichen, die in 28 Module aufgesplittet sind, vermittelt der Online-Kurs anschaulich die wichtigsten Informationen und praktisches Wissen zu diesen Themen:

- Pflegekosten, Versicherung, Organisation
- Wissenswertes über Demenz
- Vorsorge und Betreuungsrecht
- Leben und Umgang mit demenzkranken Menschen
- Aktiv im Alltag
- Entlastung für Angehörige

Dieses Angebot ist ebenfalls für die auf der Web-Seite aufgelisteten Partnerkassen kostenfrei. Ansonsten müssen Versicherte bei ihrer Kasse nachfragen, ob sie die Kosten ebenfalls übernehmen, oder können das auch über curendo selbst abklären lassen.

Spezielle Portale/Infos zur Demenz

www.demenzmagazin.de
Die Erfahrungen mit der Demenz ihrer Oma hat die 27-jährige
Joelle Wörtche dazu bewogen, dieses Online-Portal ins Leben zu
rufen. Als Angehörige hat sie selbst bitter erfahren müssen, dass
sich Angehörige auf der Suche nach einer geeigneten Betreuungs-
möglichkeit häufig überfordert und im Stich gelassen fühlen. Um
die Entscheidungsfindung über die für jeden Einzelnen geeigneten Betreuungs- und Unterbringungsangebote von an Demenz
erkrankten Personen zu erleichtern, setzt Joelle Wörtche auf Videos.
Denn aus eigener Erfahrung weiß sie, dass in Stresssituationen, in
denen schnell eine Unterbringungsform gefunden werden muss,
nicht viel Zeit bleibt, sich mit langen Texten über Vor- und Nachteile
bestimmter Betreuungsformen zu befassen. Mithilfe eines Videos
kann man sich zudem ohne einen verbindlichen Besichtigungs-
termin schon einmal einen ersten Eindruck darüber verschaffen,
welche Wohnform für einen Menschen mit Demenz überhaupt
infrage kommt und welche Angebote womöglich von vorneherein
ausscheiden.

Sogenannte »Betreuungsvideos« gibt es zur stationären Pflege,
zur Tagespflege, zu Demenz-WGs, zur ambulanten Pflege oder
auch ganz konkret zu einigen Wohnbeispielen. Vom Bundesfami-
lienministerium ist das Portal bereits gewürdigt worden, weil es
als eine Allianz für Menschen mit Demenz (siehe Beschreibung
im Folgenden) gefördert wird.

www.allianz-fuer-demenz.de
www.wegweiser-demenz.de
www.lokale-allianzen.de
Diese drei Web-Portale bietet das Bundesministerium für Familie,
Senioren, Frauen und Jugend an. Im Fokus stehen dabei jeweils
die Netzwerkstellen »Lokale Allianzen für Menschen mit Demenz«.
Das sind lokale Hilfenetzwerke für Menschen mit Demenz und ihre

Angehörigen. Zwischen 2012 und 2018 hat das Bundesministerium für Familie, Senioren, Frauen und Jugend 500 Lokale Allianzen für Menschen mit Demenz in einem Modellprogramm gefördert. Die Netzwerkstelle trägt dazu bei, die Nachhaltigkeit der Lokalen Allianzen zu sichern und neue Hilfenetzwerke vor Ort aufzubauen.

Als Anlaufstelle bietet sie fachliche Begleitung, überregionalen Erfahrungsaustausch, lädt zu Workshops, Fachkonferenzen und Webinaren ein und bietet gebündelte Informationen, Handreichungen und Praxistipps. Unter dem Schirm der Bundesarbeitsgemeinschaft der Senioren-Organisationen (BAGSO) und in Kooperation mit der Deutschen Alzheimer Gesellschaft soll so versucht werden, die Teilhabe von Menschen mit Demenz und ihren Angehörigen zu stärken und für den Umgang mit Demenz stärker zu sensibilisieren.

Über eine interaktive Deutschlandkarte kann jeder gezielt nach regionalen oder lokalen Allianzen in der Nähe suchen. Über Filteroptionen kann die Auswahl auf bestimmte Regionen, Themenfelder oder Bundesprogramme eingegrenzt werden. Die Standorte speziell der Lokalen Allianzen werden dann angezeigt, wenn bei den Filteroptionen das Thema »Ältere Menschen« und beim Programm »Lokale Allianzen für Menschen mit Demenz« angeklickt wird.

Vereine, Kommunen, Kirchengemeinden, Mehrgenerationenhäuser, Krankenhäuser, Mediziner, kulturelle Einrichtungen, Unternehmen und Selbsthilfevereinigungen bilden das Gerüst der Lokalen Allianzen für Demenz in Deutschland. Der Aufbau ist vom Ministerium für jeweils zwei Jahre mit je 10 000 € unterstützt worden.

Die Web-Portale bieten aber – mit unterschiedlichen Schwerpunkten – noch weit mehr: Weblogs und Videos, Adress-Datenbanken, Alzheimer-Telefon, Ratgeber-Foren und viele Informationen rund um das Thema Alzheimer und Demenz.

Mehr Informationen zu den Lokalen Allianzen für Menschen mit Demenz auch im Video unter
https://demenzmagazin.de/ein-besseres-leben-mit-demenz

Selbsthilfe-Portale speziell zu Alzheimer

www.deutsche-alzheimer.de
Die Deutsche Alzheimer Gesellschaft (DAlzG) hat 134 Mitgliedsgesellschaften. Hier finden Menschen mit Demenz und ihre Angehörigen Beratung und Unterstützung vor Ort – ebenso wie bei
zahlreichen anderen Beratungsstellen und Selbsthilfegruppen in
ganz Deutschland. Die DAlzG und ihre Mitgliedsgesellschaften
sind Selbsthilfeorganisationen: Sie bieten bundesweit wie regional
Menschen mit Demenz, ihren Angehörigen sowie Menschen, die
ehrenamtlich oder beruflich mit Demenzkranken zu tun haben,
Informationen rund um das Thema Demenz (insbesondere zur
Alzheimer-Krankheit) an.

Auf einer neuen Internetseite bietet die DAlzG nun auch ein
Informationsangebot für Familien, die von Demenz betroffen sind
und einen Migrationshintergrund haben:

www.demenz-und-migration.de
Dort sind grundlegende Informationen über Demenz in türkischer,
polnischer und russischer Sprache zu finden. Alle in der Beratung
und der Altenhilfe Tätigen erhalten über dieses spezielle Web-Portal
außerdem Informationen über Migration, Demenz und Kultur-
sensibilität.

»Werden Sie Demenz Partner!« Dazu fordert die DAlzG auf
ihrer Homepage auf. Rund 40 000 Menschen sind diesem Aufruf
bis Ende 2018 bereits gefolgt. In 90-minütigen Kursen wird ein
Grundwissen über Demenz vermittelt. Jeder kann Demenz Partner werden. Sogar Unternehmen können ihre Mitarbeiter schulen
lassen. Mehr Infos auf **www.demenz-partner.de**

Hinzu kommt eine reichliche Auswahl an Ratgebern, Infobroschü-
ren und Publikationen.

Infoblätter zu Themen wie
- medikamentöse und nicht medikamentöse Behandlung von Demenzerkrankungen
- Frontotemporale Demenz, Lewy-Körperchen-Demenz, Allein leben mit Demenz
- Autofahren und Demenz, Wahlrecht und Demenz
- Vorsorge- und Rehabilitationsmaßnahmen für pflegende Angehörige und Menschen mit Demenz

Infomaterial und Flyer zu
- Was kann ich tun?, Tipps und Informationen für Menschen mit beginnender Demenz
- Verständniskärtchen »Ich habe Demenz«, Verständniskärtchen für Angehörige »Mein/-e Angehörige/-r hat Demenz«
- Informationsbogen für Patienten mit einer Demenz bei Aufnahme ins Krankenhaus

Bücher und Ratgeber (zum Teil kostenpflichtig)
- *Demenz. Das Wichtigste* (64 Seiten, bis 50 Stück kostenlos)
- *Ratgeber in rechtlichen und finanziellen Fragen*
- *Mit Musik Demenzkranke begleiten*

Sehr wertvoll ist auch die Übersicht über bundesweit angebotene Gedächtnissprechstunden: **www.deutsche-alzheimer.de/unser-service/gedaechtnissprechstunden**

Und schließlich darf auch der Überblick über alle 134 regionalen Anlaufstellen der DAlzG zu Alzheimer nicht fehlen. Ihre Anlaufstelle vor Ort finden Sie unter **www.deutsche-alzheimer.de/unser-service/alzheimer-gesellschaften-und-anlaufstellen**

www.alzheimer-forschung.de
Eine Zukunft ohne Alzheimer – diesem Ziel haben sich seit mehr als 25 Jahren die gemeinnützigen Vereine Alzheimer Forschung Initiative (AFI) und die Stiftung Alzheimer Initiative (SAI) ver-

schrieben. Alle Anstrengungen laufen darauf hinaus, dass Alzheimer irgendwann einmal heilbar wird. Um diesen Prozess immer wieder neu anzufachen, stellt die Alzheimer Forschung Initiative immer wieder neue Fördermöglichkeiten mit Laufzeiten von bis zu drei Jahren bereit. Damit werden besonders qualifizierte Forscher an deutschen Universitäten und Forschungseinrichtungen bei ihren wissenschaftlichen Arbeiten im Bereich der Alzheimer-Forschung unterstützt.

Natürlich profitieren auch die Angehörigen von Alzheimer-Erkrankten von dem Portal. Seit 1995 konnte die AFI 230 Forschungsaktivitäten mit einem Volumen von rund 10 Millionen € unterstützen und rund 800 000 Ratgeber und Broschüren verteilen. Zum Beispiel vom Ratgeber *Leben mit der Diagnose Alzheimer – Für alle, die mehr wissen wollen*. Mehr dazu unter www.alzheimer-forschung. de/diagnose-alzheimer. Oder mit dem ebenfalls kostenfreien Ratgeber *Die Alzheimer-Krankheit und andere Demenzen*, in dem detailliert über sämtliche Formen der Demenz informiert wird.

www.pro-pflege-selbsthilfenetzwerk.de
Das Netzwerk ist ein Zusammenschluss von Personen, (Selbsthilfe-)Vereinigungen und sonstigen Institutionen, die sich eine an der Menschenwürdegarantie (Artikel 1 und 2 Grundgesetz) ausgerichtete Verbesserung der Pflegerahmenbedingungen und deren Finanzierung zum Ziel gesetzt haben. Konkret setzen sich die Initiatoren politisch für eine deutliche Verbesserung der Pflegestellenpläne (in Krankenhäusern und Pflegeeinrichtungen) sowie für eine verlässliche Begleitung in schwierigen Situationen etwa bei der palliativmedizinischen Betreuung und Sterbebegleitung ein.

Diesen Grundsätzen folgend, versteht sich das Netzwerk als Interessenvertretung für pflegebedürftige und behinderte Menschen (Patienten) oder ihre Rechtsvertreter oder für (pflegende) Angehörige. Dabei – und das ist das ganz Besondere an diesem Bündnis – nimmt die Selbsthilfe einen »herausragenden Stellenwert« ein. Gefördert und initiiert werden unter anderem solche

Selbsthilfeaktivitäten wie regelmäßige Pflegetreffs, Gesprächskreise und sonstige Gruppentreffen. Dabei stellt das Netzwerk seine Aktivitäten vor allem auf die Bedürfnisse von dementiell erkrankten Personen ab.

Eine wahre Fundgrube sind die eingestellten Textbeiträge des weithin anerkannten Pflegeexperten Werner Schell, der in den diversen Foren auch als Moderator fungiert. Und zwar zu diesen Themen:

- Termine/Veranstaltungen/TV
- Arzt- und Patientenrecht
- Pflegerecht und Pflegethemen
- Gesundheitswesen und -politik
- rechtskundliche Themen sowie tagesaktuelle Mitteilungen

Tagesaktuell ist hier wirklich wörtlich zu nehmen, weil ständig News und Infos hinzukommen. Für die Selbsthilfe – und weit darüber hinaus – ist dieses Portal ein großer Schatz, der aber nur dann gehoben werden kann, wenn man es auch regelmäßig nutzt.

Links zu Verlagen mit spezifischer Literatur zur Pflege

Abschließend noch einige wenige Links zu Verlagen, die sich auf das Thema Pflege spezialisiert haben. Diese Auswahl gibt allerdings nur einen minimalen Ausschnitt aller Verlagsangebote wieder.

www.mabuse-verlag.de
Bietet eine schier unerschöpfliche Liste zu Publikationen über Pflege. Wer Titel zum Thema Pflege allgemein oder speziell zur Demenz oder Altenpflege sucht, findet hier eine große ÄAuswahl vor.

https://de.schott-music.com/lernen-lehren/ratgeber
Der Schott-Verlag bietet unter dem Motto »Hochbetagte und Menschen mit Demenz aktivieren« vier Ratgeber für die vier unterschiedlichen Jahreszeiten auf je 122 Seiten an. Hochbetagte und Menschen mit Demenz erinnern sich häufig sehr genau an Lieder und Gedichte, die sie in ihrer Kindheit gelernt haben. Sie sind der Schlüssel zu ihren Erinnerungen. In zehn jahreszeitlichen Kapiteln bietet dieses Buch vielseitiges Material zur Aktivierung älterer Menschen. Hinzu kommen weitere Anregungen, um an längst vergessen geglaubte Erinnerungen anzuknüpfen.

www.verlagruhr.de
Hier finden Sie in einem Übersichtskatalog zahlreiche Angebote, wie Sie mit pflegebedürftigen oder dementen Menschen sinnvoll die Freizeit gestalten können. Zum Beispiel Quizspiele zu Filmklassikern, Beschäftigungsspiele zum Gedächtnistraining, ein Kartenspiel-Set für die Biografiearbeit, fünf Minuten Vorlesegeschichten oder Bildkarten zum Erinnern für Menschen mit Demenz oder kurze Zeitreisen zu historischen Momenten.

www.medhochzwei.de
Das Fachmagazin *Pro Alter* informiert viermal im Jahr mit Berichten, Reportagen, Interviews und Kommentaren zu wichtigen und aktuellen Fragen rund ums Alter und Älterwerden. 2018 zum Beispiel in einer Ausgabe zum Schwerpunktthema »Neuer Expertenstandard Demenz«.

Im Verlag ist aber auch zum Beispiel der Pflegereport 2017 der DAK-Gesundheit erschienen. Er steht unter dem Motto »Gutes Leben mit Demenz: Daten, Erfahrungen und Praxis«.

www.zqp.de
Die Ratgeberreihe des Zentrums für Qualität in der Pflege (als PDF-Datei herunterladbar oder als Broschüre bestellbar) richtet sich vor allen an pflegende Angehörige und bietet kompaktes und

praxisrelevantes Wissen für die tägliche häusliche Pflege. Unter anderem zu diesen Themen: Rollator (Tipps zum sicheren Umgang), Essen und Trinken, Körperpflege oder Umgang mit Scham (Praxistipps für den Pflegealltag) sowie Natürliche Heilmittel und Anwendungen für pflegebedürftige Menschen. Besonders nah an den Bedürfnissen der Angehörigen ist der Ratgeber *Gute Pflege erkennen – für eine professionelle Pflege zu Hause*. Und hier schließt sich der Kreis zum Titel dieses Buches.

www.vpm.de/zeitschriften/special-interest/pflege-familie
Die im Pabel-Moewig Verlag in Rastatt erscheinende Zeitschrift *Pflege & Familie* ist das einzige regelmäßig erscheinende Ratgeber-Magazin, das sich speziell an die rund 4,7 Millionen pflegenden Angehörigen in Deutschland richtet. Im Fokus der viermal im Jahr erscheinenden Zeitschrift (Einzelpreis 4,50 €, inkl. MwSt. und Versand oder am Kiosk) stehen sämtliche Themen und Informationen rund um die häusliche Pflege. Zum Beispiel, wie Sie die Pflege ohne Stress und Krisen zu Hause gestalten können, indem Sie die Leistungen von Kranken- und Pflegekassen für eine möglichst optimale Betreuung und Entlastung zielgerecht einsetzen. Dieser Informationstransfer erfolgt über packende Reportagen sowie über umfassende und verständliche Handlungsempfehlungen aus dem Pflegealltag und über wertvolle Ratschläge für die Helfer selbst. Durch das viermalige Erscheinen im Jahr findet der Leser in jeder Ausgabe auch stets neue oder aktualisierte Informationen aus dem sich ständig veränderten Pflegemarkt vor.

Kapitel 6

Meine persönliche Checkliste für Angehörige

 Suchen Sie sich Ihre verlässlichen Quellen!

Wissen Sie manchmal auch nicht weiter? Überall – auch in diesem Buch – wird zwar auf eine Vielzahl von Literatur, Internet-Links, Ratgeber und Bücher, Info-Broschüren und neuerdings auch zunehmend Tablet-Apps zur Pflegebedürftigkeit verwiesen. Diesen Dschungel an Informationswirrwarr zu durchforsten, fällt keinem leicht, auch wenn die vielfältigen Hinweise in diesem Buch schon mal eine große Hilfe sein können. Besser ist es allerdings, sich selbst einen eigenen kleinen Infopool von Links, Ratgebern und Beratern zusammenzustellen, auf die man immer wieder zurückgreift, weil man mit ihnen selbst gute Erfahrungen gesammelt hat und gut damit zurechtkommt. Weniger ist hier wirklich mehr! Denn wer seine Infoquellen ständig wechselt, kann schnell durcheinanderkommen und von sich widersprechenden Informationen förmlich erschlagen werden.

 Machen Sie sich Ihr eigenes Bild!

Wenn Sie nicht mehr in der Lage sind, als Angehörige die Pflege zu leisten, müssen Sie nach Alternativen suchen. Dabei sollten Sie durchaus auf die für Sie verlässlichen Informationsquellen vertrauen oder auch auf Erfahrungen oder gar Empfehlung von Freunden bauen. Viel wichtiger ist es aber, sich vor Ort selbst einen Eindruck von einem Pflegedienst, einer Tagespflegeeinrichtung, einem Pflegeheim oder einer Demenz-WG zu verschaffen. Lassen Sie dort die Atmosphäre auf sich wirken, achten Sie auf den Umgangston sowie Gerüche und prüfen Sie, ob auch für individuelle Bedürfnisse der zu pflegenden Person – etwa beim Essen – Raum ist. Oft ist auch ein Probewohnen möglich – zum Teil auch erst einmal über die Kurzzeit- oder die Verhinderungspflege.

 ## Stellen Sie Ihren persönlichen Fahrplan auf!

Gehen Sie immer strategisch vor? Viele Checklisten etwa erleichtern Ihnen den Alltag im Leben mit einer zu pflegenden Person. Zum Beispiel existieren Checklisten zu finanziellen, pflegerischen und rechtlichen Fragen oder Listen zum Umgang mit pflegebedürftigen Menschen im Krankenhaus. Diese Informationsbögen (siehe dazu auch die Internetlinks in diesem Buch) sind häufig aber viel zu umfassend. Sie sollten allenfalls als Anregung dienen, um Ihre eigene persönliche Checkliste zu erstellen. Das kann Ihnen niemand abnehmen, und das sollten Sie auch keinem anderen überlassen. Denn nur Sie wissen, wo bei Ihnen selbst und bei der von Ihnen zu pflegenden Person der Schuh drückt. Stellen Sie also Ihren eigenen Fahrplan auf, sortieren Sie nach Dringlichkeit und listen Sie dabei zugleich die hierfür zuständigen Stellen auf.

 ## Regen Sie zu Aktivitäten an – aber ohne Zwang!

Bieten Sie genügend Anregungen an? Viele pflegebedürftige Menschen sind ja mobil eingeschränkt oder bauen mit der Zeit geistig immer mehr ab. Um diesen Prozess aufzuhalten und ein Leben zu Hause so lange wie möglich zu sichern, sollten die noch vorhandenen Potenziale einer zu pflegenden Person so lange wie möglich ausgeschöpft werden. Ein täglicher kleiner oder ein größerer Spaziergang, ein leichtes Kreuzworträtsel oder ein Bildkartenrätsel über historische Ereignisse können schon viel bewirken. Ganz besonders anregend wirkt das Betrachten eigener Fotoalben oder das Abspielen von Schlagern aus früheren Zeiten. Auch Freundschaften, die allerdings mit zunehmendem Alter immer rarer werden, sollten so lange wie möglich gepflegt werden, um der Einsamkeit vorzubeugen. Wer allerdings jegliche Aktivierungen und Kontakte kategorisch ablehnt, sollte dazu nicht gezwungen werden. Denn wer über die reine pflegerische Unterstützung hinaus ansonsten lieber allein leben möchte, sollte dies auch tun dürfen.

Muten Sie sich nicht zu viel zu!

Gehören Sie auch zu den Menschen, die glauben, für alles verantwortlich sein zu müssen und auch in fortgeschrittenem Alter noch alles schaffen zu können? Zum Beispiel die hochgradig pflegebedürftigen Eltern vollumfänglich bis zum Lebensende zu betreuen und auf jegliche Unterstützung zu verzichten? Wenn Sie sich hier wiederfinden, sollten Sie einmal kurz innehalten und sich selbstkritisch fragen, ob Sie damit den von Ihnen zu pflegenden Personen und sich selbst auf Dauer einen Gefallen tun. Denn wenn Sie sich – gerade bei einer intensiven und lang andauernden Pflegetätigkeit – zu viel aufladen, laufen Sie Gefahr, sich und Ihr Umfeld damit zu überfordern. Seien Sie daher immer für pflegerische Alternativen – etwa eine professionelle Pflegekraft oder Betreuerin – offen. Das gilt vor allem auch dann, wenn die pflegebedürftige Person selbst jegliche fremde Hilfe ablehnt und Sie dadurch noch stärker unter Druck geraten.

Denken Sie an Verfügungen, solange Sie noch verfügen können!

Wer kennt das nicht? Solange alles in einer Familie seinen normalen Gang geht, wird alles das, was kommen könnte, erst einmal ausgeblendet. Und dann geht alles ganz schnell. Ein schwerer Sturz, ein Schlaganfall, ein Unfall – und schon ändert sich das Leben von einem Tag auf den anderen. Viele Menschen, die heute auf diese Weise plötzlich pflegebedürftig geworden sind, sind darauf aber in keiner Weise vorbereitet. Häufig liegen weder Patientenverfügungen noch Betreuungsvollmachten vor oder sie sind nicht auf einem aktuellen Stand. Machen Sie es besser! Kümmern Sie sich um Vollmachten, solange Sie dazu noch imstande sind. Nur so können Sie vermeiden, im Pflegefall das Heft aus der Hand zu geben und dass im Ernstfall andere – häufig auch gegen Ihren ursprünglichen Willen – über Sie verfügen.

 ## Machen Sie Ihre eigene Rechnung auf!

Haben Sie daran schon einmal gedacht? Die Pflegebedürftigkeit eines Menschen kann – wenn sie sich über Jahre oder gar ein Jahrzehnt hinzieht – die gesamte Familie überfordern. Da die Pflegeversicherung die Kosten nur zum Teil abdeckt, sollten Sie als Pflegeperson immer die Kontrolle über die Finanzen behalten. Dazu müssen Sie wissen, über wie viel Eigenmittel die pflegebedürftige Person verfügt und welchen Wert gegebenenfalls weitere Besitzstände haben. Sie sollten auch abklären, inwieweit Sie als nächste Angehörige gegebenenfalls finanziell mit herangezogen werden können. Sonst könnten Sie irgendwann Ihr blaues Wunder erleben. Auch über eine private Pflegezusatzversicherung, die nicht in jedem Fall die bessere Alternative ist, sollten Sie nachdenken. Je früher Sie diese – etwa vor dem 50. Lebensjahr – abschließen, desto geringere Belastungen fallen pro Monat an. Lassen Sie sich daher von verschiedenen Anbietern auf Sie zugeschnittene Angebote unterbreiten.

Senken Sie Ihr eigenes Demenzrisiko!

Natürlich können Sie auch selbst etwas gegen die Demenz tun. Oftmals ist dieser Prozess zwar unbeeinflussbar. Doch gerade das Demenzrisiko kann spürbar gesenkt werden, wenn Sie schon im mittleren Lebensalter nur einige Dinge beachten: mindestens dreimal pro Woche je 30 Minuten flottere Bewegungen oder Sport, kompletter Rauchverzicht und nur moderater Alkoholkonsum, Vermeidung von allzu starkem Übergewicht sowie Beibehaltung von geistigen (Lesen und immer wieder neues Lernen) und sozialen Aktivitäten (Freunde und Hobbys). Die meisten Pflegebedürftigen von heute haben nicht nach diesen Grundsätzen gelebt, weil in früheren Generationen Bewegung und gesündere Lebensweisen noch nicht so verbreitet waren. Durch die dauerhafte Beachtung solcher Empfehlungen könnte ein Drittel aller Demenzerkrankungen vermieden oder lange Zeit hinausgezögert werden, sagt die Deutsche Alzheimer Gesellschaft. Machen Sie es also besser und fangen Sie so früh wie möglich damit an!

Anmerkungen

1 Interview mit Ralf Suhr, in: *Gesundheit und Gesellschaft*, Ausgabe 5/2018, S. 29
2 Caroline Wadenka, in: *Main-Echo*, 29.06.2018, S. 23
3 Stiftung Zentrum für Qualität in der Pflege, verbreitet über www.gesund heit-adhoc.de am 20.09.2017
4 Wissenschaftliches Institut der AOK – WIdOmonitor 2/2015
5 Interview mit Familienministerin Franziska Giffey, in: *Frankfurter Allgemeine Sonntagszeitung*, Nr. 28, 15.07.2018, S. 24f.
6 Stiftung Zentrum für Qualität in der Pflege, verbreitet über den Original Text Service (ots) am 08.05.2018
7 Interview zum Thema Pflege mit Karl-Josef Laumann, in: *Magazin Allianz*, Ausgabe 03/2014, S. 25ff.
8 *AOK Pflege-Report 2018*
9 Medizinischer Dienst des Spitzenverbandes Bund der Krankenkassen (MDS), 18.01.2018
10 www.pflege-prozess-beratung.de
11 *Barmer-Pflegereport 2017*
12 Ärzte Zeitung online vom 04.07.2018
13 Zeit online vom 12.07.2018
14 *AOK Pflege-Report 2018*
15 *5. MDS-Pflege-Qualitätbericht*, MDS und GKV-Spitzenverband, 01.02.2018
16 Ebd.
17 Ärzte Zeitung online, 06.06.2018
18 Jan Schwenkenbecher, »Hilfe für die Helfer«, in: *Süddeutsche Zeitung*, 30.11.2017, S. 36
19 Sabine Meuter, »Genauso gut, nur anders«, in: *Main-Echo* vom 18.07.2018, S. 2
20 Ebd.
21 *Main-Echo* – Fachbeilage Gesundheit, 09.05.2018
22 *Frankfurter Allgemeine Sonntagszeitung*, 03.12.2017
23 Ebd.
24 Ebd.
25 Leonie Feuerbach, »Wie gefährlich ist Einsamkeit wirklich?«, www.faz.net.de vom 19.01.2018
26 Ebd.
27 Sabine Menkens, »Tabuzone Einsamkeit«, in: *Die Welt kompakt*, 16.04.2018, S. 18
28 Ärzte Zeitung online vom 16.10.2017
29 *Die Welt kompakt*, 16.04.2018
30 Ebd.
31 Ebd.
32 Jessica Kiefer, »Umarmen oder Händeschütteln: Zuwendung tut gut«, in: *Main-Echo* vom 13.07.2018

33 Ärzte Zeitung online vom 20.04.2017
34 Ebd.
35 Ärzte Zeitung online vom 05.04.2017
36 *AOK Pflege-Report 2017*
37 Zentrum für Qualität in der Pflege zum Thema Häusliche Pflege:»Unterstützung bei der Vorbeugung gefährlicher Krisen ist dringend nötig«, 18.06.2018
38 Ebd.
39 Johannes Nau, Nico E. Oud, Gernot Walter, *Gewaltfreie Pflege*, Hogrefe Verlag 2018
40 Ebd.
41 https://www.boeckler.de/14_115294.htm
42 Ärzte Zeitung online vom 19.06.2018 und 10.10.2018
43 Dirk Scherff und Andrea Niebl, in: *FAS* vom 12.08.2018, S. 32
44 »Mit Eliten pflegen. Für eine exzellente, zukunftsfähige Gesundheitsversorgung in Deuschland. Ein Manifest«, Robert Bosch Stiftung (Hrsg.), http://bit.ly/2oxGq1c
45 Ebd.
46 Raimund Schmid, *Wehe du bist alt und wirst krank*, Beltz 2017, S. 66 ff.
47 Tobias Sander und Sarah Dangendorf (Hrsg.), *Akademisierung der Pflege*, Beltz Juventa 2017, S. 33
48 Otmar Müller, in: *Gesundheit und Gesellschaft*, 5/2018, S. 17
49 Interview von Thomas Meißner mit Prof. Cornel Sieber, in: *Ärzte Zeitung*, 28.03.2018, S. 8
50 Daniela Martens, »Die Telemedizinerin«, www.tagesspiegel.de vom 09.08.2017
51 Ärzte Zeitung online, 23.07.2018
52 Interview von Sebastian Balzter mit Ingrid Hofmann, »Roboter am Krankenbett? Mir gruselt's!«, in: *Frankfurter Allgemeine Sonntagszeitung*, 13.05.2018, S. 25
53 Matthias Wallenfels, »Roboter-Pflege: Vision, Mission, Illusion?«, in: *Ärzte Zeitung*, 15./16.07.2016, S. 18f.
54 Thomas Klemm, »Teure Pflege in Deutschland«, FAS-Grafik vom 12.08.2018, S. 32
55 Nina Job, »Einsatz im Garmischer Altenheim: Jetzt pflegen Roboter«, www.abenzeitung-muenchen.de, 09.05.2018
56 Bärbel Triller, »Ein Röckchen für Emma«, in: *Gesundheit und Gesellschaft*, 3/2018, S. 29 ff.
57 Silke Heller-Jung, »Wenn Sprachbarrieren für zusätzliche Ängste sorgen«, in: *Ärzte Zeitung*, 08./09.04.2016, S. 8
58 Franz J. Stoffer, »Herausforderung Fachkräftemangel in der Pflege! Gibt es gute Strategien?«, Konzeptionspapier, 18.05.2018
59 Zentrum für Qualität in der Pflege, 10.01.2018
60 Raimund Schmid, *Wehe du bist alt und wirst krank*, Beltz 2017
61 Ebd.
62 Anne Zegelmann, »Präventiver Hausbesuch – Regionalprojekte stehen Modell«, in: *Ärzte Zeitung*, 20./21.07.2018, S. 6
63 Abschlussbericht des Deutschen Instituts für angewandte Pflegeforschung e.V., Köln 2018